Carl-Auer

Agnes Kaiser Rekkas (Hrsg.)

Wie man ein Krokodil fängt, ohne es zu verletzen

Innovative Hypnotherapie

Vierte Auflage, 2022

Satz: Drißner-Design u. DTP, Meßstetten
Reihengestaltung: Uwe Göbel
Umschlagfoto: Norman Bates
Printed in Germany
Druck und Bindung: CPI books GmbH, Leck

MIX
Papier aus verantwortungsvollen Quellen
FSC® C083411
www.fsc.org

CPI klimaneutral
Mehr Bäume.Weniger CO_2

Vierte Auflage, 2022
ISBN 978-3-8497-0255-7 (Printausgabe)
ISBN 978-3-8497-8366-2 (ePUB)

Bibliografische Information der Deutschen Nationalbibliothek:
Die Deutsche Nationalbibliothek verzeichnet diese Publikation
in der Deutschen Nationalbibliografie; detaillierte bibliografische
Daten sind im Internet über http://dnb.d-nb.de abrufbar.

Informationen zu unserem gesamten Programm, unseren Autoren
und zum Verlag finden Sie unter: **https://www.carl-auer.de/**
Dort können Sie auch unseren Newsletter abonnieren.

Carl-Auer Verlag GmbH
Vangerowstraße 14 • 69115 Heidelberg
Tel. +49 6221 6438-0 • Fax +49 6221 6438-22
info@carl-auer.de

Inhalt

Einleitung – Hypnose ohne Grenzen

Eigentlich fing alles ganz harmlos an. Zum jeweils im Herbst stattfindenden Hypnosesymposion beim antiken Messene in Griechenland, dem von mir geleiteten Intensivlehrgang mit Kollegen und Kolleginnen, die in ihrer Praxis schon lange mit Freude und innovativ die klinische Hypnose und Hypnotherapie anwenden, forderte ich eine kleine meisterliche Hypnostory ein. Was kam dabei heraus? Vielfalt, grenzenlos. Ein ganzes Kaleidoskop an Anleitungen, Texten, Fallbeispielen, sogar eine musikalisch unterlegte Hypnose-CD, aufgenommen in Saigon. Von allen für alle – eine echte Bereicherung. Entworfen von vielen Köpfen, geschrieben von noch mehr Händen, fügt sich sachlich Nüchternes und fantasievoll Verspieltes – manchmal süß wie Bonbons – zusammen. Regieanweisungen für körperlich-seelische Entwicklung und Heilung, direkt und klar, aber auch schmeichelnd verblümt, en masse.

So erzählt ein Märchen von einem, der auszog, Hypnose zu lernen, aber – ganz paradox, denn: Auf keinen Fall Hypnose! Und der Controller kriegt die knallharte Techno-Indu(ktion). Der Fantasiereisende findet den Ort, wo sein Lachen lebt, fliegt im Ballon, suhlt im JapanHypnoseFango, rauscht zur Erforschung seiner Verdauung wie Münchhausen auf der Kugel durchs Gedärm, erfährt im Perspektivenwechsel Sinnfindung, kämpft gegen Drachen oder – warum nicht? – tanzt im selbstwertstärkenden Elfenreigen. Alles unter dem Motto: Lustvoll verändern.

Selbst Beratung in Hypnose wirkt verspielt, ja zum Kinderkriegen. »Prachtvoll feminine Lebendigkeit«! Welches Kinderseelchen kann da widerstehen? Der türkische Ehemann als Scheherazade übersetzt die humangenetische Hypnoberatung, wobei alle in Trance gehen, inklusive Frau Professor.

Bilder, Metaphern und nochmals Bilder: Blitze ableiten und Gehirngewitter abwenden. Ordnung im Karton – Kopfweh weg/Seele unnötig. Leuchtturmwärter, lieb, aber ein Trottel. Sich in den Schlaf zählende Schafe und weitere Wunderlichkeiten.

Konsequent abstinent! Na? Stimmt. Kann ja nur Raucherentwöhnung sein. Aktueller denn je. Klassisch redundante Aversionssuggestionen wie im vorletzten Jahrhundert, das haut den stärksten Schlot vom Hocker. Der »Schluckauf-Rap« bringt alles frivol wieder ins Lot.

Fallberichte wiederum zeugen vom Besuch aus der Zukunft oder davon, was ein Stück Würfelzucker verhindert hätte. Landarzt Dr. Eisenbrand berichtet, Hypnose ersetze jetzt Valium, obwohl: »Das Setting war schon eigenartig …«

Ich war berührt von so viel Potenzial, das sich da offenbarte. In den Details der Hypnoseanleitungen und Fallberichte spiegelte sich wider, wie aus der intensiven Auseinandersetzung mit dem humanistischen Prinzip der Hypnotherapie und der persönlichen Entwicklung, die aus dem steten, vertrauensvollen Üben aller Techniken in Kleingruppen resultierte, reife, bewährte Praxis gewachsen war. So sammelte ich weitere Induktionen, Interventionen, Fallberichte und sonstige Beiträge von insgesamt 40 Kolleginnen und Kollegen aus allen medizinischen und psychotherapeutischen Fachbereichen, die irgendwann mal von mir im Curriculum der *Deutschen Gesellschaft für Hypnose und Hypnotherapie (DGH)* ausgebildet worden waren, und komplettierte damit meine eigenen hier präsentierten neuen Lehrinhalte. Meine Intention war, ein vielseitiges Buch zum Selbststudium, Training in kollegialen Arbeitsgruppen und zur sofortigen Anwendung zu verfassen. Dafür »frisierte« ich die Texte ein wenig, kürzte vor allen Dingen oder präzisierte – alles mit Erlaubnis der Kollegen und Kolleginnen, versteht sich. Vor allem aber versah ich die vielen exemplarischen und leicht umsetzbaren Hypnoseinterventionen mit Indikation, Zielsetzung, Technik. Zum besseren Überblick und Verständnis markierte ich die Interventionsschritte bzw. einzelnen therapeutischen Handlungselemente.

Dieses praxisorientierte Buch voller Gerüste für Hypnoseanleitungen, sogenannter Gebrauchsanweisungen (GA), direkt verwendbarer Hypnoseanleitungen (HA), Metaphern (M), Fantasiereisen (FR), Fallberichte (FB) und nur mit dem Notwendigsten an Theoretischem (Th) dient dem Erlernen und/oder Verfeinern der Hypnosetechnik. Vor allem die »Gebrauchsanweisungen« können zu Trainingszwecken im kollegialen Zusammensein lebendig erprobt und eingeübt werden. Mit ausführlichem Feedback profitiert man, wie die Erfahrung zeigt, damit sehr viel in einer Arbeitsgruppe. Natürlich können nach eingehender diagnostischer Abklärung alle Hypnoseinterventionen direkt beim Klienten bzw. Patienten eingesetzt werden. Daher noch ein weiteres Kürzel: Ü/P, das heißt: Übungspartner oder auch Patient.[1] Die standardisierten Hypnoseanleitungen lassen sich bei Zeitdruck oder noch bestehender Unsicherheit im Formulieren von Hypnosetexten ohne Weiteres auch erst mal einfach vorlesen. Na, natürlich nicht einfach vorlesen. Sondern sehr langsam, schön betont sprechen und den Text dabei auch auf sich selbst wirken lassen, damit man nicht verführt ist, den anderen in hastigem Tempo zu überrumpeln. Die innere Choreografie braucht ein wenig Zeit. Nach jeder Bildvorgabe wie z. B. »Blütenblätter tanzen verspielt im Sommerwind« müssen deshalb jeweils mindestens 20 Sekunden gewährt werden, damit – in diesem Fall – der Blütentanz im inneren Erleben zur Aufführung kommt.

Die beispielhaften fallbezogenen Hypnoseanleitungen kann man, um den jeweils individuellen Aspekt reduziert, auf andere Personen mit anderen Vorlieben und Bedürfnissen zuschneiden.

Die Verwendung ideomotorischer Kommunikation mit dem Unbewussten, zugegebenermaßen meine Lieblingsmethode in der Hypnose, fließt dabei immer wieder wie selbstverständlich ein. Ich setze dahin gehende Grundkenntnisse voraus bzw. verweise auf meine drei vorliegenden Fachbücher. Genauso wiederhole ich hier natürlich auch nicht all die Grundlagen der Hypnose und Hypnotherapie, die ich schon beschrieben habe. Wie meine Seminare bauen auch meine Bücher aufeinander auf und ergänzen sich.

Der kleinere, zweite Teil des Buches widmet sich dem Therapeuten bzw. der Therapeutin selbst, d. h. der Erleichterung seiner bzw. ihrer Arbeit. Wie schütze ich mich vor Erfolgsdruck, wie kläre ich meine Klienten oder Patienten auf, wie reflektiere ich sinnvoll und ergiebig meine Arbeit, wie mache ich Fehler, aus denen ich lerne? Aber vor allem: Wie übe ich mich in Geduld und Nachsicht? Auch wenn Fallberichte Spontanheilung und erstaunlichen Erfolg verbuchen, ist das Symptom nicht immer »wie weggeblasen«. Oft ist die Arbeit vielschichtig und langfristig. Das können wir sogar bei Milton H. Erickson (1995–1998) nachlesen.

Am Ende des Buches findet sich ein Register mit all den wunderbaren Hypnotherapeuten unterschiedlichster Couleur und Aufgabengebiete, die an diesem Werk mitgearbeitet haben und denen ich aus

1 Da es in der deutschen Sprache sehr umständlich ist, immer die männlichen *und* die weiblichen grammatischen Formen zu verwenden, gebrauche ich meistens die männlichen Formen; dies aber nur, um den Text lesefreundlich zu halten, gemeint sind immer beide Formen.

ganzem Herzen dafür danke. Mögen ihre Ideen und ihr Engagement den Leser und die Leserin beflügeln und vielen Menschen zu Nutzen kommen. Viel Freude mit der Lektüre und genauso viel Erfolg im Praktizieren von Hypnose!

Agnes Kaiser Rekkas
München und Kastro/Griechenland, September 2008

Teil I: Gebrauchsanweisungen, Hypnoseanleitungen, Metaphern, Fallberichte, Theorie

1. Warm-up – Einspielen von erstem Tranceerleben

Rezept für eine gute Hypnotherapie

Man nehme eine große Portion Achtsamkeit, Einfühlungsvermögen in feinsten Scheiben, Respekt vor dem Erleben des anderen frisch aus dem Garten, geschmeidige, aber klare Induktionen, einen Brühwürfel Suggestionen von klassisch bis permissiv, eine Prise Ideomotorik, eine Handvoll rieselfähigen Sand, viel sonniges Eidottergelb von fröhlichen Hühnern und einen Luftballon voll Lachen, klatschmohnrot und meeresblau, gut geschüttelt, nicht gerührt. Man vermenge mit Intuition und Intelligenz. Man lasse gut ziehen und vertraue. Diesem Rezept folgend, dienen die Übungen »Kamera« und »Eigene Fantasien zügeln …« dem Training sensibler Kontaktaufnahme und sensiblen Rapportaufbaus. Weitere Trainingseinheiten verbessern das achtsame Herangehen an den anderen, während scheinbar simple Hypnoseinduktionen auf eine positive erste Hypnoseerfahrung, Sicherheit und Meisterung zielen.

1.1 Respekt und Achtsamkeit im Rapport: *»Kamera«* (GA, Trainingseinheit)

Agnes Kaiser Rekkas

Ziel: Miteinander vertraut werden, Rapport bilden, erkennen, dass die »Kamera« andere Bilder macht als der Fotograf, d. h., dass jeder seine eigene Wahrnehmung hat, welcher er eine subjektive Bedeutung gibt; Erlernen von Vorsicht bei der Bildung von Hypnosesuggestionen; hervorragende Übung für die Ausbildungssituation

Technik: Diese Übung wurde ursprünglich an der *Stanford University* zum Schulen der bewussten Aufnahme visueller Wahrnehmung entwickelt. Es entstehen in der »Kamera« durch die kurze Belichtung intensive, meist gefühlsbetonte Bilder. Im therapeutischen Sinn kann diese Erfahrung in vielerlei Richtung genutzt werden.

- Tut euch bitte zu zweit zusammen.
- Entscheidet, wer zuerst den »Fotografen« und wer die »Kamera« spielen möchte.
- Verabredet eine bestimmte Auslösertaste, z. B.: kurzer Druck auf ein Schulterblatt, Ziehen am Ohrläppchen.
- Wählt ein Gelände, das ihr durchstreifen wollt und das mit geschlossenen Augen gut begehbar ist.
- Geht nun hintereinander durch das Gelände, wobei der Vordermann, die »Kamera«, die Augen geschlossen hat. Der Hintermann, der »Fotograf«, führt.
- Die »Kamera« hält durchgehend die Augen geschlossen und öffnet sie nur eine Sekunde (= Belichtungszeit), wenn der »Fotograf« bei der »Kamera« den vorher vereinbarten »Auslöser« betätigt.
- Der »Fotograf« macht bis zu fünf Bilder. Der Film kann also bis zu fünfmal »belichtet« werden.
- Der »Fotograf« merkt sich genau die Plätze, an denen er »fotografiert«. Lasst euch für die »Belichtung« des Filmes einige Minuten Zeit.
- Der »Fotograf« wählt dann einen schönen Platz, wo ihr euch gemütlich niederlasst.
- Hier bittet er die »Kamera«, die weiterhin die Augen geschlossen hält (!), die »Bilder« so akribisch wie möglich in Worte zu fassen.
- Geht danach noch mal zu den bestimmten Plätzen, und betrachtet diese ganz normal, natürlich mit offenen Augen.
- Redet ausgiebig über eure Erfahrungen, Bilder, Erwartungen und Gefühle. Tauscht dann die Rollen.

1.2 Atemtrance Teil 1: *Ich atme ein und fühle …* (GA)

Agnes Kaiser Rekkas

Ziel: Beruhigung, Zentrierung und heilsame innere Verfassung, ideal für Selbsthypnose

Technik:

- Als Therapeut: Sprich jeden der Sätze ein- bis zweimal aus, und lasse jeweils Zeit für einige tiefe Atemzüge.
- Für die Selbsthypnose: Lerne die Abfolge der Sätze, und sage sie dir innerlich im Stillen. Lass dir für jeden Satz für mindestens zehn Atemzüge Zeit.

Anleitung:
Ich atme ein und fühle, wie die Luft meine Lungen füllt …
Ich atme aus und fühle, wie die Luft hinausfließt …

Ein ... aus ... ein ... aus ... – Ich atme ein und fühle, wie mein Einatmen tiefer wird ...
Ich atme aus und fühle, wie mein Ausatmen tiefer wird ...
Tiefer ... tiefer ... – Ich atme ein und fühle, wie mein Einatmen langsamer wird ...
Ich atme aus und fühle, wie mein Ausatmen langsamer wird ...
Langsam ... langsam ...

1.3 Atemtrance Teil 2: *Ich atme ein und nehme wahr ...* (GA)

Agnes Kaiser Rekkas

Ziel: Beruhigung, Stärkung, Zentrierung, ideal für Selbsthypnose

Technik:

- Als Therapeut: Sprich jeden der Sätze ein- bis zweimal aus, und lasse jeweils Zeit für einige tiefe Atemzüge.
- Für die Selbsthypnose: Lerne die Abfolge der Sätze auswendig, und sage sie dir innerlich im Stillen. Lass dir für jeden Satz Zeit für mindestens zehn Atemzüge. Die Redundanz der Wörter induziert an sich schon eine Tiefenentspannung.

Anleitung:

1. Ich atme ein und nehme wahr, dass ich einatme ... ich atme aus und nehme wahr, dass ich ausatme.
2. Ich atme ein und verspüre Achtsamkeit in jeder Zelle meines Körpers ... ich atme aus und fühle mich erfüllt von Achtsamkeit.
3. Ich atme ein und verspüre Stärke in jeder Zelle meines Körpers ... ich atme aus und fühle mich erfüllt von Stärke.
4. Ich atme ein und verspüre Wissen in jeder Zelle meines Körpers ... ich atme aus und fühle mich erfüllt von Wissen.
5. Ich atme ein und verspüre Friedlichkeit in jeder Zelle meines Körpers ... ich atme aus und fühle mich erfüllt von Friedlichkeit.
6. Ich atme ein und verspüre Freiheit in jeder Zelle meines Körpers ... ich atme aus und fühle mich erfüllt von Freiheit.
7. Ich atme ein und verspüre Licht in jeder Zelle meines Körpers ... ich atme aus und fühle mich erfüllt von Licht.
8. Ich atme ein und verspüre Wachheit in jeder Zelle meines Körpers ... ich atme aus und fühle mich erfüllt von Wachheit.
9. Ich atme ein und verspüre Leben in jeder gesunden Zelle meines Körpers ... ich atme aus und fühle mich erfüllt von Leben.
10. Mein Körper ist ein Gefäß, gefüllt mit Stärke, Wissen, Friedlichkeit, Freiheit, Licht, Wachheit und Leben. Achtsam setzt er jeden Schritt.

1.4 Anfängliche Ziele der Hypnotherapie (TH, GA)

Agnes Kaiser Rekkas

Der wichtigste Aspekt in der Anfangsphase hypnotherapeutischer Arbeit ist der Erforschung der Bereitschaft, auf Hypnose zu reagieren, gewidmet. Dabei soll aber gleichzeitig die Erfahrung von Meisterung, innerer Sicherheit und Stabilität gemacht werden.

So lernen/lehren wir:

- uns bzw. sich beim Schließen der Augen wohlzufühlen
- eine Innenfokussierung zu entwickeln
- für Sekunden in einen leichten Trancezustand zu gleiten und vor allem schnell und sicher wieder herauszukommen
- auf einfache Weise den Trancezustand zu vertiefen
- angenehme Reaktionen auf Bildsuggestionen zu entwickeln – ebenso auf andere sensorische, insbesondere auf kinästhetische und auditive Suggestionen
- innere Erfahrungen nach eigenem Wunsch zu initiieren und zu beenden
- uns bzw. sich nach Beendigung einer formellen Trance schnell und hellwach auf die äußere Umgebung hin zu orientieren.

Übung: Fraktionierte Trance zum Gewinn an Sicherheit

1. Leite bei deinem (bzw. deiner) Ü/P eine leichte Hypnose ein.
2. Unterbrich diese, und reorientiere ihn wieder ins Hier und Jetzt.
3. Zeige deinem Ü/P, wie er sich, z. B. durch eine klare Orientierung nach außen, absichert und verankert.
4. Gib klare Suggestionen, um dann die Hypnose bei deinem Ü/P wieder zu vertiefen.
5. Wiederhole diesen Durchlauf drei- bis viermal.
6. Finde heraus, auf welche Suggestionen (VAKOG = visuell, akustisch, kinästhetisch, olfaktorisch, gustativ) dein Ü/P am besten reagiert.
7. Beobachte genau, wie dein Ü/P sich immer sicherer fühlt, weil er weiß, dass er die Hypnose jederzeit beenden kann. Bei jedem Durchlauf wird er mehr Trance zulassen können.

Mögliche Übungen: »Obstschale«, »Lichterbogen«, »Kraftfäuste«, »Fels in der Brandung«, »Sonnenstrahldusche«.

Nicht zu empfehlen: »Sammeln und loslassen« und alle Anleitungen mit eventuell tiefer emotionaler Beteiligung.

1.5 Ideale Selbsthypnoseinduktion: *Vier Sätze, ein Ziel* (GA)

Agnes Kaiser Rekkas (nach Eberwein)

Ziel: Selbstberuhigung, Trancevertiefung, Erreichen eines bestimmten Zieles

Technik: Zielsuggestionen, die gesagt, gehört, gesehen, gefühlt ... werden (VAKOG) und damit gute Chance haben, in Erfüllung zu gehen; drei vorformulierte, eine persönliche Suggestion

Anleitung

Bilde einen positiv formulierten Satz für ein Ziel bzw. den Zustand, den du erreichen willst (z. B. »Ich fühle mich wohl und sicher«).

1. Gehe in Hypnoseposition und sage im Stillen zu dir selbst: »Ich komme zu mir.« Höre innerlich deine Stimme diesen Satz sagen, und sieh im inneren Bild, wie du zu dir hingehst. Dann fühle langsam, wie du zu dir hinkommst, bei dir ankommst. Fühle, wie du bei dir bist.
2. Dann sage dir innerlich: »Mein Körper ist vollkommen entspannt und warm durchblutet« (oder Ähnliches). Höre deine Stimme diesen Satz sagen. Dann sieh im inneren Bild, wie sich deine Muskeln zunehmend entspannen, spüre dieser Entspannung im ganzen Körper nach.
3. Dann sage dir innerlich: »Ich lasse mich einsinken nach innen.« Höre deine Stimme diesen Satz sagen, und sieh im inneren Bild, wie du in dich hineinsinkst, fühle ausgiebig dieses In-sich-Hineinsinken. Fühle, wie du in dir bist.
4. Jetzt sage dir innerlich deinen persönlichen Satz: »... ... ...« Höre deine Stimme diesen Satz sagen, und sieh im inneren Bild, wie das, was du gesagt hast, erfolgt, und fühle es dann.
5. Genieße die wohltuende Wirkung der Hypnose. Erlaube dir, dass diese Wirkung auch nach der Hypnose anhält (lass die heilsame Trance im Körper verweilen!), atme dreimal tief durch, und kehre erquickt und wach wieder hierher zurück, im Vertrauen darauf, dass Hypnose wirkt, selbst wenn man nicht an sie glauben sollte.

1.6 Hypnose geht nur ohne Anstrengung, besonders bei ideomotorischer Rückmeldung (GA)

Agnes Kaiser Rekkas

Ziel: Unterschied zwischen direktiver Wortwahl und indirekter Vorgabe mit ideomotorischer Rückmeldung üben und erfahren

Übung Nr. 1

Leite bei deinem Ü/P eine angenehme Hypnose an, und benutze dabei die für Hypnose üblichen Standardformulierungen wie z. B.:

Höre nun aufmerksam auf meine Worte ...
Atme tief und ruhig!
Lass vor deinen Augen eine Wiese erscheinen!
Rieche das frischgeschnittene Gras ...
Stell dir vor ... (du läufst auf Beton, auf Sand ... auf Moos ... auf Wolken ... frischgeschnittenem Gras ...)
Erinnere dich, wie ...
Erlaube dir ...
Lass dich genießen ...
Gib dich vollkommenem Wohlbefinden hin ...
Lass dir dazu ein Wort einfallen ...
Spüre, wie du völlig gelöst bist ...
Lass alle Beschwerden von dir abfließen ...
Erlaube dir einfach, glücklich zu sein ...
Du musst nur nach der Gesundheit greifen ...
Ab sofort wirst du ...

Lass dir zu dieser Hypnose Feedback geben.

Übung Nr. 2

Leite eine zweite angenehme Hypnose an, und benutze dabei Formulierungen, die nach dem Motto »Du brauchst nichts zu tun, du brauchst nichts zu verstehen!« jegliche Aktivität vermeiden. Bitte um ein ideomotorisches Ja-Zeichen bei Eintreten der suggerierten Empfindungen und Bilder. Beispielhafte Vorgaben:

Meine Worte begleiten dich ...
Die Luft strömt ein ... und aus ...
Eine schöne, saftige Wiese breitet sich vor dir aus ...
Deine Nase weiß, wie frischgeschnittenes Gras duftet ...
Deine Füße erinnern sich, wie es sich anfühlt, auf Beton zu laufen ... oder auch auf Moos, frischgeschnittenem Gras ...
Wie zufällig taucht ein Bild vor dir auf ...
Eine Situation kommt dir in Erinnerung ...
Dein Körper erlaubt sich, das zu genießen ...
Wohlbefinden breitet sich aus ...
Das Körpergedächtnis kennt ...
Spontan mag dir ein Satz, ein Bild, eine Melodie dazu in den Sinn kommen ...
Es muss nicht alles auf einmal geschehen ...
Es liegt nicht alles in unserer Hand ...
Einfach glücklich ist oft nicht einfach ...
Die heilende Trance kann im Körper verweilen ...

Lass dir zu dieser Hypnose ausführlich Feedback geben! Prüf nach, welche Formulierungen die Hypnose erleichtern und vertiefen und die intensiveren Bilder und Gefühle hervorrufen, welche eher Stress, welche Wohlbefinden auslösen. Ihr werdet auch herausfinden, dass der eine gerne eine stabile Führung hat, der andere lieber an langen Zügeln läuft. – Wechselt danach die Rollen. – Besprecht anschließend, wann wohl eine direktive Anleitung mit direktiver Wortwahl von Vorteil sein kann, wann eine indirekte mit ideomotorischer Rückmeldung.

1.7 Eigene Fantasien zügeln, den anderen klar wahrnehmen (GA, Trainingseinheit)

Agnes Kaiser Rekkas

Ziel: Training für den Hypnotherapeuten, im Auffassen und Formulieren von Suggestionen exakt zu sein, was sowohl Rapport als auch Hypnoseeffekt fördert

Technik: Dreiergruppen bilden: Person A, Person B, Person C. Jeder soll fünf Minuten lang jeweils Hypnosekandidat, Hypnotherapeut und Supervisor sein mit folgenden Aufgaben:

1. Person A soll an eine Situation denken, an der sie innerlich sehr beteiligt ist und in der sich die Aufmerksamkeit auf einen begrenzten Bereich konzentriert. Zum Beispiel Ski fahren, singen, musizieren, joggen, lesen, Kuchen backen, schreiben, Baby stillen, Schach spielen, Unkraut jäten, in den Meereswellen baden o. Ä.
2. Person A soll dann den anderen beiden in der Gruppe, B und C, nur mit einem Stichwort diese Situation bezeichnen. Keine Einzelheiten angeben! Nur dieses eine Wort sagen, dann zurücklehnen, die Augen schließen und so tun, als wäre man in Hypnose.
3. Die anderen beiden versuchen nun, Person A mehr mit dem Erleben in Kontakt zu bringen, indem sie in Aussagen über sinnliche Wahrnehmungen *das* beschreiben, was unbedingt zur Situation gehören würde, wenn sie sie erleben würden. Das entscheidende Wort dabei ist »unbedingt«: Wenn nämlich

jemand einen Dauerlauf macht, und man sagt: »Die Sonne scheint warm auf deinen Körper«, dann ist das nichts, was unbedingt dazugehört. Einen Dauerlauf kann man auch nachts oder an einem bewölkten Tag machen. Aber man hat zum Beispiel eine gewisse Hauttemperatur. Man muss also bei den Formulierungen auf geschickte Weise unbestimmt und vage bleiben. B und C sollen abwechselnd zwei solche Sätze sagen. Der eine sagt vielleicht: »Du spürst die Temperatur der Luft auf deiner Haut und wie deine Füße den Boden berühren.« Der andere könnte dann sagen: »Du spürst deinen Herzschlag und die Temperatur auf der Körperoberfläche.« Das sind Dinge, die unbedingt zum Erleben in dieser Situation gehören.

4. Beobachte die Person, die die Augen geschlossen hat, und achte darauf, wie sie auf das, was du sagst, reagiert.
5. Wenn du selbst die Person mit geschlossenen Augen bist, achte bitte darauf, bei welchen Formulierungen bzw. Suggestionen der anderen du tiefer in das Erleben der Situation hineingleitest und welche dich eher stören.

Gebt nach der Tranceanleitung ausführlich Feedback. Person A soll angeben, was es leichter gemacht hat, wieder mit den Sensationen der erwähnten Situation in Tuchfühlung zu kommen, und was umgekehrt eher daran hinderte oder dabei störte. Was passte nicht, und was ließ sie ein bisschen vergessen, wo sie war, und brachte sie intensiver in das erinnerte, vorgestellte Erleben?

1.8 Die Trance des Therapeuten für unbewusstes Verstehen (GA)

Agnes Kaiser Rekkas

Ziel: den anderen besser erfassen

»Wenn sich eine entscheidende Frage bei einem Patienten ergeben hat, und ich will keine einzige Spur übersehen, dann gehe ich in Trance« (Erickson u. Rossi 1977/1995, S. 173). Weshalb? »Das Unbewusste eines Individuums ist besser in der Lage, das Unbewusste eines anderen zu verstehen, als die bewussten Persönlichkeitsanteile dies können« (Erickson u. Kubie 1940/1995, S. 233).

Technik: außenorientierte Trance des Therapeuten, zielgerichtet und sekundenschnell

Anleitung

1. Sitze dem Ü/P bequem gegenüber.
2. Bleibe einige Augenblicke ganz bei dir. Spüre körperlicher und/oder gefühlsmäßiger Spannung in dir nach, und löse sie auf.
3. Konzentriere dich nun aufmerksam auf den Ü/P. Achte auf seinen Atemrhythmus, seine Körperhaltung, Muskelspannung, emotionale Verfassung usw.
4. Atme, wie es dir angenehm ist – atme leicht. Synchronisiere dann die Atmung mit der des Ü/P.
5. Stelle Augenkontakt her. Erhalte diesen Augenkontakt mit weichem Fokus so lange wie möglich aufrecht, und leite dadurch bei dir eine nach außen orientierte Trance ein.
6. Lasse fließende, geistige Prozesse zu, und beobachte, wie Gedanken und/oder Bilder nun beginnen, durch dein Bewusstsein zu strömen.
7. Bleibe offen und empfänglich.
8. Erlaube dir, frei und gelöst zu sprechen.

Übe eingehend, so schnell wie möglich in Trance zu gehen und wieder auszusteigen, d. h., für Sekunden ganz bei dir zu sein und kurz darauf wieder hellwach auf den anderen zu fokussieren. Das wird dir immer helfen, dich im oft anstrengenden therapeutischen Setting zu stabilisieren, vor allem bei Gefahr, sich in ein pathologisches System zu verstricken. Andererseits ermöglicht es, sich auf den anderen einzuschwingen und ihn auf unbewusster Ebene klar zu erfassen.

1.9 Die permissiv-subtile Suggestion (GA)

Agnes Kaiser Rekkas

Ziel: den Ü/P erreichen und für das Unbewusste verwertbare Angebote machen

Die klassisch-direktive Version der Hypnose für ein klar umrissenes, eindeutiges Ziel wie »Das Aufwachen in einem trockenen Bett« hat auf Grund ihrer Erfolge durchaus ihre Berechtigung, und wir finden sie deshalb auch in diesem Buch hier. Sie lautet so:

»Nachts ... wenn Sie nun schlafen ... werden Sie merken ... wenn Ihre Blase gefüllt ist ... genauso wie Sie am Tage merken, dass Ihre Blase voll ist ... ob Sie bei der Arbeit sind ... bei einer Unterhaltung ... beim Gehen ... beim Anschauen eines Bildes ... oder wo es sei ... Auf einmal meldet sich die Blase: ... sie ist prallvoll ... drückt ... drückt nach unten. Und genauso wird es auch im tiefsten Schlaf sein ... die prallgefüllte Blase meldet sich ... weckt Sie ... drückt ... drückt nach unten. Wenn die volle Blase sich meldet ... erwachen Sie ... auch aus dem tiefsten Schlaf erwachen Sie ... Wenn die volle, drückende Blase sich meldet ... erwachen Sie ... immer, wenn die Blase voll ist, erwachen Sie! Sie stehen dann auf ... entleeren sich ... legen sich wieder hin und schlafen ruhig ein. [Pause.] Die nächste Sitzung erfolgt morgen, dann zweimal pro Woche, bis das Symptom weg ist, denn Sie wachen nachts immer auf, wenn die Blase drückt« (nach Kleinsorge u. Klumbies 1961).

Technik: Die permissiv-subtile Suggestion erlaubt eine andere Arbeit, da sie auf einem Konzept von Kooperation zwischen Therapeut und Patient beruht. Sie basiert auf exaktem Zu- und Hinhören, Abholen des anderen an seinem Ort, Akzeptanz, Toleranz und darauf, dass seine Aussagen in einen neuen Rahmen gesetzt werden (Reframing). Formuliert wird die subtile Suggestion im letzten Drittel der Hypnose, wenn sie normalerweise am tiefsten ist. Sie erfolgt nicht wie ein Donnerschlag, sondern wie ein Andeuten oder eine Frage, vielleicht auch nur wie das zarte Wehen eines Windes.

Interventionsschritte

Wähle mit deinem Ü/P ein echtes Anliegen aus, das Thema für diese Hypnose sein soll (das Wiederfinden einer Sprache, die man als Kind perfekt gesprochenen hat, die aber dem Bewusstsein völlig verlorengegangenen ist/das bessere Beherrschen von .../das Loslassen von Schmerz/das Aufarbeiten von ...).

- Höre im Vorgespräch deinem Ü/P genau zu. Sieh ihn gut an.
- Geh selber etwas in Trance dabei. Atme dafür gut, und lehne dich zurück (siehe 1.8).
- Mach dir nebenbei ein paar Notizen zu seinen Aussagen (wörtlich) und deinen Eindrücken.

Leite zur Hypnose über

- Wende dafür eine kleine Technik an wie Bodyscan, Augenrollen (unter den geschlossenen Lidern beim Einatmen nach oben, beim

Ausatmen nach unten schauen), in den Körperraum spüren, Augengebiet entspannen und die Entspannung konzentrisch ausweiten.
- Gib weiterhin nur minimale Anleitung für die Induktion.
- Geh selber leicht in Trance, und berühre deinen Ü/P sanft an Kopf, Arm oder Schulter, und lasse deine Trance zu ihm »fließen«.
- Beachte das Prinzip des Geschehenlassens, vermeide aktive Anweisungen wie »Stell dir nun vor ...«.
- Erzähle von der Natur, von dir, von überraschenden Phänomenen, aber rede auch nicht zu viel.
- Beobachte die Reaktionen.
- Frage mal nach, wo der andere sich innerlich befindet, wie es ihm geht.
- Suggeriere: Die Hypnose vertieft sich nun wieder von alleine, völlig ohne äußeres Zutun.

Hebe nun die im Vorgespräch erfolgten Aussagen, Fragen oder Wünsche auf eine höhere Ebene. Beispiele *(immer mit Pause danach):*

- »Du willst deine Kindersprache wiederfinden ... und vielleicht damit auch noch etwas anderes, sehr, sehr Wichtiges ...?«
- »Da hab ich gehört: ›Ich will verstehen, weshalb ich ...‹ Man kann verstehen ... und manchmal mündet das sogar in ein ›sich verzeihen‹?«

1.10 Kraft und Entspannung: *Greifen Sie mal aus vollem Herzen in diesen feinen Sand!* (HA)

Gernod Schreier

Ziel: Kraft spüren, entspannen, zu sich finden; geeignet für Selbsthypnose

Technik: klassische Ressourcensequenz mit dem Grundmuster des Jacobsen-Trainings

Tranceinduktion:
Schön ... vielleicht mögen sich nun die Augen schließen ... der Alltag rückt weit in die Ferne ... [Pause.]

Und in Ihrem Inneren an einen wunderschönen Strand gehen ... und während Ihre Füße schon im warmen, weißen Sand wie von selber laufen ... füllen sich die Lungen mit frischer Seeluft ... ganz gleichmäßig mit dem Rauschen der Brandung ... ein gleichmäßiges Kommen und Gehen ... ein und aus ... ein und aus ... [Pause.]

Noch einmal so viel Zeit zu haben, macht es da nicht Lust, im Sand zu spielen wie ein Kind? Ihre Hände greifen aus vollem Herzen in diesen feinen Sand ... Eine Handvoll Sand, Myriaden von Sandkörnern ... jedes mit eigener Gestalt, jedes mit eigener Geschichte ... [Pause.]

Die Hände spüren die Wärme des Sandes und halten ihn ganz fest ... für sich ... Sie lassen die schöne Situation nicht mehr los ... halten, was Ihnen so gut tut, mit ganzer Kraft fest ... Welch Gefühl, auf einmal so viel Kraft zu haben ...! [Pause.]

Gut! ... Und ganz von alleine fließt diese Kraft jetzt aus Ihren Fäusten in den Körper ... durch die Arme, die Schultern ... dorthin, wo Sie sich kraftvoller und robuster fühlen möchten! [Pause.]

Die Energie strömt genau dorthin ... während sich gleichzeitig die Hände entspannen ... und der feine Sand langsam aus Ihren Fingern rieselt ... und sich alle Anspannung löst ... Aber die Kraft verbleibt! [Pause.]

Wie nun der Sand hinausrinnt, genießen Sie, wie sich die Finger, die Hände, die Arme und Schultern, ja, der gesamte Körper zunehmend entspannen ... tief entspannen und lösen ... Wenn das letzte Sandkorn hinausgerieselt sein wird, werden Sie vollkommen gelöst sein ... Und alle Zeit ist nur für Sie da, so kann auch Ihre Seele in dieser Kraft ruhen!

1.11 Stimmungsaufhellung: *Der Ort, an dem dein Lachen lebt* (HA)

Heidi Caspari-Oberegelsbacher
(in Anlehnung an Ewan a. Eimer 2005)

Ziel: Entspannung, Stimmungsaufhellung, Finden von Ressourcen

Nach Tranceinduktion:
Heute möchte ich mit Ihnen den Ort finden, an dem das Lachen lebt, d. h. den Ort finden, an dem *Ihr* Lachen lebt. Wir wissen, Lachen ist gesund und vertreibt trübe Gedanken. Jeder Mensch hat einen eigenen inneren Ort, an dem sein Lachen lebt. Um ihn zu finden, können Sie mal damit beginnen, ein sanftes Lächeln über Ihr Gesicht zu legen. Auch wenn Sie sich im Moment vielleicht gar nicht danach fühlen. Schauen Sie mal, was passiert, wenn Sie den Muskeln in Ihrem Gesicht auftragen, ein kleines Lächeln zu zaubern. [Pause, dann die

sichtbaren Reaktionen des Patienten kommentieren: Pacing – Leading – Seeding.]

Schauen Sie, was passiert … Sie können das … Genau. Genau so. Und während sich das Lächeln schon auf Ihrem Gesicht breitmacht, spüren Sie doch mal nach, was Sie dabei empfinden … Und lassen Sie diese Empfindung sich ausdehnen – hinunter in Ihr Herz … und durch den ganzen Körper … lassen Sie dieses angenehme Gefühl einfach strömen … fließen … überallhin … durch Ihren ganzen Körper … ein schönes Gefühl, oder? [Pause.] Und nun bin ich ganz gespannt, ob Ihnen sogar zum Lachen zumute werden kann, allein dadurch, dass Sie sich vorstellen zu lachen. Auch wenn Ihnen vielleicht schon lange nicht mehr nach Lachen zumute war … denn Lachen ist gesund und vertreibt trübe Gedanken … Probieren Sie es einfach mal aus! Ja. Machen Sie es einfach mal und beobachten, was passiert. Genau. Vielleicht genießen Sie dieses Gefühl mehr, als Sie erwartet haben? [Pause.]

Und je mehr Sie sich einfach nur vorstellen, dass Sie lachen, kann es sein, dass Sie sich danach fühlen, tief im Inneren zu lachen, vielleicht herzhaft zu lachen. Ja, es mag sein, es kommen Ihnen Erinnerungen in den Sinn, Erinnerungen an Zeiten, in denen Ihnen wirklich zum Lachen zumute war … [Pause.] … Und vielleicht möchten Sie einige Sinneseindrücke zu den Gefühlen wiedererleben – jetzt, in diesem Augenblick … ungestört, ohne Vorbehalte … [Pause.] … Und Sie können mir ein Zeichen geben, indem Sie mit dem Kopf nicken, wenn Sie das Lachen richtig empfinden, ja, wenn Sie an dem Ort, an dem Ihr Lachen wohnt, angekommen sind – ganz und gar … [Pause.]

Der Ort, die Umgebung, die Menschen, mit denen Sie zusammen sind … die Geräusche … das Lachen mit anderen zusammen, die Musik oder vielleicht die Stimme von jemand Vertrautem … Die Farben, Gerüche, die es da gibt … der Duft von Parfum oder Blumen, der Geruch von klarer, frischer Luft unter freiem Himmel, das Aroma von gutem Wein … der Geschmack Ihres Lieblingsessens oder Lieblingsgetränks … die Berührung von einem Menschen, der Sie liebt … [Pause.]

All die Dinge, die den Ort ausmachen, an dem Ihr Lachen lebt. So gut … Und Sie genießen ihren Inneren Ort – an dem Ihr Lachen lebt – in vollen Zügen. Nichts kann Sie stören, nichts anderes ist in diesem Moment wichtig. Sie sind ganz und gar und ohne weiter darüber nachzudenken an diesem wunderbaren Ort … [Pause.] Und jetzt, wo

Sie diesen Ort gefunden haben, hinterlässt er einen tiefen Eindruck in Ihnen. Er trägt Sie und hilft Ihnen, sich zu stärken und zu gesunden, wann immer Sie es brauchen.

Ausleitung aus der Trance:
Ich werde Sie jetzt wieder aus der Trance herausleiten, indem ich langsam von zehn zurück bis eins zähle. Wenn ich drei sage, blinzeln Sie mit den Augen. Und bei eins werden Sie vollends wach und klar sein, werden Sie im Vollbesitz Ihrer geistigen und körperlichen Kräfte und in guter Stimmung hier sein. Zehn, neun ... [usw.] ... drei ... Sie wachen langsam auf ... zwei ... und eins. Wach, klar und erfrischt sind Sie wieder hier und fühlen sich einfach gut. Stimmt's?

1.12 Selbsthypnose à la Carte

Agnes Kaiser Rekkas

20 Schritte in die Tiefe
Wie Selbsthypnose immer gelingt und immer beruhigt, entlastet, klärt ...

1. Antennen einziehen, Aufmerksamkeit nach innen richten.
2. Auf Atmung einschwingen und die Wellenform der Atmung beachten.
3. Beim Einatmen bis drei zählen, einen Moment auf dem »Bergplateau« verweilen, bei der Talfahrt des Ausatmens bis vier zählen, einen Moment im »Tal« ruhen.
4. 21 Atemzüge lang beim Einatmen die Augen unter den geschlossenen Lidern nach oben wenden, beim Ausatmen nach unten. Beim Einatmen dabei den schützenden Himmel über sich erblicken, beim Ausatmen die tragende Erde.
5. Die Augen die Mitte finden lassen, den Ruhepol.
6. Die Augenregion bis in den kleinsten Winkel und die letzte Muskelfaser entspannen.
7. Nachspüren, wie die Augen nun vollkommen entspannt in ihren Augenhöhlen liegen.
8. Die Entspannung in konzentrischen Kreisen über Gesicht, den Kopf fließen fühlen und fühlen, wie sie sich ausbreitet und schließlich durch den ganzen Körper flutet.
9. Erleben, wie der Körper vollkommen entspannt ist.

10. Eine Ruheszene tritt in Erscheinung: Blumenwiese am Bach.
11. Es duftet, ist total friedlich und schön.
12. Wohlgefühl erfüllt jede Zelle.
13. Man sammelt auf der Blumenwiese eine gewisse Anzahl von Blüten – für jede Sorge (Angst, Not, Pein) eine eigene Blüte.
14. Nun wird jeweils eine Sorge (Angst, Not, Pein) in die passende Blüte gepackt.
15. Diese Blüten werden nach und nach vorsichtig auf die Wasseroberfläche gesetzt.
16. Die Blüten schwimmen mit der Strömung des Baches dahin.
17. Jeder Atemzug trägt sie weiter und weiter weg.
18. Die Blüten bilden in der Ferne ein buntes Patchwork, das langsam kleiner und kleiner wird.
19. Ruhe herrscht nun in den Gedanken und auch im Gefühl.
20. Diese Ruhe verbleibt, auch wenn die Trance endet.

2. Tranceinduktion andersherum

Für Schwerenöter, Controller oder einfach nur sehr wache Zeitgenossen braucht es Spezialinduktionen, für Wissensdurstige Aufklärung direkt in Trance. Tipp: Bau keinen Widerstand auf, lauf mit dem Wind! Geh selber in Trance, und werde dabei erfinderisch! Vermittele aber immer Sicherheit, behalte die Führung.

2.1 Paradoxe Induktion – Auf keinen Fall Hypnose!! (FB)

Otto F. Stählin

Während einer Probandenarbeit zum Thema »Raucherentwöhnung« arbeitete ich mit einem Teilnehmer, für den es ein besonderes Anliegen war, Hypnose zu erleben. Er war sehr bemüht, immer konzentriert, hörte auf alles ganz genau und machte sich dabei viele Gedanken. So kooperativ seine Grundhaltung auch war, es gelang ihm nicht, Hypnose zuzulassen. Er öffnete die Augen wieder, kaum hatte er sie geschlossen, auch wenn ich eben das Gefühl hatte, jetzt würde er sich ausreichend entspannen und in Trance gehen können. Er begann dann, über das eben Wahrgenommene aus seiner Sicht zu berichten und Fragen zu stellen, ob er denn auch alles richtig verstanden und gemacht habe. Ich habe mit ihm mehrmals Termine vereinbart, um mit ihm zu trainieren, wobei ich ihm immer wieder auch kleinste Anzeichen, die man als Schritt in Richtung einer Trance deuten konnte, positiv und bekräftigend rückspiegelte.

Beim fünften Training fing es bei der Induktion zunächst gut an, es ließen sich auch Fingersignale – wenn auch kaum wahrnehmbar – installieren. Ich begann, den Rahmen für meinen Trance-Train[1] aufzubauen, als er wieder unruhig wurde, die Augen öffnete und den Kopf schüttelte, weil er nicht »abschalten« könne. Jetzt beschäftigte ihn nämlich die Frage, ob denn die Fingersignale nun unbewusst oder bewusst erfolgt seien. Er war insgesamt entmutigt, weil jetzt beim fünften Trainingstreffen Hypnose bei ihm immer noch nicht klappen wollte. Ich bin auf seine Bedenken diesmal nicht eingegan-

1 »Trance-Train« ist eine von Otto F. Stählin entwickelte und bislang unveröffentlichte NLP-Hypnosetechnik, die ich zum Aufarbeiten der Lebensgeschichte weiterentwickelt habe. (Nach der Präsentation dieser Technik durch ihren Urheber in meinen Fortbildungsseminaren salopp auch »Otto-Reise« genannt.)

gen, sondern habe ihn bei der Hand genommen und gesagt, dass ich jetzt einmal etwas ganz anderes mit ihm machen werde: Er solle sich einfach zurücklehnen, es sich bequem machen, die Augen schließen und genau auf all meine Worte hören und sich dabei ganz bewusst bemühen, nicht in Trance zu gehen. Was auch immer ich sagen würde, er solle auf keinen Fall in Trance gehen.

Ich habe dann begonnen, über verschiedene Tranceinduktionsrituale, die ich erst kurz zuvor in einem Buch gelesen hatte, vor mich hin zu erzählen; Rituale, die mit rhythmischen Körperbewegungen und auch mit Musik arbeiten. Auch könne das einfache Betrachten von Flammen eines Lagerfeuers in einer lauen Sommernacht eine tranceinduzierende Wirkung haben. Ich weiß nicht mehr genau, was mir da noch so alles eingefallen ist, während ich auf solch eine dahinfließende Art zu ihm sprach. Auf jeden Fall streute ich in den Erzählfluss immer wieder Folgendes ein:

»Achten Sie bewusst darauf, auf keinen Fall in Trance zu gehen! Ihr Unterbewusstes wird dann schon wissen, was es mit all dem, was es nun hört, anfangen möchte.«

Das ging knappe zehn Minuten so dahin, während denen sich seine Körperhaltung immer mehr entspannte. Der zu Beginn aufrecht gehaltene Kopf sank allmählich auf die Brust, die Schultern fielen nach vorne. Er war in Trance gesunken. Per Suggestion habe ich es dann dem Unterbewussten überlassen, wie tief es in Trance gehen möchte, um diesen Zustand zu erkunden.

Ich habe eine Weile nicht gesprochen und nach ca. 20 Minuten die Trance durch ein einfaches »Hochzählen« beendet. Er erwachte aus einer, so denke ich, mitteltiefen Trance, konnte sich, außer an einige Inhalte aus der Anfangsphase der Induktion, an nichts erinnern. Ich habe ihm zu seiner ersten Trance gratuliert und versichert, dass dies ein wirklich guter Beweis für seine Hypnosefähigkeit sei.

Auf diesem ersten Hypnoseerlebnis konnte ich in den folgenden Sitzungen aufbauen und die eigentliche hypnotherapeutische Arbeit durchführen.

2.1 Alles unter Kontrolle – Hochspezialisiertes, selbstlernendes Positronengehirn (HA)

Arnulf Maria Bultmann

Ziel: Hypnoseinduktion für angespannte Personen mit starkem Kontrollbedürfnis

Technik: durch vermeintliche Erhöhung der Kontrolle Widerstand abbauen, Bilder aus der Science-Fiction-Fantasie, ideomotorische Signale (Fingerzeichen = FZ)

Tranceinduktion:
Wir wissen, dass es viele Menschen, ja ganze Kulturen gibt, die der Ansicht sind, in der Mitte der Stirn gebe es ein drittes Auge. Ein Auge, mit dem alles gesehen und auch kontrolliert werden kann. Und wenn Sie sich dieses Bild erlauben wollen ... lassen Sie es Realität werden ... ein drittes Auge, inmitten der Stirn ... mit dem Sie alles sehen können ... das alles sieht ... vielleicht wie das Kontrollzentrum eines Kraftwerkes... die Brücke eines Raumschiffes ... mit all den Schaltern und Vorrichtungen ... die es braucht, um alles unter Kontrolle zu haben.

Und während Sie hier in diesem Raum sicher ... entspannt auf dem Sessel sitzen ... und fühlen, wie Sie getragen werden ... können Sie sich die Vorstellung erlauben, es gebe da so etwas wie einen Antigrav-Schacht ... der hinaufführt in jenes Kontrollzentrum, zu jenem dritten Auge ... Lassen Sie es Realität werden ... und beobachten Sie, wie es geschieht ... wie Sie diesen Schacht betreten, in dem Sie sanft ... schwerelos ... nach oben schweben ... mühelos ... getragen von einer inneren Kraft! Und wenn Sie in Ihrer Zeit und Geschwindigkeit jenen Raum erreicht haben ... dann mag sich ein Finger – Ihr Ja-Finger – deutlich bewegen ... [Bestätigendes FZ abwarten.]

Sehr gut! Alles unter Kontrolle! Perfekt! Mhmmm ... Lassen Sie sich Zeit, alles auf dieser Brücke, in diesem Kontrollraum, wahrzunehmen: die Vorrichtungen, mit deren Hilfe Sie schalten und walten ... den Kommandositz, der vielleicht etwas erhöht sein mag, damit Sie alles überblicken können ... weich und bequem ... eine Einladung, Platz zu nehmen ... Und während Sie sich so umsehen, mag Ihnen zu Ihrer Verwunderung und Überraschung auffallen, dass dieser Raum das Kontrollzentrum Ihres Körpers ... und Ihres Geistes ist ... mit all den Geräten, Schaltern und Hebeln ... [Pause.] Von Ihrem Sitz aus, weich und bequem ... wie angegossen ... können Sie alles überblicken ... ist alles überschaubar ... und wie ein guter Pilot gehen Sie die Checklisten durch, die da vor Ihnen liegen ... Zuerst die Checkliste für *alle Grundfunktionen Ihres Körpers*: Sie schalten hier etwas ein ... dort etwas ab ... damit alles ins Gleichgewicht kommt ... mit minimalem Aufwand funktioniert ... energiesparend ... höchst ökologisch. Sobald alles geprüft und für in Ordnung befunden ist, vermeldet das automatisch die Anzeige des Ja-Fingers. [Bestätigendes FZ abwarten.] Alles o. k.? [Bestätigendes FZ abwarten.]

Jetzt der *Computercheck für das hochspezialisierte, selbstlernende, unbewusste Positronengehirn* ... redundant ... selbstsichernd ... zu 100 Prozent verlässlich ... Sobald alles geprüft und für in Ordnung befunden ist, vermeldet das automatisch die Anzeige des Ja-Fingers. [Bestätigendes FZ abwarten.]

Alles o. k.? [Bestätigendes FZ abwarten.]

Und nun die *Checkliste der Sicherungssysteme* ... redundant ... dreifach ausgelegt ... selbstüberprüfend ... ganz exaktes Check-up ... Sobald alles geprüft und für in Ordnung befunden ist, vermeldet das automatisch die Anzeige des Ja-Fingers. [Bestätigendes FZ abwarten.] Alles o. k.? [Bestätigendes FZ abwarten.]

Alles funktioniert, sämtliche Systeme sind o. k. So mögen Sie jetzt vielleicht die Brückenbeleuchtung herunterfahren, sich in Ihrem Kommandostand entspannt und gelassen zurücklehnen ... und Ihrem Geist erlauben, auf Reisen zu gehen.

2.3 Aufklärung und Induktion für Wissensdurstige: *Willkommen im Reich der Hypnose!* (HA)

Ron Sturm

Eine kleine Einführung, ausschnittweise als Tranceinduktion möglich. Erzähl – einfach wie eine Gute-Nacht-Geschichte –, was dir wichtig erscheint, und lass den anderen besinnlich, vielleicht sogar mit geschlossenen Augen zuhören.

»Für viele Menschen ist Hypnose noch ein mystischer und geheimnisvoller Zustand, in dem man die Kontrolle über seinen Geist und seinen Körper verliert und dem Hypnotiseur ausgesetzt zu sein scheint. Vor allem die Showhypnose trägt zu diesem falschen Bild bei. Andere wiederum sehen in der Hypnose eine Wundermedizin: Ich werde schlafen geschickt, der Hypnotiseur löst für mich mein Problem, während ich wie in Narkose bin, und wenn ich zurückgeholt werde, ist alles in Ordnung.

Was ist denn nun Hypnose wirklich?

Hypnos, der griechische Gott des Schlafes, führt uns aufs Glatteis, weil Hypnose, wie die Wissenschaft beweist, definitiv kein Schlaf ist. Der hypnotische Zustand ist ein Ausschnitt unseres natürlichen

Bewusstseinskontinuums, das sich zwischen den beiden Extremen ›hellwach‹ auf der einen und ›bewusstlos‹ auf der anderen Seite erstreckt. Während im Wachzustand der Fokus der Aufmerksamkeit oft wechselt, kommt es im Trancezustand zu einer Konzentration auf einen ganz bestimmten Sachverhalt. Dabei treten andere, für diese Zeit irrelevante Wahrnehmungen in den Hintergrund. Das Gehirn verändert seine Arbeitsweise, weshalb verstärkt Thetawellenanteile (Übergang in den Schlafzustand, leichter Schlaf) und auch Alphawellenanteile (wach, entspannt, Augen geschlossen) im Hirnstrommuster nachweisbar sind, während Betawellen (wach, konzentriert, aufmerksam) abflauen. Informationen können nun vielschichtiger, bildhaft und komplex betrachtet und bearbeitet werden.

Die historischen Anfänge der Hypnose sind gekennzeichnet vom ›autoritären Ansatz‹. Der Akzent liegt auf dem Hypnotiseur, seinem Einfluss, seiner Macht, seinem ›magischen‹ Auge. Vertreter dieser Epoche waren Mesmer, Charcot und Freud. Beim ›standardisierten Ansatz‹ richtet sich das Augenmerk auf den Hypnotisierten, den Patienten. Die suggestive Modifizierbarkeit des Verhaltens steht im Vordergrund. Führende Persönlichkeiten waren Hilgard und Hull. Die moderne Hypnotherapie – hervorragende Vertreter sind u. a. Milton Erickson und David Cheek – mit ihrem ›Prinzip der Kooperation‹ von Therapeut und Patient kennt keine rigiden Prozeduren. Keine fixierten Methoden schränken schöpferische Prozesse ein. Der Therapeut führt und begleitet seinen Patienten in Richtung Therapieziel. Die Trance wird als eine Phase der Neuorientierung und des Lernens verstanden.

Und so sollten wir die moderne Hypnose auch verstehen. Es geht nicht darum, neu zu prägen, zu beeinflussen oder gar auf magische Weise zu manipulieren. Die therapeutische Hypnoseintervention soll anleiten, innere Suchprozesse zu initiieren mit dem Ziel, eigene Ressourcen zu finden. Nicht passiv oder gar regressiv, sondern hochmotiviert gilt die Konzentration einem bestimmten Ziel. Hypnose ermöglicht dann den Austausch innerer Bilder. Gegenwärtig findet die klinische Hypnose und Hypnotherapie breite Anwendung in Medizin und Psychotherapie. Sie kann in beeindruckender Weise zur Reduzierung von Angst und in der Schmerztherapie genutzt werden, womit eine Behandlung für manche Patienten überhaupt erst möglich wird. In der Medizin bietet sie hervorragende Hilfe u. a. bei der Behandlung psychosomatischer Erkrankungen, in der geburtshilflichen Hypnose und zur Reduzierung der Angst vor Narkose und dem operativen Eingriff (siehe 11.5). In einfacher, aber sehr erholsamer Form sind bestimmte Grundübungen als Entspannungstrance, in idealer Form auch als Selbsthypnose, für jedermann erlernbar, um sich selbst körperlich, geistig und seelisch positiv zu beeinflussen.

Grenzen der therapeutischen Hypnose? Für Hypnose gibt es keine Grenzen, keine Gegenanzeige. Sie lässt sich nur nicht immer oder manchmal nur von Spezialisten anwenden. Aber wenn Hypnose gelingt, ist sie ein wunderbarer Zustand der geistig-körperlichen Entspannung, der Fokussierung, des Gefühls der Sicherheit, der erhöhten Selbstkontrolle, der seelischen Stärkung und Selbstbestimmung und der Imagination von Klärung, Entwicklung und Heilung.

Willkommen im Reich der Hypnose!«

Schließe jetzt eine kurze individuelle Intervention an.

3. HypnoCoaching – anpackend zielstrebig, aber voller Charme

Ausformulierte direktive Tranceanleitungen aus dem Coachingbereich mit »flächendeckend« eingestreuten klaren Suggestionen und Wortspielen.

3.1 Ängste meistern … mit Löwenmut und Löwenherz (HA)

Cordula Leddin

Ziel: Gewinn an Selbstsicherheit, Stärkung des Löwen im Mann

Technik: Tiefenentspannung durch Konzentration auf den Körper und Konfusion; als Sinnbild für kraftvoll mutigen Einsatz wird der König der Tiere eingeführt; eindeutig klare, direktive Suggestionen, redundante, formelhafte Zielsätze

Tranceinduktion:

Mit geschlossenen Lidern ist es angenehm, in sich hineinzuhorchen … da hört man die Geräusche von draußen immer stiller werden … dafür aber umso deutlicher meine Stimme, die langsam etwas ruhiger, etwas getragener wird … und Sie hören Ihren Atem, wie die Luft in Sie hereinströmt … und wieder aus Ihnen hinausströmt … ruhige Atemzüge … und vielleicht hören Sie Verdauungsgeräusche aus der Tiefe Ihres Bauches … Das ist gut, ein gutes Zeichen von Entspannung … und vielleicht fühlen Sie Ihren Herzschlag, ruhig und regelmäßig … Das ist gut, ein gutes Zeichen von Lebendigkeit … oder den Nachhall Ihrer Gedanken … ruhiger und zuversichtlicher … ruhiger und ruhiger … und es ist gar nicht notwendig, sich auf die Entspannung zu konzentrieren oder meinen Worten zu folgen, denn Ihr Unbewusstes wird ganz zielsicher und kreativ in Ihnen die richtigen Bilder und Worte und Vorstellungen entstehen lassen, die heute die besten für Sie sind, damit Sie Ihre Stärken und Ihr Zutrauen weiter ausbauen, kraftvoll und mutig, Schritt für Schritt. Und Sie können spüren, wie sich in Ihrem Körper eine lockere Schwere oder schwere Lockerheit entwickelt … oder eine flexible Stabilität oder stabile Flexibilität … oder eine gelöste Kraft oder kraftvolle Gelöstheit … in genau der richtigen inneren Balance …

Konfusionstechnik

Mit »Springen« über verschiedene Körperareale (eventuell nach der Hypnose Feedback über die Wirkung einholen): Und Ruhe und Entspannung breiten sich aus … Ihre Zehenspitzen sind entspannt und die Unterarme locker … die Unterschenkel locker und die Mundwinkel entspannt … Ihr Becken entspannt und die Kopfhaut ruhig … Ihre Oberschenkel ruhig und der Brustbereich weit und entspannt … Ihre Füße sind warm und die Oberarme locker … Ihre Stirn und Augenlider entspannt und der Bauch wohlig und weich und die Hände locker … Kopf und Herz und Bauch ganz im Gleichgewicht … Alles Bewusste, Unterbewusste, Zwischenbewusste und Unbewusste ist auf liebevolle, stärkende Ermutigung ausgerichtet … ein angenehmes Gefühl der Sicherheit stellt sich von allein ein, jetzt … weniger bewusst, mehr unbewusst … und breitet sich kraftvoll aus, mehr und mehr … und mit jedem tiefen Atemzug gehen Sie tiefer und tiefer in Hypnose, kraftvoll und sicher … mit jedem tiefen Atemzug gehen Sie tiefer und tiefer in Hypnose, sicher und kraftvoll … in Wohlergehen und Kräftigung und Stärkung, mit jedem Atemzug mehr … in Stärkung und Wohlergehen, Kräftigung, mit jedem Atemzug mehr.

Und in Ihrem Inneren können Bilder der Sicherheit, des Mutes und der Tapferkeit entstehen … jetzt … so wie es für Sie richtig ist … Und alles kann zu einem besonderen Bild der Stärke und des Mutes werden: vielleicht zu einem Löwen, der kraftvoll auf einer Ebene voranschreitet, kraftvoll und geschmeidig.

Jeder Muskel ist entspannte Körperkraft, jeder Gedanke gelassene Willenskraft, jedes Gefühl ruhige Sicherheit und selbstverständlicher Mut.

Die Löwen sind ganz ausgefüllt von Löwenmut in i(I)hrem Löwenherzen … zielsicher ausgefüllt von entspannter, kraftvoller Löwenbeherztheit … und wenn sie beherzt und athletisch kraftvoll über die Ebene voranschreiten, mit lockerem Schritt und festem Tritt, ist ihr Weitblick fest auf ihr Ziel fokussiert.

Der klare, mutige Blick der Löwen ist beeindruckend … Ihr Anblick ist beeindruckend mutig und klar … ihre solide Kühnheit ist so ermutigend, ihr Mut bestärkend, ihre Stärke mitreißend, ihre Courage hinreißend, ihr Schneid ansteckend, so wundervoll kraftvoll und sicher und stark … gelassen und mutig … äußerlich und innerlich, innen und außen …

Jeder Muskel ist entspannte Körperkraft, jeder Gedanke gelassene Willenskraft, jedes Gefühl ruhige Sicherheit und selbstverständlicher Mut.

An Selbstsicherheit gewinnen, mehr und mehr ... sichtbar sicher, sichtbar selbstsicher und zielsicher, sicher abgesichert, so gelassen ... Die Löwen stehen über den Dingen, majestätisch und kraftvoll ... Und dieser Löwenmut und diese Löwenbeherztheit fließt über zu Ihnen, hinein in Ihr eigenes Löwenherz, und Sie werden sich kraftvoll, gelassen und mutig fühlen, ganz auf Ihr Ziel fokussiert, klar und konzentriert ... Ihr Atem ruhig und gelassen ... Ihr Herz kraftvoll und ruhig ... Die Muskeln in guter Spannkraft und die Haut angenehm temperiert ... Ihre Gedanken konzentriert auf das wirklich Wichtige und sonst gar nichts ...

Sie fühlen sich gelassen und sicher ... Ihr Körper und Ihr Geist ganz selbstverständlich ruhig, zuverlässig, gelassen ...

Und je häufiger Sie diese Situation aufsuchen werden, erst in Ihrer Vorstellung, schon jetzt, dann in der Realität, schon jetzt, werden Sie diese gelassen, kraftvoll und sicher gestalten, jedes Mal selbstverständlicher, gelassener und mutiger, so wie es für Sie in dieser Situation genau richtig ist, noch besser, als Sie es sich jemals vorgestellt hätten, immer routinierter, geübter und erfahrener, immer selbstbewusster und selbstsicherer, mit Sicherheit ...

Voll Zutrauen sich Sinnvolles zutrauen ... und den Erfolg genießen ... genussvoll ... sich selbst auf die Schulter klopfen, anerkennend und stolz: »Gut gebrüllt, Löwe!«

Und Sie verspüren ganz sicher, ganz genau, dass Sie erreichen, was Sie sich zum Ziel setzen, und dass Sie sich auf Ihren Geist und Ihre Seele und Ihren Körper verlassen können ...

Jeder Muskel ist entspannte Körperkraft, jeder Gedanke gelassene Willenskraft, jedes Gefühl ruhige Sicherheit und selbstverständlicher Mut.

Immer, überall, an jedem Ort, in jeder Situation, wo auch immer Sie sind, was auch immer Sie machen, was auch immer um Sie herum ist ...

Jeder Muskel ist entspannte Körperkraft, jeder Gedanke gelassene Willenskraft, jedes Gefühl ruhige Sicherheit und selbstverständlicher Mut.

Und nachts in Ihren Träumen wird Ihr Unbewusstes Sie weiter stärken und zielsicher kräftigen, damit Sie sich kraftvoll erinnern und vertiefen, was kräftigend und wohltuend und genau richtig für Sie ist, für Ihr Ziel, für Sie, in wohltuenden Träumen, die Sie stärken ... in Träumen, an die Sie sich erinnern oder auch nicht, genauso wie es Ihr Inneres für hilfreich erachtet. Und am Morgen erwachen Sie voll sicheren Zutrauens ... frohgemut und kraftvoll ... und bereit für einen bravourösen Tag voller Löwenherz und Löwenmut!

3.2 Athletisch stark und dennoch biegsam (HA)

Cordula Leddin

Ziel: Gewinn an Selbstvertrauen

Technik: Klare Suggestionen für Stärke und Stabilität aus dem Hypno-Coaching, ohne Wenn und Aber. Die Eiche als Sinnbild für Standfestigkeit. Nach jedem Satzgefüge ausreichend Pausen gewähren, damit sich die suggerierten Bilder entwickeln können!

Induktion (bei Bedarf mehr ausbauen):
Nach Studien des Persönlichkeitsforschers Hans Eysenck ist Unsicherheit kein stabiler Persönlichkeitsfaktor, sondern nur ein Mangel an Übung. Selbstvertrauen kann also rasch und effektiv trainiert werden, gerade bei jemandem wie Ihnen! Fangen wir an: Sie atmen ruhig, gelassen und locker.

Suggestion: Auf das Unbewusste kann man sich verlassen:
Ihr Ziel ist inneres Wachstum und Stärke und Selbstvertrauen. So ist Ihr Unbewusstes auf Kräftigung ausgerichtet und fördert Sie dabei.

Ihr logisches Bewusststein überwacht diese Hypnose mit aller Kontrolle und Selbstfürsorge, um nach geraumer Weile diese Aufgabe an das Unbewusste abzugeben und sich mal eine angenehme Ruhepause zu gönnen, denn Sie sind hier und bei sich selbst ja in guten Händen ...

Suggestion: Loslassen und gut mit sich umgehen:
Und Sie lassen sich fallen in Wohlbefinden, sinken ganz wohlig zurück in wohltuendes Wohlgefühl, wie in eine warme Wolke aus Warmherzigkeit, die Sie wohlig und warm und wunderbar weich umwogt. Sie

lassen sich fallen in Wohlbefinden, so angenehm, behaglich, gelassen und werden ruhiger und ruhiger.

Trancevertiefung durch Konfusion wegen der vielen angesprochenen Ebenen:
Nach jedem Ausatmen werden sie noch entspannter und relaxter, so gelöst und locker, dass Sie auf allen Ebenen, mit Ihrem bewussten Denken, Ihren halbbewussten Verhaltensweisen, Ihren unterbewussten Einstellungen und unbewussten Gefühlen, offen und frei werden für all das, was förderlich und dienlich ist, damit Sie sich sicherer und sicherer fühlen können.

Ansprechen der Ressourcen und Intuition:
Sicherer und sicherer, so wie es eigentlich zu Ihnen passt, zu allem, was Sie schon erreicht haben und noch erreichen werden und jetzt schon beherrschen, zu all Ihren Befähigungen, Ressourcen und Begabungen, zu all Ihrem Wissen und Ihrer Klugheit, Ihren Erfahrungen und Ihrer Intuition.

Bild der Eiche als archaisches Sinnbild für Stärke, Stabilität und Wachstum:
Sie lassen sich tief in Ihre unbewusste Intuition sinken und gewinnen dabei unmerklich an Selbstvertrauen. Ihre Stärken vermehren sich, Ihre Selbstgewissheit vervielfacht sich, so wohltuend und kräftigend. Ein beständiges inneres Wachstum an Zutrauen. So wie eine mächtige Eiche auf einer Anhöhe gedeiht, unerschütterlich und kraftvoll, mit machtvollem Stamm, solide und kräftig verwurzelt. Die Äste erhaben und stolz gereckt, das Blattwerk üppig und prachtvoll ... Die Blätter, gesund und leuchtend, strecken sich den warmen Strahlen der Sonne entgegen, nehmen Licht und Energie in sich auf.

Suggestion der Stärke, Doppeldeutigkeit des »Sie«:
Die Äste sind athletisch stark und dennoch biegsam, sie halten einem Sturm kraftvoll stand. Aufrecht, gerade, erhaben lassen *sie* sich nicht bezwingen, selbstsicher vertrauen sie den eigenen Stärken.

Gewinn an Stärke statt kurzfristiger Ruhegewinn durch zu schnelles Einstecken:
Und es ist so angenehm, zu spüren, wie der Ansturm nachlässt und Ruhe einkehrt, man sich entspannen und in Ruhe Kraft schöpfen,

auftanken und sich wirklich tief erholen kann ... genussvoll ... frei ... offen ... zuversichtlich ...

Wertschätzung statt Selbstabwertung:
Sie schenken sich selbst Wertschätzung und Vertrauen, weil Sie an sich selbst glauben und weil Sie sich das selbst wert sind.

Ankersetzung:
Mit jedem Ausatmen befreien Sie sich. Mit jedem Einatmen nehmen Sie Selbstvertrauen, Stärke und Größe in sich auf. Und jedes Mal, wenn Sie dreimal tief durchatmen, wird sich dieses Gefühl des sicheren, kraftvollen Selbstvertrauens reaktivieren und Sie stärken.

Posthypnotische Suggestion:
Selbstsicherheit wird zu einem selbstverständlichen Anteil Ihrer Persönlichkeit und wird Sie in allen Situationen sicher leiten und Sie immer noch reifer, ruhiger und bedachter werden lassen, von Tag zu Tag, mehr und mehr, so wie es für Sie und die jeweilige Situation genau richtig ist. Und nachts in Ihren Träumen wird sich diese Entwicklung weiter verfestigen, und Sie schlafen tief und fest und ausreichend lang einen erholsamen Schlaf. Und morgens wachen Sie erfrischt und heiter auf, voller Energie und motiviert für einen erfolgreichen Tag voller Selbstvertrauen und Selbstbewusstsein.

3.3 Selbstsicher durch Wachstum (HA)

Cordula Leddin

Ziel: Stärkung der Selbstsicherheit

Technik: in einer Fantasie eingebettete klare Suggestionen aus dem HypnoCoaching, sitzende Haltung; exakte Körpergröße abfragen

Induktion

Körperbezogene Wahrnehmung, Fokussierung auf den momentanen Ist-Zustand:

Schließen Sie die Augen, und spüren Sie genau in Ihren Körper hinein. Spüren Sie, wie Ihre Füße auf dem Boden stehen, ganz geerdet und sicher. Spüren Sie, wo Ihre Hose die Unterschenkel berührt und wo Sie absteht. Fühlen Sie, wie der Stoff der Hose über dem Knie etwas spannt und sich unter dem Knie etwas faltet. Fühlen Sie, wie die Oberschenkel auf dem Sessel aufruhen. Spüren Sie nach, wo Ihr Gewicht am stärksten aufsitzt. Fühlen Sie, wie der Rücken an der Lehne anlehnt, von der Lendenwirbelsäule Wirbel für Wirbel über die Brustwirbelsäule bis zur Halswirbelsäule. Spüren Sie Ihre Schulterblätter, die wie zwei Handflächen von hinten Rückhalt geben, eine Anlehnung an sich selbst. Fühlen Sie, wie der Hals und Hinterkopf sich anfühlen, wie sich die Haare heute anfühlen. Spüren Sie Ihre Stirn, glatt und kühl. Erspüren Sie, wie die Augenlider locker auf den Augen liegen. Wenn die Luft durch die Nasenflügel fließt, können Sie merken, wie die Luft beim Einatmen noch etwas kühl ist, sich dann in den Lungen erwärmt und beim Ausatmen ganz körperwarm ausströmt. Bei jedem Atemzug heben sich Brustkorb und Bauch und sinken beim Ausatmen wieder elastisch ab. Spüren Sie, wie die Oberarme sich anfühlen, den Winkel der Ellenbogen und wie die Unterarme auf der Armlehne aufliegen. Fühlen Sie, wie Ihre Hände aufliegen, welche Finger sich berühren und welche nicht.

Nehmen Sie sich nun einen Moment lang Zeit, genau in sich hineinzuspüren, ob Sie jetzt wirklich alles in Ihrem Körper erfühlt haben. Seien Sie mit allen Sinnen in Ihrem Körper. [Pause.]

Fantasiespiel »Wachsen«:

Und wenn Sie jetzt wirklich alles wahrgenommen und erspürt haben, können Sie anfangen, das Gefühl zu entwickeln, dass Sie wachsen, dass Sie größer werden. Sie werden in der inneren Wirklichkeit einige Zentimeter größer, nach und nach, größer und größer, größer und größer ... einfach wachsen ... so viel, wie es für Sie jetzt in diesem Fantasiespiel gut ist. Und wenn man so wächst, dann kommt einem der Sessel auf einmal kleiner vor, auch schmaler, denn man wächst ja in die Höhe und auch ein wenig in die Breite, wird gewichtiger und stärker. Und wenn Sie, während Sie hier gelassen sitzen, in der Vorstellung einfach mal aufstehen, ist das ein faszinierend neues Raumgefühl ...

Genauere Beschreibung der tatsächlichen Umgebung ...

... um es der Fantasie zu erleichtern:

Da können Sie auf uns beide hinuntersehen, ein ganz erhabenes Gefühl ist das, so groß zu sein. Und wenn Sie nun in der Fantasie mal auf Probe aus der Praxis hinausgehen, dann müssen Sie den Kopf an der Tür und auch unten an der Haustür ein wenig einziehen. Sie treten auf die Straße ... [hier die ganze Szenerie mehr ausmalen] ..., und die ganze Welt wirkt auf einmal spielzeugklein übersichtlich.

Rückmeldung

der Entwicklung durch andere Menschen:
Und wenn Sie gehen, dann laufen Sie ein bisschen wie mit Siebenmeilenstiefeln, groß und dennoch leichtfüßig sind auf einmal Ihre Schritte, stark und sicher Ihr Gang. Und die Leute auf der Straße bemerken eine Veränderung bei Ihnen, stattlich und eindrucksvoll, wie Sie da entlangschreiten, mit aufrechtem Blick, das Ziel fest vor Augen ... geerdet und klar und kraftvoll, mit einer tollen, selbstsicheren Ausstrahlung.

Offene Formulierung

für eigene Fantasien, Interpretationen und Erfahrungen:
Und Ihr Blickwinkel ist auf einmal ganz anders, Sie schauen aus einer anderen Perspektive, aus einem guten Abstand auf die Welt, und alles ist übersichtlicher und leichter, weil Sie, stark und souverän und groß, einen ganz neuen Überblick haben. Sie stehen etwas über den Dingen. Was Sie wohl aus dieser Sichtweise noch alles entdecken werden? Ungeahnte Einblicke und Ausblicke ... ganz neue Ansichten und neue Aussichten, Einsichten und Weitsichten ... [Pause.]

Suggestionsgewitter:

Selbstsicher ... souverän ... kraftvoll ... energiereich ... lebensfroh ... über den Dingen stehend ... voller innerer Kraft und Größe ...

Verstärkung und Vertiefung der Trance:

Und Sie atmen tief durch und fühlen ganz genau diese wundervolle innere Weite und diesen wunderschönen inneren Raum und diese wunderbare innere Größe, so angenehm und stärkend und sicher und kraftspendend ... [Pause.]

Am Ende der Hypnose: direkte Suggestion:

Und Sie werden diese innere Größe bewahren, diese Kraft und Stärke in sich speichern, so dass Sie die Welt mit mehr Übersicht und Abstand betrachten können und Ihr Leben mit neuer Klarsicht und Selbstsicherheit gestalten. 1,... Meter äußere Größe, ganz andere innere Größe ... nein: Sogar Ihre äußere Größe wird sich verändern, weil Sie sich mehr aufrichten und mehr Raum für sich und Ihre Bedürfnisse nehmen, mit beiden Beinen fest im Leben stehend, den Blick klar nach vorn gerichtet, das Ziel fest im Blick ... Und so kommen Sie langsam wieder hierher zurück, frisch, wach, kraftvoll, sicher und mit innerer und äußerer Größe!

4. Antippen, Fährten legen, gewähren und vertrauen

Nach den forsch-fruchtigen, mit Suggestionen reichlich unterfütterten Hypnoseanleitungen, die für aktuelle Auftritte – zumal im Berufsleben – sehr stützend sein können, hier kleine, eher bescheidene Anweisungen und Metaphern, die fast versteckt die unbewusste Arbeit antippen möchten. Überraschung sowie Zurückhaltung, das Füllhorn der Fantasie sowie Geduld entfalten unbewusste Vorgänge therapeutischer Natur.

Hypnose ist ... lernen wie im Traum.

4.1 Unbewusste Arbeit: Lernen wie im Traum (HA)

Agnes Kaiser Rekkas

Ziel: Kompetenz für ein bestimmtes Ziel

Technik: unbewusste Arbeit während eines induzierten hypnotischen Traumgeschehens, verbunden mit einfacher Ideomotorik

Der Übungspartner/Patient (Ü/P) soll sich ein bestimmtes Verhalten oder Vermögen (sportliche Leistung, Schmerzreduktion, Büroarbeit rationeller erledigen, systematischer Ordnung halten o. Ä.) aussuchen, etwas, das er gern besser können möchte.

Der Therapeut leitet irgendeine Induktion an, bis ein guter Trancezustand erreicht ist. Nach Vorankündigung hebt er einen Arm des Ü/P vorsichtig höher und höher, bis dieser fast senkrecht in der Luft steht.

Hypnoseanleitung:

Ich hebe jetzt Ihren Arm hoch, und er wird von alleine in der Luft stehenbleiben. Vielleicht meint der Arm auch, er fährt Bus. Kein Sitzplatz, man steht, die Hand eingehängt im Haltegriff über dem Kopf. Während Sie tiefer und tiefer in eine angenehme Trance gleiten, zieht die Landschaft an Ihnen vorüber ... Wiesen ... Felder ... Wälder ...

Und der Arm wird einfach eine kleine Weile da oben bleiben, so lange, bis das Unbewusste mit einer besonderen Durchsicht Ihres

Lebens beginnt. Er wird nicht eher anfangen, langsam, langsam zu sinken, als das Unbewusste beginnt, alles Erdenkliche zu betrachten und zu überprüfen, auf welche Weise eine Verbesserung möglich sein wird … … … und das Unbewusste wird Sie inzwischen einen Traum träumen zu lassen … … … in diesem Traum werden sich interessante, ja erstaunliche Dinge ereignen … Sie können dabei alles aus verschiedenen Blickwinkeln betrachten … von der einen … und der anderen Seite … vielleicht aus einem anderen Raum oder auch von höherer Warte … aus der Perspektive einer vollkommen anderen Zeit … … und es gibt dafür alle Muße, die Sie brauchen. [Pause.]

Das Unbewusste – in der Tiefe – ordnet, sortiert, zieht Rückschlüsse, verwirft Schlechtes und schält Gutes heraus … … und Sie träumen diesen Traum weiter … einen sehr farbenfrohen, lebendigen Traum … und Sie genießen ihn ausgiebig … und würden sicher gerne wissen … was es ist, das Sie da gerade lernen, um es später bewusst oder auch unbewusst anzuwenden. Und während sich Ihr Arm weiter langsam senkt, werden Sie einem Gedanken nachhängen oder in ein Bild vertieft sein, und das Unbewusste kann Sie mit einer Ahnung überraschen, wie es leichter wird, einfacher, schöner … Und diese Ahnung wird mehr Gestalt bekommen, wenn sich Ihr Arm so weit gesenkt hat, dass Ihre Hand sachte Ihren Schenkel berührt … um sich dann gemütlich dort abzulegen, was in Ihnen einen tiefen, befreiten Atemzug auslösen wird. [Überprüfung der momentanen Suggestibilität und Rückmeldung.]

Ein vages Gefühl wird deutlicher … … … Eine neue Idee steigt auf … … … Zuversicht wächst.

4.2 Verborgene Fähigkeiten aufspüren und nutzen (GA)

Agnes Kaiser Rekkas

Ziel: Stärken, Befähigen, Freisetzen von Talenten

Technik: Arbeit mit Altersregression und -progression, ideomotorische Rückmeldung

Nach Hypnoseinduktion
Aufspüren von Ressourcen aus vergangenen Erfahrungen (Zeitregression)

1. Sobald eine ausreichende Hypnosetiefe eingetreten ist, initiiert der Therapeut die Suche auf der unbewussten Ebene nach einer Erfahrung in der Lebensgeschichte, in der eine bestimmte Fähigkeit half, ein Problem bzw. einen Konflikt konstruktiv zu bewältigen. Diese Situation sollte mit der jetzigen in keinerlei Zusammenhang stehen, die gleiche Fähigkeit im heutigen Leben aber sinnvoll sein. (Mögliche Formulierung: »Während Sie so gemütlich auf Ihrem inneren Lieblingsplatz sitzen, bitte ich das Unbewusste, ein bestimmtes Erlebnis in Ihrer Lebensgeschichte aufzufinden. Es kann lange, lange zurückliegen, vielleicht Jahrzehnte zurück, vielleicht vollkommen vergessen. Genau dieses Erlebnis wird aufzeigen, dass Sie damals eine Eigenschaft oder Fähigkeit besaßen, die Ihnen heute für die Bewältigung von ... sehr wichtig sein kann. Sie werden sich an alles gut erinnern, erst unbewusst, dann bewusst. Lehnen Sie sich einfach zurück, genießen die Ruhe und lassen Ihr Unbewusstes auf Suche gehen. Wenn es eine Erfahrung mit einer passenden Fähigkeit für die heutige Aufgabe gefunden hat, bitte ich um ein Zeichen des Ja-Fingers.«)
2. Das Auffinden dieser Situation soll also unbewusst erfolgen und ideomotorisch angezeigt werden.
3. Durch Suggestionen wird die unbewusste Erinnerung an diese Situation auf die bewusste Ebene gehoben, damit sie der Ü/P bewusst erlebt und wiedererkennt.
4. Der Ü/P wird aufgefordert, diese Situation exakt zu schildern.
5. Die Trance wird wieder vertieft.

Integration dieser Ressource

zur größerem Handlungsfähigkeit und zum erfolgreichen Vorgehen in der aktuellen Situation bzw. in der Zukunft (Zeitprogression)

1. Der Therapeut suggeriert die Übernahme der Fähigkeit aus der Vergangenheit für die gegenwärtige bzw. zukünftige Situation. Dies kann natürlich nur unbewusst geschehen.
2. Wiederum wird um die ideomotorische Ja-Anzeige für die Bereitschaft zur Übernahme der Fähigkeit auf der unbewussten Ebene gebeten.
3. Jetzt erfolgt die suggestive Aufforderung, eine zukünftige Szene zu visualisieren, in der die wiedergefundene Ressource hilfreich ist.
4. Diese Visualisation soll wieder ideomotorisch bestätigt und danach verbal geschildert werden.
5. Als Bestätigung für die neue Entwicklung oder Veränderung oder Befähigung wird dann der »Finger für das Neue« um ein Zeichen gebeten.
6. Die Trance wird wieder vertieft.

Posthypnotische Suggestion
für die Integration der geleisteten psychotherapeutischen Arbeit

1. Es erfolgen jetzt individuell abgestimmte Suggestionen, die (wieder)-entdeckte Fähigkeit gut abzuspeichern und in Zukunft spontan zu nutzen.
2. Als Zeichen für eine unbewusste Zustimmung bzw. Kooperationswilligkeit wird vor der Hypnoseausleitung nochmals um ein bestätigendes ideometrisches Signal gebeten.

4.3 Ideomotorische Fragefolge – Die Inbetriebnahme des unbewussten Systems

Agnes Kaiser Rekkas

Sobald klare Fingersignale gebahnt sind, besteht eine perfekte Voraussetzung für die therapeutische Inbetriebnahme des unbewussten Systems. Mit Hilfe der ideomotorischen Befragung werden nun psychische Leistungen für die Bewältigung und Heilung angesprochen. Die in den Fragen implizit enthaltene Annahme, dass das Unbewusste eine besondere Intelligenz und Kraft birgt, wirkt natürlich schon suggestiv und setzt innere Suchprozesse in Gang. Die angegebene Reihenfolge der Fragen leitet den Patienten behutsam, aber stringent in die therapeutische Zielrichtung.

- Kenntnis der Lösung des Problems bzw. des Hintergrunds des Symptoms – Frage des Therapeuten: »Weiß Ihr Unbewusstes schon, was zu tun ist, kennt es einen Ausweg aus der Problematik?«
- Bereitschaft, diese Kenntnis preiszugeben – Frage des Therapeuten: »Ist Ihr Unbewusstes bereit, diese Kenntnis mitzuteilen?«
- Abruf der (vielleicht noch verschlüsselten) Information – Aufforderung des Therapeuten: »Lehnen Sie sich nun zurück, und seien Sie vollkommen offen für einen Hinweis, der aus Ihnen selbst kommt und der Ihnen weiterhelfen wird. Und da der Hinweis etwas Neues beinhalten wird, wird der ›Finger für das Neue‹ ein Zeichen geben.«
- Fähigkeit, diese Information zu nutzen und Schritte der Veränderung zu vollziehen – Frage des Therapeuten: »Gut. Wo Sie jetzt wissen, was zu tun ist, sind Sie auch fähig, es zu tun?«
- Bereitschaft, diese Schritte zu gehen – Therapeut: »Und sind Sie (nicht nur bewusst, sondern auch unbewusst) willens, das zu tun?«
- Psychische Erlaubnis für Veränderung – Therapeut: »Gibt es hierfür auf tieferer Ebene die Erlaubnis?«

- Möglichkeit, *jetzt* damit zu beginnen, *jetzt* den ersten Schritt zu tun – Therapeut: »Sind Sie bereit, damit anzufangen, und zwar jetzt, mit aller inneren Erlaubnis?«
- Aufforderung, dieses jetzt zu tun und mit dem ideomotorischen Signal des »Fingers für das Neue« zu bestätigen – Therapeut: »Na, wunderbar! Nutzen Sie diese Chance *jetzt*. Bleiben Sie ganz bei sich und beobachten aufmerksam, was sich von alleine in den nächsten Minuten in Ihnen abspielen wird. Der ›Neue Finger‹ wird deutliche Zeichen geben, um den Fortschritt/den ersten Schritt in die Genesung/den Erfolg anzuzeigen.«

Die Fingersignale/Fingerzeichen können aber auch einfach zur Suche und Bestätigung eingesetzt werden. Der Therapeut leitet den Prozess, gibt aber die Verantwortung für den Inhalt der Arbeit an das Unbewusste ab. Die Standardaufforderung lautet: »Sehr schön! Dann lehnen Sie sich gemütlich zurück, gehen tiefer in Trance, und wenn Sie einen Hinweis bekommen, zeigt der Ja-Finger das an. Das können Sie mir dann bitte erzählen.«

4.4 Ideomotorische Fragen: Suggestion und doch nicht Suggestion (GA)

Agnes Kaiser Rekkas

Ziel: therapeutischer Fortschritt durch Antippen unbewusster Leistungen

Technik: per Fingersignal folgende Fragen in Hypnose beantworten lassen

Frage A
vor Beginn der therapeutischen Arbeit in Hypnose

»Sind Sie in der Therapie eigentlich schon weiter, als Sie bewusst bemerkt haben?«

Normalerweise erfolgt eine Bejahung durch das Ja-Fingersignal, was der Hypnotherapeut natürlich positiv kommentiert: »Oh, wunderbar! Das habe ich mir auch schon gedacht!«

Falls ein Nein-Zeichen erfolgen sollte, antwortet man: »Prima! Dann werden wir uns jetzt gleich zusammen an die Arbeit machen, damit Sie heute ein Stück vorwärtskommen.«

Frage B
vor Beendigung der Hypnose

»Ist Ihr Unbewusstes bereit, unsere Therapie von heute in den folgenden Nächten weiterzuträumen, um Ihre Fortschritte zu unterstützen?«

Normalerweise erfolgt eine Bejahung durch das Ja-Fingersignal, was der Hypnotherapeut natürlich positiv kommentiert: »Ja, sehr gut, sehr schön! Da bin ich aber neugierig, was Sie mir als Nächstes berichten werden.«

Sollte kein Ja-Zeichen bzw. ein Nein-Zeichen erfolgen, ist nachzufragen, welcher Sinn dahintersteckt. Braucht alles mehr Zeit, muss vielleicht etwas anderes gemacht oder vorher noch erledigt werden (Ritual)? Bedenke: Jedes Verhalten hat Sinn, wenn du den Kontext verstehst.

4.5 Klärung und Entwicklung: Skulptur in Trance (GA)

Agnes Kaiser Rekkas

Ziel: Zur Klärung einer Beziehung oder eines Konfliktes mit einem anderen Menschen ist die Visualisation einer Skulptur von sich und dieser Person (es kann sich auch um mehrere Personen oder um eine Familie handeln) in Trance sehr ergiebig. Sie gibt Aufschluss über Dinge, die sonst nicht so leicht erkennbar sind, und ermöglicht Veränderungen. Im Erfühlen der neuen Variante liegt schon die Befreiung vom alten Muster.

Technik: Imagination

Interventionsschritte

A) Für das Ausbildungstraining bzw. die Vorbereitung zur anschließenden Supervision: vor der Kurztrance besprechen, welche Person(en) der Übungspartner mit sich als Skulptur darstellen möchte, um etwas für sich oder/und in dieser Beziehung zu verbessern.

B) Für Ü/P:
Geleite deinen Ü/P in eine angenehme, sichere Trance. Bitte sein Unbewusstes, »künstlerisch« tätig zu werden (über ideomotorische Signale die Bereitschaft zur Mitarbeit bestätigen lassen).
Leite deinen Ü/P nun an, möglichst intuitiv eine Skulptur von sich und dem oder den Menschen, mit dem oder denen er sich schwertut oder die Beziehung klären möchte, zu bilden: eine Skulptur, die präzise die emotionale Situation verdeutlicht.

Bestätigt der Ü/P, dass er eine Skulptur vor seinem inneren Auge sieht, soll er sie beschreiben. Dabei helfen ihm folgende Fragen, die Situation für sich zu verdeutlichen, und auch der Therapeut erhält Hinweise:

»Wie stehen die Personen (Abstand, Position, zugewandt, abgewandt)?«
»Wie ist die Körperhaltung der Einzelnen (aufrecht, zusammengefallen, verdreht, angespannt, flüchtend, stützend)?«
»Wer sieht in welche Richtung? Begegnen sich die Augenpaare?«
»Wo sind die Hände? Wie werden sie gehalten?«
»Wie und in welche Richtung stehen die Füße?«
»Wer ist mit wem in körperlicher Berührung und wie?«
»Wie fühlt sich das alles für die Hauptperson an? Welche Empfindungen sind bei ihr am stärksten, und wo fühlt sie diese?«
»Wie fließt die Energie?«
»Wessen Herz klopft am stärksten?«
»Wer atmet am flachsten?«
»Wer fühlt sich am wohlsten, wer am schlechtesten?«

Nachdem die Wirkung der Skulptur eine Zeitlang verspürt wurde, wird die Hypnose wieder vertieft. Beauftrage nun das Unbewusste des Ü/P via Fingerzeichen, Impulse für eine positive Veränderung zu geben. Kein Friede-Freude-Eierkuchen-Brei, sondern kleine Details für Veränderung zum Positiven. Nach der Dramaturgie des Ü/P darf jede Person in der Skulptur eine einzige neue Bewegung machen: die Hand heben, den Fuß anders setzen, das Gesicht wenden, das Gewicht verlagern, den Rücken strecken, einen tiefen Atemzug machen u. Ä.

Dann wird die Hypnose nochmals vertieft, damit die Auswirkung der Veränderung intensiv erlebt wird. Therapeutische (posthypnotische) Suggestionen unterstützen die innere Umorientierung, Equilibrierung, Befreiung oder was dem Kontext angemessen und hilfreich ist.

Bei diesem Vorgehen wird nie analysiert oder interpretiert. Es ist auch nicht wichtig, ob die Situation objektiv so ist, wie die Skulptur sie darstellt. Es handelt sich um das Bild und Empfinden derjenigen Person, die die Skulptur imaginiert und damit eine Veränderung bei sich in Gang bringt.

4.6 Ruhe: *Ort der Stille* (M)

Marion Ettemeyer

Ziel: Ruhe, Besinnung

Technik: Metapher, die in eine Hypnoseanleitung eingebaut werden kann; sehr langsam, gut betont und ruhig erzählen, damit sich die Bilder und die ihnen innewohnende Wirkung entfalten können

Tranceinduktion

Der Ort der Stille ruhte lange Zeit ganz in sich. Doch eines Tages begann ein Lärm, aus der Ferne immer näher zu rücken. Aufdringlich umkreiste der Lärm mit Klappern, Klirren und Kreischen den Ort der Stille, umhüllte ihn und waberte in nervösen Wolken über ihm. Da beschloss der Ort der Stille wegzugehen, um wieder Ruhe zu finden. Er wanderte weit umher, hierhin und dorthin, er sah viele sonderbare und viele wunderbare Plätze und Gegenden. Einmal durchquerte er einen *Wald* mit uralten Bäumen. Leise wisperte das Laub, knorrig und stark reckten sich die Äste. Glatt wie ein Spiegel ruhte das dunkle Wasser des Waldsees, seine Oberfläche leuchtend vom Blau des hohen Himmels. Eine Zeitlang rastete der Ort der Stille in der Wärme eines Sonnenscheinflecks und lauschte dem Gezwitscher der Vögel. Und als er sich wieder auf seinen Weg machte, bewahrte er die geheimnisvolle Versunkenheit des Waldes in seinem Herzen. – Nach weiter Reise ruhte er auf einer hohen Felsklippe aus. Sein Blick flog über das *Meer,* ungehindert von einem Horizont zum anderen, flink wie ein Vogel und frei wie dessen Schrei. Das Meer atmete im selben Rhythmus wie die Felsen und der Wind, und er füllte sich mit der Weite. Still und voll Staunen sah er am Morgen die Sonne aufgehen, ein großer, glühender Tropfen Licht auf dem Horizont, der sich erst rötlich, dann strahlend und warm über die ganze Welt erhob. Und als der Ort der Stille sich wieder aufmachte, bewahrte er den bewegten Rhythmus des Meeres in seinem Herzen. – Nach langer Zeit kam er in die *Wüste.* Weit erstreckte sich der Raum, erfüllt von der unermüdlichen Bewegung des Windes. Der Himmel wölbte sich hoch und hell, glühend von der Hitze der Luft. Dann fiel die Nacht herein, mächtig und ohne einen Laut, dunkel und klar, und verwandelte die Welt in ein überwältigendes Strahlen aus Sternen. Und die Zeit verlor sich in der Unendlichkeit. – Und während ganz allmählich der Mond aufging, kam der Ort der Stille zur Ruhe, und sein Herz öffnete sich.

Und mit einem tiefen Aufatmen ruhte er endlich wieder rund und ganz in sich.

4.7 Entlastung: *Wie ein Baum, der die Schneelast abstreift* (M/HA)

Marion Ettemeyer

Ziel: Befreiung von Enge und Belastung; Veränderung, bevorzugt für Frauen

Technik: Fantasievorstellung, sehr langsam anleiten!

Tranceinduktion:
Mach dir's bequem, und lehn dich zurück ... lass deine Augen selbst entscheiden, ob sie sich offen oder geschlossen entspannter fühlen ... dein Atem vertieft sich ganz von selbst mit jedem Atemzug ein bisschen mehr, wird ruhiger ... weicher ... selbstverständlicher ... Lass die Ereignisse und Gefühle des Tages von dir abfließen wie Wasser, das an dir herunterfließt ... und abperlt, Tropfen für Tropfen, Tropfen für Tropfen ... Und ganz von selbst gleitest du nach innen. Du bemerkst diese kleine Pause zwischen dem Ausatmen und dem erneuten Einatmen ... einen kleinen Zeitraum der Ruhe, der Stille ... und du nimmst diesen Zeitraum als Eingang zu deinem inneren Ort der Stille ... der Ruhe ... der Kraft ... schlüpfst durch den Eingang ... und bist auch schon dort ... Es ist warm und behaglich mit sonnigem Licht ... eine Atmosphäre der Ruhe und Geborgenheit.

Und während du so ganz bei dir selbst bist, an diesem sicheren Ort, schaust du an dir hinunter und bemerkst, warum du dich unförmig fühlst: Du hast einige Schichten Kleider übereinander an! Und jetzt kannst du es deutlicher und deutlicher spüren, diese Schichten sind einfach zu viele, sie engen dich ein und drücken dich ... hier ... und da ... sitzen unbequem ... und ganz spontan beginnst du, das eine oder andere ungemütliche Gewand abzulegen: das Tuch, das dir die Sicht verschleiert ... und der Raum um dich her beginnt zu leuchten ... das Korsett, das dir die Luft zum Atmen nimmt ... und deine Rippen beginnen, sich frei zu bewegen, werden weit mit dem Atem ... die Hose, die die Freiheit deiner Bewegungen einengt ... und kräftig und lebendig sind deine Beine, entspannt und sicher deine Knie ... die

Schuhe, die deinen Stand unsicher machen ... und erleichtert fühlen deine Füße den Boden, du spürst den Halt, den die Erde dir gibt, du spürst dein Gleichgewicht ... den Hut, der deinen Kopf so einengt ... und deine Stirn wird weit, deine Augen sehen den Himmel ... und du stellst fest, dass in jedes dieser Kleidungsstücke ein bestimmtes Gefühl eingewebt war, das du mit ihm nun gleichzeitig ablegst: vielleicht Unentschlossenheit ... oder Angst ... Gram ... oder Bitterkeit ... Traurigkeit ... Einsamkeit ... oder Verzweiflung ... vielleicht Schuldgefühl ... oder Beklommenheit ...

Und du legst ab, was dich stört. Und du spürst, wie deine Brust sich weitet ... dein Atem fließt ... frei ... ruhig ... weit ... ein tiefer Atemzug ... so gut ... so wohltuend ... Und du entledigst dich der Schwere, und befreit richtet sich deine Wirbelsäule auf, befreit von einer Last, die viel zu lange schon viel zu schwer war. Sie richtet sich auf wie ein Baum, der die Schneelast abstreift und nun elastisch in sein natürliches Gleichgewicht findet ... aufrecht, lebendig, leicht ... Und du befreist dich von dem, was zu lange schon so düster war. Und das lebendige Licht der Sonne und der helle Schein des Mondes kommen hervor ... und vielleicht bist du erstaunt, wie klar du alle Dinge jetzt erkennen kannst ... farbig und luftig ist die Welt um dich herum ... und manches sieht ganz anders aus ...

Und du fühlst dich so erleichtert ... so frei ... so beschwingt ... Und jetzt hast du freie Wahl! Schau, was du dir für wunderschöne, angenehme Kleider statt der alten aussuchst. Tauch ein in neue Farbigkeit, in passende Formen, die dein Wesen und deine Beweglichkeit und deine ruhige Kraft fördern! Genieße das leichte Gefühl auf der Haut und wie wunderbar unbeschwert es ist, so ganz du selbst zu sein!

Und vielleicht fragst du dich noch, wie du all die Last und die Enge so lange ertragen konntest ... aber bemerkst auch schon, wie tief in dir, auf einer geheimen inneren Ebene, die Bereitschaft wächst, gut für dich selbst zu sorgen, deine Bedürfnisse zu erkennen und ihnen gerecht zu werden ... und dir selbst mit Verständnis, Respekt und Wertschätzung zu begegnen ... Du nimmst all die Leichtigkeit deines neuen Gewandes und seine beschwingte Gelassenheit in dich auf, Farbe, Freude, Weite in jede Zelle deines Körpers auf, in jeden Gedanken, in jedes Gefühl ... und machst ein rundes, stimmiges Ganzes daraus.

4.8 Gute Gefühle aus dem Archiv des Lebens (M/HA)

Marion Ettemeyer

Ziel: Klären, Ordnen und Beleben guter Gefühle aus der Lebensgeschichte

Technik: Fantasiereise durch Bilder, Töne, Gefühle des Lebens. Sehr langsam sprechen, viel Zeit lassen!

Tranceinduktion:

Komm erst mal nach und nach hier an. Lass deinen Körper zur Ruhe finden, und du wirst merken, wie er es sich ganz von allein bequem macht. Und alles Äußere mit seinen Geräuschen und Gerüchen und allem Sichtbaren und Fühlbaren bietet dir einen geschützten und stabilen Raum. Gib der Last auf deinen Schultern Flügel, lass sie schweben, lass sie fliegen, und spüre jetzt, wie dein Brustkorb weiter wird ... und gleichzeitig bekommt auch dein Atem mehr Raum, fließt gleichmäßig und ruhig bis in alle Winkel, trägt mehr und mehr Energie mit sich ... ein ... aus ... immer natürlicher ... immer tiefer ... immer ruhiger ... immer entspannter. [Pause und eventuell noch weitere Hypnoseinduktion.]

Auf einer Ebene deines Bewusstseins verfolgst du die schrittweise Entspannung deines Körpers, auf der anderen Ebene beginnst du, dich in deinem Inneren umzuschauen, neugierig wie ein Kind ... und findest dich wieder in einem wunderschönen, besonderen Raum, einem Raum voller Bilder ... Überall hängen, stehen, liegen Bilder ... große und kleine, auffällige und unscheinbare. Manche nehmen eine ganze Wand ein, andere sind winzig klein, manche bersten vor Farbe und Leben, andere sind ganz hinten an der Wand gestapelt, fast vergessen. Langsam wanderst du und schaust. Landschaften ... Personen ... längst vergangene Begebenheiten ... Und so ganz nebenbei rückst du hier ein Bild gerade, stellst dort eines ins rechte Licht, holst auch mal eins aus der Vergessenheit hervor. Und du lässt die Bilder auf dich wirken, genießt die Vielfalt ihrer Farben und Stimmungen und spürst, wie einige Bilder deiner Seele wirklich guttun. [Pause.]

Nachdem du dich sattgesehen hast, gelangst du irgendwann zu einer Tür. Du trittst hindurch, mit einem Schritt hinein in eine ganz andere Welt, das Reich der Töne, Klänge und Geräusche. Die Töne,

Klänge und Geräusche sind sehr empfindlich, darum sind sie sorgsam verstaut in Regalen und Schachteln, gut gepolstert, sorgfältig einzeln verwahrt. Du wanderst durch die Gänge zwischen den Regalen und staunst, was da alles gespeichert ist: Vogelgezwitscher ... ein warmer Klarinettenton ... raschelndes Schilf im Wind ... ein zischendes Streichholz ... Schritte auf Kies ... auf Laub purzelnde Regentropfen ... die Stille im Inneren eines Blütenkelchs ... und noch so unendlich viel mehr. Seltene und alltägliche, gewöhnliche und exquisite, zarte und überwältigende Töne! Und wo du bemerkst, dass eine Schachtel offensteht, ein Ton oder ein Teil eines Geräuschs heraushängt, fängst du verloren Herumschwirrendes ein, flink wie man eine Motte fängt, vorsichtig und zart. Du versorgst alles sehr behutsam, so dass jeder Ton und jedes Geräusch sich wieder einrollen kann im Schutz seines sicheren Ortes. Wie wohl das tut, sich seinen Tönen zuzuwenden und sie gut zu versorgen! [Pause.]

Und wenn du dann – irgendwann und viel später – weiterschlenderst, kommst du wirklich ins Staunen. Vor dir erstreckt sich ein riesiger, weiter und hoher Saal: die Bibliothek des Fühlens. Unendliche Gänge zweigen in alle Richtungen ab. Du entdeckst die überwältigende Welt der Gerüche, das weite Reich der Geschmäcke, die sagenhaften Weiten des Fühlens. Verzaubert lässt du dich treiben. Hier lockt der Duft von frischgefallenem Schnee ... dort der Zimtgeschmack von Apfelstrudel ... die luftige Frische eines neubezogenen Betts ... die warme Festigkeit von sonnenbeschienenem Stein ... salzige Luft über dem Meer ... die samtig-weiche Wange eines Kindes ... Tannenduft ... Gras nach dem Regen ... ledriger Geruch nach alten Büchern ... und du lässt dich tragen ... von einer Erinnerung zur anderen, staunend ... nachdenklich ... glücklich ... verwundert ... manchmal auch ein bisschen wehmütig ... Und im Vorübergehen bläst du den Staub des Vergessens fort und rückst diesen Duft und jenes Gefühl an die rechte Stelle, denn ein jedes hat seinen Platz in dir. [Pause.]

Und du merkst, wie du auftankst. Und du spürst die Fülle, Farbigkeit und Lebendigkeit, die mit jedem Atemzug wunderbar dein Inneres erwärmen und beleben. Und du wirst wissen, wann es gut ist, ganz allmählich diesen wunderschönen Ausflug abzurunden und Schritt für Schritt wieder zurückzukehren. Atemzug für Atemzug frisch und erholt, erfüllt und klar.

4.9 Die Blumenzwiebel (HA)

Regina Birlinger

Ziel: depressive Phasen akzeptieren, durchhalten, Geduld einüben

Technik: Metapher über mehrere Sitzungen hinweg

Beschreibe nach der Hypnoseinduktion ein karges, zugeschneites und gefrorenes Feld im Winter, wenn die Tage so kurz sind und es am Nachmittag schon dämmert:

»… ein Spaziergang zu einem steinhart gefrorenen Feld … wenn man mit dem Winterstiefel drauftritt, merkt man, wie die Minusgrade den Boden steinhart gefroren haben. Diese Eiseskälte und Winterstarre zieht sich bis in die Tiefe der Erde … bis tief, tief ins Erdreich hinein reichen Erstarrung und Kälte … immer tiefer ins Erdreich, hinunter in tiefste Schichten. Aber ganz tief … auf einmal … ein winziges, zusammengerolltes Etwas … ein Klümpchen … braun, unansehnlich … und doch … da … eine kleine Blumenzwiebel! … Halberforen, erstarrt in der winterlichen Eiseskälte … ruht sie da und wartet.«

Hier gilt es, sich ebenfalls auf dieses Warten einzulassen. Ab jetzt wird mit noch längeren Pausen gesprochen, mit entsprechenden Suggestionen zum Warten, Ausharren, Verweilen ermutigt:

»Warten Sie einfach auch … ja … einfach nur dabeibleiben … dieses Klümpchen, diese Blumenzwiebel wahrnehmen … wie sie da liegt … vielleicht bewundern Sie, wie sie die Kälte aushält … wie sie durchhält … einfach wartet … und es hat einen Wert … dieses Wartenkönnen … ganz ruhig sein … ruhig … still … einfach da sein … einfach sein … «

Wir neigen dazu, Vorgänge beschleunigen zu wollen, den Frühling herbeizuzwingen, die Blumenzwiebel keimen, wachsen und schnell eine hübsche Blume im Sonnenlicht sprießen zu lassen. Der Wert liegt aber gerade im Ausharren und Annehmen der düsteren, kalten Situation. Auf diese Weise wird gelernt, auch die kargen, erstarrten Anteile in sich mit schlichter Aufmerksamkeit zu würdigen. Durch Dabeibleiben und freundliches Interesse kann eine Transformation auch viel tieferer Themen vor sich gehen, ohne dass diese angesprochen werden müssen. Posthypnotische Suggestion:

»Das Unbewusste wird sich in der Zwischenzeit weiterhin um die kleine Zwiebel kümmern.«

Die darauffolgenden Sitzungen verlaufen nach ähnlichem Schema: winterstarres Feld und das Hinabführen in die Tiefe zur Zwiebel. Danach wird gefragt, ob sich möglicherweise etwas verändert hat. Auf die Antwort eingehen und behutsam weiter ausbauen. Wieder liegt der Wert im Warten und schlichten Dabeisein. Zugleich wird der Aspekt der Hoffnung darauf betont, dass Geduld, Beharrlichkeit, freundliches Interesse und Wohlwollen auch in der größten Finsternis eine Veränderung erzielen:

»Nach und nach beginnt die Knolle, Kraft zu entwickeln und sich auszudehnen … sie streckt und reckt sich, keimt … tapfer und zäh arbeitet sie sich zum Licht hin nach oben.«

Dies alles – sich durch harte Schichten hindurchbohren, beharrlich bleiben, weitermachen – wieder mit wenigen Worten ausmalen. Während der Therapiesitzungen mit anderen Inhalten kehrt man immer wieder zu der Zwiebel zurück, bis eines Tages – Finale! – die Pflanze die Erde durchbricht, die Oberfläche erreicht, eine Knospe bildet und dann erblüht. Dieser Akt wird ausführlich gewürdigt.

4.10 Vertrauen in das Unbewusste: *Dein Freund und Helfer* (M/FB)

Cordula Leddin

Ziel: den Glauben an unbewusste Prozesse erhöhen

Technik: eine My-Friend-John-Geschichte, Beispiel

Einstreuen in eine Hypnose …

… am besten am Schluss in der Rückorientierungsphase:

»… und vielleicht wird sich ein Teil von Ihnen fragen: Was soll das alles, wie soll mir das helfen? Oder: Wie merke ich, dass mein Unbewusstes mir auch hilft? Dazu möchte ich Ihnen eine Geschichte erzählen, die ich neulich genau so erlebt habe. Ein guter Freund rief mich an, ganz aufgelöst: ›Cordula, ich suche ganz wichtige Papiere, ich habe drei

Stunden lang überall gesucht, in allen Schränken, Schubladen, Regalen, und ich finde sie einfach nicht. Aber ich brauche sie unbedingt morgen früh! Du musst mich hypnotisieren!‹«

Alles schön bildhaft ausschmücken:

»Er kam also vorbei, und ich machte eine Hypnose mit ihm und befragte dann sein Unbewusstes über Ja- und Nein-Fingerzeichen: ›Weiß dein Unbewusstes, wo deine Unterlagen sind?‹ Fingerzeichen: ›Ja!‹ ›Sehr gut. Ist dein Unbewusstes bereit, dir anzuzeigen, wo deine Papiere sind?‹ Fingerzeichen: ›Ja!‹ ›Bestens. Na, dann lass mal dein Unbewusstes vor deinem inneren Auge ein Bild entstehen, wo diese wichtigen Papiere sind ... und wenn es das richtige Bild ist, zeigt es dein Ja-Finger an.‹ Keine ideomotorische Antwort. Wir warteten vergeblich. Der Freund beendete irgendwann ungeduldig die Hypnose und rief: ›Ich hatte ganz viele Bilder, und keins fühlte sich richtig an! Das hat nicht funktioniert, ich muss morgen früh noch einmal alles durchsuchen!‹ Ich antwortete nur: ›Warten wir es ab ...‹ Am nächsten Morgen stand er auf, zog sich an, Hose, Hemd und Jackett, und betrachtete sich noch einmal im Spiegel. Und dann dachte er: ›Nein, dieses Jackett passt heute irgendwie nicht so gut, ich ziehe doch ein anderes an.‹ Und er zog sich ein anderes Jackett an. Und was war in diesem ...? [Pause.] Die wichtigen Papiere!!!«

Mit Enthusiasmus sprechen:

»Und das ist die Art und Weise, wie unser Unbewusstes für uns arbeitet. Vielleicht nicht genau so, wie wir es erwarten, aber auf jeden Fall effektiv, manchmal zu einem anderen Zeitpunkt als erwartet, aber meistens eher früher als später und auf jeden Fall zum richtigen Zeitpunkt für Sie.«

Das Unbewusste als Freund und Helfer definieren, der für innere und äußere Ordnung im Leben sorgt:

»Und das ist wunderbar und ein ganz angenehmes Gefühl, da kann man sich zurücklehnen und darauf verlassen, dass das Unbewusste ein so zuverlässiger Freund und Helfer ist ... nicht nur, wenn's darauf ankommt, sondern immer und überall, ein ganzes Leben lang, 24 Stunden pro Tag, sicher und zuverlässig. Und je mehr Sie mit Ihren inneren Kräften in Kontakt kommen, umso besser können Sie sie aktivieren und nutzen. Wie praktisch!«

4.11 Hellsehen? Nein, eher schöner Zufall: *Die Nacht vor der Facharztprüfung* (FB)

Stephan Mulzer

Eingangssituation

In Stichpunkten zwischen zwei Bergrettungs-Notarzteinsätzen skizziert: Kürzlich bei aufgeregter, im totalen Prüfungsstress befindlicher Kollegin einen Tag vor ihrer Anästhesie-Facharztprüfung als Hilfe zum Einschlafen Hypnose vorgeschlagen. Sie reagiert mit ungläubigem Zweifeln. Trotzdem Versuch.

Hypnose

Während Hypnoseeinleitung über »Almwiese« extremer Lachanfall meiner Kollegin. Mache unbeirrt weiter und steuere mit Hilfe eines Sprungs auf einer Zeitgeraden den Zeitpunkt der Prüfung an. Suggeriere das Auftauchen der Prüfungsfragen. Lasse diese auf einem imaginären Notizblock niederschreiben. Suggeriere, dann in eine riesige Bibliothek mit allen zurzeit wichtigen Büchern zu gehen. Suggeriere, in den richtigen Büchern richtige Antworten zu finden. Fordere auf, die Antworten auf einem anderen Block aufzuschreiben (nach späterer Aussage wurden keine Wörter, nur Kleckse gesehen). Verankere eine kontinuierliche Verbindung zu allen Büchern mit einer Art Rohrpostleitung (diese wurde nach der Hypnose als allumfassender silberner Schweif beschrieben).

Kesse, aber offensichtlich wirksame posthypnotische Suggestion: Alle Fragen, aber besonders die Antworten der Prüfung werden in den Träumen der kommenden Nacht auftauchen.

Resultat

Meine Kollegin schlief ruhig und tief, wachte erholt am Morgen auf. Träume? Geträumt wurden die »fiberoptische Intubation« und »Intubationshilfen bei schwierigen Atemwegen«.

Prüfungsvorbereitung: Am nächsten Vormittag schaute die Kollegin noch alle Ausbildungs-CDs, aber nur diesen Themenbereich betreffend, im Computer an. Sonst nichts anderes.

Prüfung: Die Prüfung fand am Nachmittag statt. Es wurden während der Prüfung anhand eines Falls (eine übergroße Struma betreffend) die »fiberoptische Intubation« und »Intubationshilfen« abgefragt. Dieser Teil der Prüfung machte 60 % der ganzen Prüfung aus. Der restliche Prüfungsinhalt war nicht geträumt worden.

An einen Zusammenhang Traum/Trauminhalte und Prüfung glaubt wohl niemand in dieser Situation. Es kann alles drankommen. Die Auswahl der CDs war rein spontan, mit einem gewissen Drang: »Schau ich mir noch an, es könnte ja sein …«

Reflexion

Das Ergebnis war sicher erstaunlicher Zufall. Das Wesentliche aber ist, dass meine Kollegin sich während der ganzen Prüfung vollkommen ruhig und sicher fühlte, der allumfassende silberne Schweif hüllte sie durchgehend ein.

5. Altersregression und -progression: Geschützt durch die Lebensgeschichte und mit Schwung in die Zukunft

Jetzt gilt es, am Originalschauplatz in der Vergangenheit aufzuräumen und die Weichen neu zu stellen, um das Heute zu verbessern und die Zukunft zu gestalten. Nach Präsentation der Techniken werden diese durch Fallberichte beseelt: »Luciano spielt beflügelt Mozart« und »Kleines Mädchen füttert mutig große Schweine«. Sehr verträumt räumt noch ein Musiker in seiner Geschichte auf, Kinder brausen im »MagicCar« auf der Straße des Lebens und regeln mit Flutlicht ihre Dinge. Alles Akrobaten im Zirkus des Lebens, hier mit Netz und doppeltem Boden.

5.1 Therapie an Ort und Stelle: *Originalschauplatz* (GA)

Agnes Kaiser Rekkas

Ziel: Diese Art strukturierter Altersregression dient Übungszwecken oder am Anfang einer Therapie dem Auffinden positiver Erfahrungen. Im therapeutischen Prozess dagegen hilft sie der Traumaaufdeckung und -heilung, und zwar am Originalschauplatz. Die ursprünglich von John Watkins (1971) entwickelte Technik der »Affektbrücke« klärt das momentane (ungute) Gefühl oder eine Körperempfindung unbekannten Ursprungs auf, indem es über eine Art Zeitbrücke an den Ursprung des Gefühls und somit der Erfahrung bzw. des Traumas führt. Die Bearbeitung traumatischer Erfahrungen am Originalschauplatz in der Lebensgeschichte wird somit möglich.

Zu Übungszwecken im Rahmen der Ausbildung ist diese Intervention ausgezeichnet geeignet zum Aufspüren und Klären von guten Emotionen, die aus der Vergangenheit herrühren.

Technik: Da diese Intervention eine Altersregression bedingt, sollte sie in der ersten Therapiephase oder aus Übungszwecken ausschließlich zur Erforschung positiver Erfahrungen und Gefühle benutzt werden. Später, im Laufe der Therapie, dient sie dem erfahrenen Therapeuten der Arbeit mit dissoziiertem Material. Am Originalschauplatz erfolgen die Heilung vom (Kindheits-)Trauma und die Neuintegration. Die daraus resultierende Stärke und das entsprechende innere Wachstum werden über die Brücke zurück in die Gegenwart transferiert und dann in der Zukunft auf die Probe gestellt. Sollte das Ergebnis nicht zufriedenstellend sein, muss nochmals in der Vergangenheit Arbeit getan werden.

Jeder einzelne den Suggestionen entsprechende Schritt soll ideomotorisch angezeigt werden. Danach fragt der Therapeut die verbale Bestätigung bzw. die Beschreibung ab.

Interventionsschritte:

1. Fordere deinen Ü/P auf, sich an eine Situation in näherer Vergangenheit zu erinnern, in der er ein angenehmes Gefühl wie Zufriedenheit, Glücklichsein, Selbstvertrauen, Entspannung oder Wohlbehagen erlebte. Dies kann in einer Atmosphäre des neugierigen Aufspürens mit offenen Augen oder in einem leichten Trancezustand und bei geschlossenen Augen geschehen.
2. Lade anschließend den Ü/P ein, sich sorgfältig die mit der positiven Situation verbundenen Bilder, Geräusche, Körperempfindungen und emotionalen Reaktionen deutlich zu vergegenwärtigen.
3. Bitte ihn, alle empfundenen Sensationen zu verstärken.
4. Induziere nun eine leichte Trance, und fordere als Nächstes den Ü/P auf, über eine Art »Brücke« zurück zu einem Ort und einer Situation in der Vergangenheit zu gehen, in der er das gleiche positive Gefühl verspürt hatte. Betone, dass dies eine unbewusste Leistung ist, er also nicht aktiv werden muss, sondern von alleine dahin finden wird.
5. Rege per Suggestion an, wie im zweiten Schritt die frühere(n) Erfahrung(en) genau zu betrachten, zu erforschen und klar zu erfassen.
6. Suggeriere danach, mit allen positiv wirkenden Erlebnisinhalten und Gefühlen im Gepäck über die Brücke wieder zurück in die Gegenwart zu kommen.
7. Leite nun an, die Brücke gemäß einer hypnotischen Altersprogression bis in die Zukunft zu bauen. Das gute Gefühl bzw. die gute Erfahrung wird nun in die Zukunft transponiert, dort in einer Vision ausführlich erlebt, verankert und nutzbar gemacht.

Für die Aufarbeitung traumatischen Materials greift man in der Therapiesitzung spontan auftretende Sensationen von Unwohlsein, Schmerz, Atemnot, Wut u. Ä. auf, induziert leichte Hypnose und lässt über besagte Zeitbrücke zum Originalschauplatz in der Lebensgeschichte wandern, wo man die ursprüngliche Situation bearbeitet, z. B. nach der Technik »Arbeit am Kindheitstrauma« (Kaiser Rekkas 2007b). Danach folgen Schritt 6 und 7.

5.2 Stärkung für die Gegenwart: *Brief aus der Zukunft* (GA)

Agnes Kaiser Rekkas

Ziel: Spiel mit der Zukunft; Stärkung und Entfaltung

Technik: Altersprogression, automatisches Schreiben, Zeitrahmen: 45 Minuten; jeder einzelne den Suggestionen entsprechende Schritt soll ideomotorisch angezeigt werden.

Vor der Hypnose

Lege deinem Ü/P Schreibpapier und einen leicht schreibenden Stift (Bleistift) griffbereit hin, und mach ihn neugierig auf eine besondere Fähigkeit, die er bald zeigen wird.

Hypnose

1. Geleite deinen Ü/P auf seine persönliche Art in eine leichte Hypnose, in der er auf gute Weise absorbiert ist.
2. Fordere ihn auf, innerlich einen bequemen, sicheren Fantasieort aufzusuchen.
3. Empfiehl, sich dort bequem niederzulassen und wohlzufühlen: der Kopf frei, das Herz ungebunden, die Seele in ruhiger Schwingung.
4. Sage, d. h. suggeriere, dass die Sinne jetzt in die Zukunft schweifen.
5. Erzähle von der Zeituhr, die sich auf ungewöhnliche Weise schnell nach vorne bewegt, um auf die Zukunft (in einem Jahr oder in fünf oder zehn Jahren – wie es für die entsprechende Person therapeutisch sinnvoll ist) zu fokussieren.
6. Lass nun Zeit!
7. Begünstige mit deinen hypnotherapeutischen Mitteln, dass der andere sich in der Zukunftssituation selbst begegnet, älter, gereift, vor allem aber in guter Verfassung.
8. Bitte den Ü/P nun, mit diesem Zukunfts-Ich für eine Weile eins zu werden, um von ihm Wichtiges für das Heute zu erfahren.
9. Fordere nun den Ü/P auf mitzuteilen, was er erlebt, um eventuell vorsichtig korrigierend einzugreifen und den Prozess zu unterstützen, falls er nicht optimal läuft oder die Vision nicht genügend positive Inhalte besitzt.
10. Lass die Hypnose sich wieder vertiefen, und wenn du den Zeitpunkt für richtig einschätzt, bitte deinen Ü/P, den Stift zu ergreifen und einen Brief aus dieser Zukunftsperspektive zu schreiben; am besten an sich selbst, vielleicht aber auch an die beste Freundin, den besten

Freund. Falls Äußerungen der Art kommen, er schreibe eigentlich nie etc., ermutige ihn mit allen deinen Künsten. (»Das ist hier und jetzt etwas anderes.«)

11. Fordere wiederholt auf, alles möglichst detailliert und konkret zu beschreiben. Sag, dass im Moment gerade ganz viel Wissen fließe, dieses in die Hand flute und in den Stift übergehe, um sich auf dem Papier zu Worten und/oder Sätzen zu bilden.
12. Unterstütze den Prozess immer wieder durch anregende Suggestionen.
13. Erlaube danach eine schöne Erholungshypnose und Rekreationsphase von mindestens fünf Minuten.
14. Gib direktive Suggestionen in Bezug auf die Erfüllung von Visionen (in dem Falle gute).
15. Lass die Hypnose abschließen.

Nach der Hypnose

Entscheidet gemeinsam, ob ihr über den Brief zusammen reden wollt. Wenn ja, ist es natürlich für den Anleiter/Therapeuten schön, weil er dann Erfahrungen sammeln kann.

Respektiere, wenn der Ü/P es für richtig erachtet, sich über den Inhalt des Briefes nicht zu äußern. Versichere dich aber, dass er positiven Inhaltes ist. Falls nicht, ist weitere therapeutische Intervention angesagt.

5.3 Die Vergangenheit reparieren: *Überschreiben einer alten Szene* (GA)

Agnes Kaiser Rekkas

Ziel: Umwandlung eines Misserfolgserlebnisses in ein Erfolgserlebnis und somit Auflösung des negativen Nachhalls der missglückten Situation

Technik: Wichtiges Element dieser Hypnosearbeit ist die Verlangsamung. In Zeitlupe wird die Erfahrung des Misserfolges in der Trance erneut durchgespielt. Sobald sich die alten Störfaktoren bemerkbar machen (immer durch ideomotorische Anzeige), wird der Prozess angehalten, nochmals zurückgespult und dann präzise ganz langsam, mit therapeutischer Unterstützung von außen, erfolgreich durchlaufen. Bei Bedarf wird danach alles noch zwei- bis viermal wiederholt, immer schneller, bis es dem normalen Zeitablauf entspricht. Handelt es sich ursprünglich um ein länger währendes Erlebnis, arbeite mit der Vorgabe, dass es sich nur innerlich in Zeitlupe vollzieht. (Nicht, dass die Sitzung drei Tage dauert.) Zur Absicherung des Ergebnisses und zur Demonstration des Fortschritts wird dann im Sinne der Zeitprogression ein ebenbürtiges, positives Erlebnis in der Zukunft visioniert. Falls das nicht gelingt, ist weitere therapeutische Intervention angesagt. (Siehe Beispiel »Luciano, beflügelt«, 5.4.)

Interventionsschritte

1. Besprich mit deinem Ü/P vor der Hypnose, welches Erlebnis genommen werden soll.
2. Geleite deinen Ü/P in eine angenehme, sichere Trance.
3. Installiere bzw. frage Fingerzeichen ab, und bitte, alle Schritte ideomotorisch rückzukoppeln, damit du immer weißt, wo dein Ü/P innerlich ist.
4. Frage über ideomotorische Signale die Bereitschaft zur Mitarbeit des Unbewussten ab.
5. Bitte sein Unbewusstes, zurückzukehren zu dem Zeitpunkt kurz vor dem Misserfolg (Fingerzeichen).
6. Bitte nun, das Geschehnis – sehr langsam beginnend – ablaufen zu lassen.
7. Fordere auf, da anzuhalten, wo es brenzlig wird, und kurz zu berichten.
8. Lass die Hypnose sich wieder vertiefen.
9. Nun lass den Ü/P die Zeit wieder etwas zurückdrehen und ihn sich dann wiederum sehr langsam dem Vorfall nähern, um ihn in Zeitlupe mit aller inneren Kraft und Weisheit und deinen guten Suggestionen produktiv und erfolgreich neu zu gestalten.
10. Gib therapeutische Unterstützung, damit sich neue Gefühls- und Handlungsmöglichkeiten erschließen und innerhalb der Hypnose konstruktiv einfügen. So wird der Vorgang auf positive Art neu arrangiert.
11. Das Ergebnis muss sich im inneren Erleben gut und zufriedenstellend anfühlen. Das sollte durch ein ideomotorisches Zeichen (»Finger für das Neue«) bestätigt werden.
12. Animiere deinen Partner immer wieder zu berichten, was er erlebt.
13. Lass danach die Hypnose sich wieder vertiefen.
14. Ist ein Durchgang zufriedenstellend zu Ende gebracht worden, lass deinen Ü/P diese Sequenz zwei- bis viermal wiederholen, und zwar mit zunehmender Geschwindigkeit, bis sie dem realen Ablauf der Zeit entspricht. (Diese Wiederholung war bei der im folgenden FB beschriebenen Intervention nicht angebracht.)
15. Um das Ergebnis abzusichern und den Fortschritt zu erproben bzw. zu stabilisieren, lass im Sinne der Zeitprogression ein ebenbürtiges Erlebnis in der Zukunft visionieren, möglichst in tiefer Trance. Bitte

dann um einen Zwischenbericht oder mindestens eine ideometrische Rückkoppelung

16. Bewirke, dass die Veränderung sinnlich erlebt wird. Formuliere posthypnotische Suggestionen für innere Umorientierung, Befreiung, Befähigung oder was dem Kontext angemessen ist.

5.4 Überspielen einer alten Szene: *Luciano, beflügelt* (FB/HA)

Agnes Kaiser Rekkas

Ziel: meisterhafte Darbietung des Klavierparts eines Klavierkonzertes von Mozart (Nr. 24, c-Moll, KV 491)

Technik: Ideomotorik als Antwort- und Feedbacksystem, Überschreiben oder -spielen einer alten Szene, Altersregression/-progression

Vorgeschichte

Der Pianist Luciano Bitterlich war vor etwa zwölf Jahren schon für ein paar Hypnosesitzungen bei mir, um sich für sein Examen vorzubereiten. Er hat eine positiv gestimmte, gesunde Persönlichkeitsstruktur und lebt in guter sozialer Einbettung. Bei der Intervention handelte es sich somit um eine klar umgrenzte Aufgabenstellung.

Vorgespräch

Luciano vereinbart für das ein paar Tage später stattfindende Mozart-Konzert eine Hypnosesitzung, um sich zu verbessern. Er steht zeitlich unter Druck, da er nur sechs Wochen zum Einstudieren des Werkes hatte und dieses sich nicht so richtig »setzen« konnte. (Ich persönlich stelle mir das so vor, dass ein Musikstück in einem reift wie ein guter Wein im Fass.) Auch ist er nicht ganz zufrieden mit seinem Spiel bei der Orchesterprobe mit Publikum, die eine Woche zuvor stattgefunden hatte. Im 3. Satz hätten Klavier und Orchester in unterschiedlichen Tempi gespielt. Mitten im Spiel kamen ihm dann auf einmal »störende kleine Wolken« mit der Frage, was das Publikum wohl denke.

Lucianos Wünsche ...

... die er mit Hilfe von Hypnose zu realisieren hofft:

- Nervosität und Unruhe verlieren, das heißt, Ruhe und Gelassenheit erwerben

- der Musik wegen spielen, nicht, um den anderen gefallen zu wollen
- »in der Musik sein«
- synchron mit dem Orchester sein
- mit dem Geist ganz im Augenblick, dem Spiel der Finger aber immer einen Moment voraus sein.

Was für Luciano nach eigener Aussage von dem Konzert abhängt:
- »im Geiste« nichts
- in der Realität Anfragen bezüglich Auftritten.

Worüber er sich am meisten freut:
- Sein ehemaliger Professor von der Musikhochschule wird anwesend sein.

Anmerkung: Bei dem folgenden wörtlich wiedergegebenen Text wird anhand der klaren, erwünschten ideomotorischen Antworten und der eindeutigen Kooperation mit dem Unbewussten die gesunde Seelenlage sowie das authentische Bedürfnis nach persönlicher Entwicklung ersichtlich. Luciano reagiert sozusagen bilderbuchmäßig. (Was die ideometrischen Signale anbelangt, lassen diese sich bei Musikern, die Instrumente spielen, leicht herstellen.)

Ich duze Luciano, sind wir doch seit Langem befreundet. Auch hat er meinen Sohn und auch ein bisschen mich als langjährige Schüler.

Hypnoseanleitung

Das Sich-in-Hypnose-Befinden wird definiert als Zustand, der sich ganz selbständig und unabhängig von kognitiven Leistungen einstellt. Luciano liegt gemütlich ausgestreckt auf der Hypnoseliege.

»Gut ... also als Wichtigstes jetzt: Du brauchst nichts zu tun. Du brauchst nichts zu verstehen, und Hypnose geht nur ohne Anstrengung.«

Hypnoseinduktion:

»Du kannst dich zurücklehnen ... und dich deiner Atmung überlassen ... und bei jedem Ausatmen einfach ein wenig tiefer sinken ... vielleicht mit der Vorstellung, dass dich die Hypnose wie eine weiche, angenehme Wolke in ihre Arme nimmt ... und dich hält und trägt ... und dass um dich herum ein ganz besonderer Raum, eine ganz besondere Zeit ist ... und draußen zwitschert ein Vogel ... singt sein Lied ... [Im Hof singt eine Amsel.]«

Fokussierung:

»Und du gehst zu dir hin ... und du sinkst in dich hinein ... und ganz von alleine fängt der Körper an ... sich vollkommen zu entspannen, und [Die Kirchenglocken schlagen.] die äußere Zeit wird ganz unwichtig ... nur innerlich bist du ganz präsent ... und ganz wach ... auf eine andere Art und Weise ... Es ist so, wie wenn man die Antennen einzieht ... mit denen man normalerweise nach draußen geschaut und gehört ... auch gefühlt hat ... ja, alles wahrgenommen hat ... und sich jetzt nach innen wendet ... und nun innerlich ganz klar und präsent ist ...«

Zeitverlangsamung:

»Und das Ausatmen wird langsamer und ruhiger ... und dadurch gibt es eine vegetative Umstellung auf Ruhe ... und Gleichmaß ... und ein besonderes Auskosten der Zeit ... wo Zeit sich streckt ... und dehnt ... und wenn man auf den Sekundenzeiger einer Uhr schauen würde ... würde dieser Zeiger erstaunlich langsam v o r w ä r t s g e h e n ... Gut. [Pause.]«

Ja-Haltung evozieren und Ziele nochmals aussprechen:

»Und wir haben eben miteinander geredet ... und du hast mir deine Ziele mitgeteilt ... und das Unbewusste weiß längst Bescheid ... und hat sich darauf eingestellt, eine besondere Arbeit zu leisten ... Es wird vieles von dem übernehmen, was du bislang bewusst über den Verstand geregelt hast, so dass du frei sein kannst ... für das wirklich Wichtige ... und du sinkst einfach noch ein bisschen tiefer in Hypnose ... und tiefer ...«

Leichtes mesmersches Streichen über den Kopf und die Schultern:

»Ich bin jetzt grad bei deiner Stirne hier, so beruhigt sich der Kopf ... die Augen liegen ganz friedlich in ihren Augenhöhlen, und die Schläfen sind ganz glatt, die Wangen ganz ruhig ... und so kann die Hypnose sich vertiefen, und der Kopf kann kühler werden ... kühler ... auch hier ... gut ... sehr schön!«

Pacing – Leading:

»Schöne, tiefe Atemzüge ... die Schultern lassen entspannt nach, werden ganz breit ... und die Arme liegen ganz entspannt hier auf ... der Brustkorb wird weit ... gut ...«

Hervorrufen einer Handlevitation ...

... und der vor zwölf Jahren schon mal installierten Fingersignale bzw. Fingerzeichen (FZ):

»Und ... was jetzt sehr hilfreich wäre, ist, wenn wir Fingersignale hätten, da können wir nämlich mit dem Unbewussten kommunizieren: Wär schön, wenn der Finger für die Antwort ›Ja‹ sich daran erinnern und ganz von alleine heben würde ... Das haben wir gehabt vor einigen Jahren, mal sehen, ob das noch geht. Also, ein Finger für die Antwort ›Ja‹, der hebt sich ganz von alleine. Wie damals signalisiert ein Finger der linken Hand ein ›Ja‹. [Links, weil ich das besser sehen kann, so wie ich neben dem liegenden Luciano sitze. – Ein FZ, das für ›Ja‹, erfolgt spontan.] Wunderbar, ein tolles ›Ja‹. Dann bei der gleichen Hand ein Finger für ›Nein‹. [Ein FZ erfolgt.] Klasse. Und ein Finger für ›Ich will nicht antworten‹. [Ein FZ erfolgt.] Hervorragend! Die Arbeit kann losgehen, super.«

Frage nach der unbewussten Kooperationsbereitschaft:

»Da frag ich gleich mal: Ist das Unbewusste jetzt bereit, tatkräftig mitzuarbeiten, damit du wundervoll spielen kannst ... ganz *in* der Musik ...? [Ein FZ ›Ja‹ erfolgt.]

Frage nach der Erlaubnis auf unbewusster Ebene für Erfolg:

»Hm ... das denk ich mir auch. Sehr schön, prima ... gut ... gut, dann noch ’ne andere Frage: Ist es dir innerlich erlaubt, wundervoll zu spielen ... ganz in der Musik und so, dass du richtig zufrieden bist? Gibt’s dazu die Erlaubnis? [Ein FZ ›Ja‹ erfolgt.] Fantastisch! Sehr schön, sehr gut!«

Hypnoseutilisation

Beginn mit einer Altersreggression:

»Und während du einfach hier liegst und vielleicht zugleich in Portovenere am Meer bist ...«

Bitte, das Unbewusste möge im inneren Erleben zu dem Zeitpunkt des Beginns der Orchesterprobe zurückzukehren und den Beginn per FZ anzeigen:

»... bitte ich das Unbewusste, dass es im inneren Erleben noch mal zurückfindet zu der Orchesterprobe, und zwar zum Anfang, wo die Orchesterprobe gerade beginnt. Der Ja-Finger wird anzeigen, wenn es so weit ist ... [Ein FZ ›Ja‹ erfolgt nach kleiner Verzögerung.]«

Suggestion, dass die Orchesterprobe in ihrer ursprünglichen Version jetzt wie auf einer inneren Leinwand beginnt, sehr langsam abzulaufen. Das Geschehen definiere ich ab jetzt als »Film«, um es auf eine neutral-distanzierte Ebene zu bringen:

»Gut ... gut ... gut ... und jetzt zeigt der *alte* Film, was letzte Woche stattgefunden hat. Im Zeitlupentempo spult es sich ab, und man kann ruhig und gelassen diesen alten Film – wo du nicht ganz zufrieden warst – anschauen.«

Bitte um FZ und Aufforderung, den »Film« da anzuhalten, wo es brenzlig ist, und eventuell kurz zu berichten:

»Und jedes Mal ... wenn *du* ... [Ich korrigiere mich:] ... wenn *es* nicht so war, wie es sein sollte, hält das Geschehen von alleine an. Der Finger für ›Ich will nicht antworten‹ wird das anzeigen! Du kannst auch immer reden, wenn es dir richtig erscheint. [FZ für ›Ich will nicht antworten‹.]« Aha. Das ist so ein Moment!«

Die Hypnose sich wieder vertiefen lassen:

»Jetzt wird sich die Hypnose von alleine wieder vertiefen!«

Suggestion, die Zeit zuerst wieder etwas zurückdrehen und sich dann von Neuem sehr langsam dem Vorfall zu nähern, um ihn jetzt in Zeitlupe mit Abstand und Kompetenz produktiv und erfolgreich neu zu gestalten:

»Überraschenderweise dreht sich das ganze Geschehen nun zeitlich wieder etwas zurück ... ... und ... holt Anlauf ... und spielt sich nun neu und richtig gut ab ... mit aller Kompetenz von heute ... ganz langsam ... wie eine neue Auflage der Orchesterprobe ... ganz ruhig ... und gesammelt ... ganz bei dir und zusammen mit dem Orchester ...«

Anregung der ideomotorischen Rückkopplung, um über die inneren Vorgänge informiert zu sein und sie therapeutisch begleiten zu können:

»Und jedes Mal, wenn was Neues dazukommt ... so ... eine Fähigkeit, die es richtig werden lässt und gut, vor allem in dem einen Satz [Dem dritten, aber ich erwähne das extra nicht!]... kann der Ja-Finger das anzeigen ... ... und du brauchst mich bewusst nicht verstanden zu haben ... ... das Spielen *für* die Musik ist nun wichtig ... sehr gut ... das

Betörend-schön-Spielen ... Alles um dich herum ist unwichtig ... nur noch das Orchester und du! [Ein FZ ›Ja‹ erfolgt.]«

Durch therapeutische Unterstützung werden neue Gefühls- und Handlungsmöglichkeiten erschlossen und innerhalb der Hypnose integriert. So wird der Prozess positiv gestaltet:

»Gut ... sehr gut ... so geht es weiter, und jedes Mal, wenn letzte Woche irgendwie was war, was du nicht gut gefunden hast oder wo du in Bedrängnis warst oder wo dir was davongelaufen ist, dreht sich diese Sequenz – wie bei einem Film – wieder ein wenig zurück ... und, wie in einer neuen Auflage, kommt zu dieser alten Begebenheit was Neues, Besseres dazu. Aus der Ruhe ... aus deinem Können ... deiner tiefen Musikalität ... und jedes Mal zeigt das der Ja-Finger an ... [Fast klassisch erfolgen mehrere FZ ›Ja‹.]«

Das Ergebnis im inneren Erleben muss sich gut und zufriedenstellend anfühlen. Bevorzugterweise sollte dies dann durch ein ideomotorisches Zeichen (»Finger für das Neue«) bestätigt werden:

»Hervorragend! Und wenn was Besonderes ist, was Besonderes dich auf ganz eigene Art freut und befriedigt, kann ein ›Neuer Finger‹, einer, den wir noch nicht benutzt haben – und es sind zwei übrig bei der linken Hand –, ein neuer Finger das anzeigen: ... diese Verschmelzung ... ... die Musik ganz synchron ... ... alles verbunden innerlich ... ... in Ruhe ... [Ein FZ für das ›Neue‹ erfolgt.] Genau ... sehr schön ... und die Orchesterprobe spielt sich zu Ende ... und wenn der letzte Akkord erklingt, kann der Nein-Finger das signalisieren. [FZ ›Nein‹.] Gut ... gut ... und du kannst dich auch mitteilen, mir was erzählen, aber kannst auch so bleiben, ganz, wie es für dich richtig ist ... Du ruhst dich erst mal aus ... und lässt es auf dich wirken ... und lehnst dich zurück ... [Lange Pause.]«

Altersprogression:

»Und das war die vergangene Situation, und inzwischen hast du geübt ... hast dich weiterentwickelt und bist tiefer in das Werk eingedrungen. Auch wenn es nur Tage waren ... du hast wiederum mehr verstanden von Mozart ... und mehr verstanden von dir selbst. Und jetzt fliegen wir in der Zeit nach vorne, in die Zukunft, und landen in der Nacht vor dem Konzert, das stattfinden wird! [Pause.] Du schläfst in der Nacht vorher sehr ruhig, gut und tief, und das Unbewusste tut alles, um dich zu stabilisieren. [Absichernde Nebenfrage:] Ich frage zur Sicherheit die Finger: Ist das möglich? [Ein FZ ›Ja‹ erfolgt.] Richtig, um dich in eine gute, ausgeruhte Balance zu bringen ... verläuft die Nacht mit tiefem, erholsamem Schlaf, während ich jetzt sehr ruhig von 1 bis 10 zähle: 1 ... 2 ... 3 ... [etc.] ... 10 ... [Pause.] Und der wichtige Tag bricht an. Du fühlst dich fabelhaft. Die Stunden vor deinem Konzert vergehen auf angenehmste Weise. [Pause.] Und so kommt der Zeitpunkt ... wo du dich an den Flügel setzt ... Orchester ... Dirigent ... grüßen ...«

Klare, direktive Suggestionen:
»Du bist in einer tiefen inneren Klarheit ... losgelöst von allem anderen gibt es nur noch die Stimmung dieses herrlichen Werkes in dir ... die vollkommene Konzentration ... das in dir ruhende Wissen, perfekt, seelendurchdrungen ... [Absichernde Nebenfrage:] Und wenn das jetzt auf dem Höhepunkt ist, kann der Ja-Finger das auch anzeigen. [Ein FZ ›Ja‹ erfolgt.] Innere Ruhe ... und feste Überzeugung, gut zu sein ... und im Besitz äußerster Freiheit! [Unaufgefordertes FZ ›Ja‹ – dann leise, wie zu mir selbst gesprochen:] Du könntest auch aufstehen und auf der Bühne Purzelbäume schlagen ... [Das hat mir irgendwann mal meine Mutter, die auch Pianistin ist, als ein Bild von absoluter Freiheit erzählt.] ... was du natürlich nicht machst. Du lässt dich diese Freiheit richtig spüren, jetzt ... Du glaubst an dich ... Du hast die Erlaubnis, ganz frei für die Musik zu spielen ... Und wenn du anfängst, wenn das Konzert anfängt zu spielen [Das Konzert spielt sich in der Hypnose von allein.] ... äußerlich im Zeitraffertempo, hier in dieser Situation mit mir können innerlich die Sekunden zu Minuten werden ... kann der Ja-Finger das wieder anzeigen ... [Ein FZ ›Ja‹ erfolgt.]«

Suggestion für die Einspeicherung der guten Erfahrung:
»Gut, und nun beobachte einfach! Du brauchst nichts zu tun, es tut sich alles von alleine ... beobachte ... wie es sich spielt ... und wie du voller geistiger Klarheit, Beherrschung und Gefühl bist ... Du bist in deinem Raum ... in einem Raum aus Licht, Luft und Energie ... erfüllt von Klang ... wie verzaubert ... die Musik ist da ... und drückt sich im richtigen Moment auf die ersehnte Art und Weise aus. [Pause.]«

Verstärkung des Effektes durch ideomotorische Rückkoppelung:
»Und jedes Mal, wenn es besonders schön ist und du dich mit allen Sinnen daran freust, wie du einfach wunderbar spielst ... kann der

Ja-Finger das anzeigen ... [Ein FZ ›Ja‹ erfolgt, dann ein weiteres, dann ein drittes.] Ja! ... Und diese Freude belebt und beschwingt dich ... macht dich besser und besser ... [Ein FZ ›Ja‹ erfolgt.] Gut ... gut ... und du spürst, du hältst das Publikum in Atem ... es durchlebt, was du ihm erzählst. Du spürst das Zusammenspiel mit dem Orchester in vollkommenem Fluss. [FZ ›Ja‹.]«

Weitere Suggestionen:
»Du hast die tragende Rolle ... in Klarheit und ruhigem Zeitmaß ... in guter Kontrolle ... und geistig immer ein bisschen weiter als die Aktion der Finger ... mit Überblick und ganz dabei und ganz darin ... du selbst bist die Musik ... und wenn noch was Neues dabei ist, was dich sogar überrascht, kann der ›Finger für das Neue‹ das anzeigen ... [Längere Pause.] Es ist gut, nun die Zeit sogar ein wenig stehenzulassen, um intensiv zu spüren, zu genießen. Vielleicht ist es das überhaupt ... das Genießen ... das Spielen genießen ... wie ein Vogel, der auf der Luft getragen wird, himmlisch frei ... [FZ der ›Neue‹. – Lange Pause, Luciano ist offensichtlich in tiefer Trance.]«

Posthypnotische Suggestion:
»Und du wirst wundervoll spielen ... mit allem Schmelz ... in aller Vollendung des Werkes! Glück, Stolz und Zufriedenheit werden dich erfüllen! [Pause.] ... Und ›dein‹ Konzert spielt sich allmählich zu Ende ... und der Nein-Finger kann alles irgendwann ausschalten ... wenn der letzte Akkord erklingt ... [FZ vom Nein-Finger. – Lachend:] Applaus!!! [Pause/Ende].«

Nach dem Konzert
Luciano erlebte sich selber als von seinem Spiel sehr berührt. Der Dirigent war begeistert von der Harmonie zwischen Orchester und Pianist. Das Spiel war leicht, lustvoll. Ganz Mozart.

Kleiner Briefwechsel zum Text:
Natürlich legte ich Luciano den Text vor, damit ich, vor allen Dingen, was das Musikalische anbelangt, keinen Unsinn schreibe. Auch wollte ich wissen, ob ich seinen Namen veröffentlichen dürfe. Es ergab sich folgende herzzerreißende Korrespondenz mit Lobbeschüttung von beiden Seiten.

From: <lucianobitterlich@web.de>
To: <agnes.kaiser-rekkas@t-online.de>
Sent: Monday, September 24, 2007 12: 41 PM

Liebe Agnes!
Ich finde deinen Text wirklich ganz hervorragend!! Nichts auszusetzen. Gar nichts!!! Genau so war es. Viel Erfolg und Spaß bei Deinem Kongress!!! Ich denk an Dich!!! *Dein Luciano*

... eins noch. »Worüber ich mich am meisten freue ...« Da schreibst Du, dass es die Anwesenheit meines Lehrers sei. Das war es nicht. Es war die Tatsache, ein Konzert für Klavier und Orchester von Mozart zu spielen. Aber das ist für den Fall und Deinen Vortrag nicht wichtig, denke ich. Noch mal alles Gute für Dich!!! Du bist sehr, sehr gut in dem, was du tust!!! Bis bald! *Luciano*

Ach, Luciano,
danke! Ich Dussel! Das hatte ich falsch verstanden. Ich werde das in dem Seminar einfach mündlich mitteilen. Ist nämlich alles schon im Druck. Dank Dir auch für Dein liebes, anerkennendes Feedback.

Ich wünschte, ich wäre jünger und hätte mehr Zeit, da könnte ich klaviermäßig so viel mehr von Dir lernen. Du bist ein fabelhafter Pädagoge. Liebe Grüße vom Wiener Platz, *Agnes*

5.5 Stärkende Kindheitserinnerung: *Kastanien für die Schweine* (HA/FBn)

Agnes Kaiser Rekkas

Ziel: Stärkung von Selbstwert und Selbstbehauptung, in diesem Fall für eine Malerin und Kollegin, Mitte 50, eine schillernde Persönlichkeit voller Humor, Esprit und Charme, aber mit depressiven Einbrüchen vor dem Hintergrund eines frühen tragischen Verlustes der Mutter

Technik: Begegnung mit dem inneren Kind sowie der inneren liebevollen, weisen Frau (Altersregression und -progression), Erzählen einer Anekdote aus meinem eigenen Leben, Übergehen einer in der Hypnose auftauchenden schlechten Erinnerung

Hypnoseinduktion:
»Die äußere Zeit kann ganz unwichtig werden ... auch die äußeren Geräusche ... überhaupt alle Äußerlichkeiten ... wie die Straßenbahn, die da draußen vorbeifährt ... das alles ist außerhalb ... und *Sie* sind innerhalb ... innerhalb Ihres Körpers ... innerhalb Ihrer Seele, innerhalb Ihrer Fähigkeiten ... und Ihres reichen Schatzes an Erfahrungen ...«

Erwähnung der schon erfolgten Therapiefortschritte:
»Und Sie haben schon Fortschritte gemacht. Und diese Fähigkeiten, die Sie dabei entdeckt oder wiederentdeckt haben ... können sich übertragen ... auf andere Bereiche, wo Sie sie noch brauchen ... Warum nicht?«

Vertiefung der beginnenden Trance:
»Und dafür gehen Sie einfach tiefer und tiefer in Hypnose ... bei jedem Ausatmen einen Schritt tiefer ... so wie wenn Sie eine breite Parktreppe hinunterschreiten ... Schritt für Schritt ... weg von Oberflächlichem ... hin zu wirklich Wichtigem in der Tiefe ... Die Atmung ruhig und tief ... die Einatmung tief und befriedigend ... ... die Ausatmung langsam ... der Kopf kühl und leicht ... der Brustraum weit und geräumig ... der Bauch wohlig-warm ... die Gliedmaßen angenehm entspannt ... Wichtig ist nur noch, dass Sie sich wohlfühlen.«

Abgeben von Verantwortung an das Unbewusste,
Hervorrufen einer Handlevitation:
»Und es gibt ja einen Teil in uns, den wir das Unbewusste nennen. Einen Teil, der uns hilft ... der sich erinnert ... der freisetzt ... und somit Neues entwickeln kann ... das kann uns so leicht machen, so unabhängig ... das Vertrauen in diesen Teil in uns ... dass es tatsächlich irgendwie heller und leichter wird und dass die Hände leichter werden, die eine oder andere ... oder beide. Je tiefer Sie jetzt in Hypnose gehen, um sich mit dieser inneren Instanz zu verbinden, umso leichter werden die Hände, bis sie sich abheben vom Körper ... und Sie sich innerlich ganz ... ganz ... verbunden fühlen.«

Hervorrufen der früher schon installierten Fingerzeichen:
»Sehr schön ... leichter und leichter ... Sie machen es sehr gut ... und Ihr Finger für die Antwort ›Ja‹ kann mal ein Zeichen geben ... genau, der kleine Finger, wie immer. Und der Finger für die Antwort ›Nein‹ ... mhm ... der andere Finger, sehr gut, sehr schön ...«

Hypnoseutilisation, Beginn mit einer Altersreggression:

»Und ich bitte mal das Unbewusste, dass es im Archiv des Lebens ganz weit zurückblättert … und ein schönes Kindheitserlebnis auffindet … ein wirklich schönes, gutes, rundes, frohes Kindheitserlebnis, wo die kleine Celine glücklich war … selbstbewusst und stolz … und es kann in Erwachsenenaugen eine Kleinigkeit sein … [Pause.]«

Wie im Selbstgespräch in veränderter Tonlage Einflechten eines kleinen, schönen Ereignisses aus der eigenen Kindheit, um Assoziationen anzuregen:

»Früher … als ich ein kleines Mädchen war und es noch üblich war, mit Füllfederhaltern zu schreiben, habe ich meinen Vater einmal gefragt, was wohl das kleine Loch, ein klitzekleines Loch, an seinem Füllhalter bedeute. ›Das ist für den Druckausgleich‹, hat mein Vater gesagt und hinzugefügt: ›Du bist aber ein kluges Mädchen, was du alles entdeckst!‹ Ich war so stolz auf mich gewesen damals – und es liegt bald ein halbes Jahrhundert zurück … und ich erinnere mich wie heute. Ich habe mich *so* gut gefühlt … und intelligent … und fähig.«

Anregen der ideomotorischen Rückkopplung und des verbalen Berichtes, um über die inneren Vorgänge des anderen informiert zu sein und diese therapeutisch begleiten zu können:

»Und der Ja-Finger kann anzeigen … wenn das Unbewusste etwas gefunden hat … das etwas *ganz* anderes sein kann … Sie können auch jederzeit reden und mir was sagen … [FZ ›Ja‹.]«

Und Celine erzählt mit geschlossenen Augen auf für Hypnose typisch kindliche Weise:

»Da ist jetzt so eine Szene, eine Erinnerung, wie ich Kastanien sammle … auf dem Land, und da bin ich noch ganz klein, vielleicht so drei, vier Jahre alt … und die Kastanien, die sammle ich in so einer Schürze, in meinem Kleid … und trage die Kastanien unmittelbar in den Stall, zu den Schweinen … und da war das ein ganz schönes Gefühl … und dann weiß ich noch, wie die Bäuerin gesagt hat: ›Das ist aber fein, dass du das den Schweinen gibst und so mutig bist und wie die Großen einfach in den Stall gehst.‹ Also dass ich so fleißig aufklaube und die Kastanien den Schweinen gebe … ganz einfach. Ja, das ist schön … ich habe mich so groß gefühlt, weil ich was füttern kann … so irgendwie … und da kann ich mich genau erinnern.« (Hinterher wird Celine berichten, dass sie das Erlebnis bis zu dieser Hypnose überhaupt nicht mehr in Erinnerung hatte.)

Suggestion für die Einspeicherung der guten Erfahrung:
»Es ist gut, in Kontakt mit diesem Gefühl zu bleiben. Mit dem Gefühl des kleinen Mädchens, das Kastanien gesammelt hat, im Schürzchen, und was ganz Gutes macht: Geht, so klein wie sie ist, zu den Schweinchen, die da aber was Leckeres kriegen und grunzend diese Kastanien aufmampfen. Und die Bäuerin lobt die kleine Celine ... das ist ein gutes Gefühl. Lob ist immer ein gutes Gefühl ... Da gehen Sie jetzt wieder tiefer in Hypnose ... Das war das ›Kastanienerlebnis‹ ...«

Zur Verstärkung soll ein zweites Erlebnis gefunden werden (ich vergesse aber zu betonen, dass es sich auch um ein schönes Erlebnis handeln soll):
»... und es ist gut, jetzt eine andere Situation, ein anderes Erlebnis zu finden, und der Ja-Finger kann es wieder anzeigen, etwas, was Sie vielleicht auch längst vergessen haben ... und wenn es das Unbewusste aufgreift und präsentiert ... signalisiert es wieder der Finger für die Antwort ›Ja‹.«

Nach der Anzeige des Ja-Fingers fängt Celine an zu sprechen:
»... und das ist eher so ... kein schönes Erlebnis ... eher so schulpflichtig, eher so, das kann ich nicht, da geht es ums Lernen ... kommt eher so von außen, wie: Das kannst du nicht, das lernst du nie ... Das fühlt sich ganz schwer an ... das ist gar nicht gut, was da jetzt so kommt ...«

Entscheidung, über den Bericht hinwegzugehen, was Celine als sehr erleichternd empfand, wie sie nach der Hypnose berichtet; Anregung, dem inneren Kind als erwachsene, gütige Frau zu begegnen:
»Ach, lassen wir das! Das ist doch längst vorbei! Gehen Sie einfach noch tiefer in Hypnose ... drei ruhige Atemzüge ... tiefer und tiefer ... mmhh ... und jetzt kommt eine besondere Aufgabe: Sie begegnen der kleinen Celine, und Sie, die erwachsene Frau ... bemerken, was das für ein patentes ... liebenswertes, intelligentes, hübsches Mädchen ist ... Sie reden mit ihr, mit Ihren eigenen Worten ... Worten, die übersetzt heißen: Du bist goldrichtig ... du hast Mut und viel Geschick ... du bist liebenswert ... und sehr gescheit!«

Suggestion: Die erwachsene Frau gibt dem Kind, was es für seine Selbstentfaltung braucht:

»Und Sie unternehmen irgendwas mit dem Kind – und es wird Ihnen von alleine einfallen, was –, wo das Kind erkennen kann, dass es Begabungen hat und dass es erlaubt ist, etwas für sich zu verlangen ...«

Angebot, sich nach Bedarf zu äußern:

»Und immer, wenn Sie mögen, können Sie reden ... aber Sie brauchen auch nicht ... Sie wissen, was das Richtige ist und das Beste ... [Pause.]«

Klassische Suggestionen, indirekt, da der inneren großen Frau in den Mund gelegt; hier ein Beispiel für indirektes Duzen (siehe auch 1.7):

»Und was *Sie* tun für die kleine Celine, ist viel wichtiger und eindrucksvoller ... als was irgendwann irgendjemand, ein ungeschickter Lehrer oder sonst wer, gesagt oder getan hat!

Und die Große lässt die Kleine wissen: Du bist völlig in Ordnung, ... du bist goldrichtig ... du hast Mut und viel Geschick! Du musst nichts beweisen ... du bist willkommen ... du darfst dich behaupten ... du darfst etwas verlangen ...! [Pause, um die Suggestionen einwirken zu lassen.]«

Altersprogression, Begegnung mit der inneren weisen Frau, die befragt werden kann und die auch Erlaubnis erteilt:

»Dann gehen Sie noch tiefer in Hypnose ... gehen nach vorne ... gehen nach vorne in der Zeit ... und begegnen einer anderen Celine ... nicht dem Kind, sondern einer reifen, weisen Person, die ein ganz anderes Alter hat ... und stellen eine Frage: ›Ist das erlaubt?‹ ... ›Kann ich einfach tun?‹ ... was auch immer Ihnen wichtig ist ... und hören die Antwort ... Das wird Ihnen Kraft geben ... – auch wenn Sie es vielleicht noch nicht merken – ... und Stärke ... und das Gefühl von Wert ... und Zuversicht ... [Lange Pause.]«

Posthypnotische Suggestion:

»Und tags im Wachen und nachts im Schlafen ... können Sie immer wieder zurückkehren ... liebevoll und wertschätzend zu dem Kind ... und fragend und aufmerksam der weisen Frau zuhörend. Und innerlich geschieht etwas Besonderes dabei ... ein Auswerten und Aussortieren ... ein Neuorganisieren und Freisetzen ... ein Entwickeln und

Aufblühen ... ein Sichstärken und Vorwärtsgehen ... und ein Geben und Nehmen ... ganz natürlich ... weil ... das heißt ›Leben‹. [Lange Pause.]«

Hypnoseausleitung:
»Und jetzt lassen Sie sich einfach noch Zeit, alles innerlich aufzunehmen, um daran in der Tiefe weiterzuarbeiten ... und es für heute auch verklingen zu lassen ... bis wir uns wiedersehen werden ... Und Sie werden nach ein, zwei Minuten von alleine merken, dass Sie für heute genug getan, aber auch genug bekommen haben, und werden ganz frisch und wach und klar wieder hierher zurückkehren.«

Wochen später berichtet Celine, dass sie sich bei jedem erneuten Abhören dieser Hypnoseintervention auf CD einer weiteren schönen Situation aus der Kindheit erinnere.

5.6 Integration in tief unbewusste Schichten: *Orchester des Lebens* (HA/FB)

Agnes Kaiser Rekkas

Ziel: Klärung, Stärkung und Integration auf tiefer, unbewusster Ebene

Technik: nach ausführlicher Hypnoseinduktion wegen großer Anspannung und Kontrollbedürfnis ideomotorische Zeitreise in die Vergangenheit und dann in die Zukunft

Dieser Klient, ein Musiker (Streichinstrument, Orchester), wurde, nachdem er bei einer Kollegin schon länger Therapie genossen hatte, von ihr für einen Tapetenwechsel zu mir überwiesen, damit er bei mir noch etwas Neues erfahre und/oder lerne. Nachdem er sich zuerst über mein Honorar, das über dem liege, das er für seinen 45-minütigen Musikunterricht erhalte, beklagt, stellt er ausführlich seine Lebensgeschichte und momentane Lage dar. Auch meint er, er wäre heute lieber in die Berge gefahren etc. Er redet und redet. Die Zieldefinition wird immer verschwommener.

In der Hypnoseintervention greife ich zuerst alle seine Aussagen und Bedenken, Klagen und Wünsche auf (Pacing). Danach beschränke ich mich auf die ideomotorische Kommunikation, um die mit viel

Aufwand meinerseits errungene Hypnosetiefe nicht wieder zu torpedieren. Da die Zielsetzung dieser Hypnose vage ist und andererseits schon viel Therapie geleistet wurde, entscheide ich mich für eine allgemeine Sammlung und Klärung auf tiefem, unbewusstem Niveau.

Übrigens, er reagierte eigentlich ganz positiv auf die Intervention, kam noch zwei- oder dreimal, und ich hörte auch nichts mehr von ihm.

Ausführliche Hypnoseinduktion mit viel Pacing für möglichst tiefe Trance:

»Machen Sie einfach die Augen zu. Ruhen Sie erst einen Moment. Ich sage Ihnen gleich alles, was Sie wissen müssen. Sie können aber jederzeit mit mir reden und mich etwas fragen. Aber Sie können sich jetzt auch ein bisschen ausruhen. Machen Sie ein paar tiefe Atemzüge. Sie haben heute verzichtet. Sie haben darauf verzichtet, in die Berge zu gehen, und sind in die Stadt gefahren, um hierher zu kommen, um einen fremden Menschen zu treffen. Mich. Und Sie haben sich hier geoutet, von sich berichtet, ehrlich, auch über intime Dinge, über emotionale Seiten und Erfahrungen. Und ich bedanke mich bei Ihnen auch aufrichtig, weil es die Voraussetzung für eine gemeinsame Arbeit und für eine gemeinsame unbewusste Verbindung – das hab ich schon erzählt – ist, damit sich jetzt etwas entwickeln kann.

Sie stecken in einer Situation, die wirklich nicht ganz einfach ist. Sie haben eine große Aufgabe, an der Sie schon lange arbeiten und an der Sie nicht untergehen möchten. Und ein Teil in Ihnen, der hält Sie am Leben und hat sie auch hierher gebracht. Er hat Hoffnung, auch wenn das Bild von der Zukunft nicht konkret ist. Dieser Teil will leben, will vorwärtsgehen und will erfolgreich sein, will sich verwirklichen und will mehr aus dem Leben machen, als ihm vorgelebt wurde. Sie sind ein Mensch, der denkt. Ein Mensch, der viel denkt und fragt, der erfahren möchte, Ansprüche hat. Das ist gut. Und Sie brauchen nichts zu tun für die Hypnose. Sie brauchen nichts zu verstehen. Sie brauchen mir nicht einmal zuzuhören. Denn die Ohren sind offen und hören. Und Ihr Unterbewusstsein hat längst verstanden, worum es geht. Vielleicht lassen Sie sich ja einfach von der leichten Wellenbewegung der Atmung tiefer und tiefer in eine ganz verinnerlichte Ruhe bringen, wo alles Äußere unwichtig wird. Und die Schritte im Haus oder dieses Knattern da in den Wasserrohren, das Klingeln draußen tritt so in die Ferne, dass Sie ganz bei sich sein dürfen und sich im Innern sagen, im Stillen: ›Ich gehe zu mir hin!‹ Und Sie hören: ›Ich gehe zu mir hin!‹ Und Sie sehen, wie Sie auf sich zugehen. Und Sie fühlen, wie Sie sich innerlich begegnen.

... und Sie sagen sich im Stillen, innerlich: Meine Muskeln, ja mein ganzer Körper ist vollkommen gelöst und entspannt. Und Sie hören diese Worte: ›Vollkommen gelöst und entspannt.‹ Und Sie sehen, dass Ihr Körper vollkommen gelöst und entspannt ist und wie die Seele sich ausbreiten kann. Und Sie fühlen es. Und Sie sagen sich: ›Ich sinke hinein in mich und öffne mich meiner unbewussten Kraft und Intelligenz, meinem unbewussten Wissen.‹ Und Sie hören das. Und ein Bild entsteht vor Ihren Augen, wie sich ein Weg eröffnet zu Ihrer unbewussten Intelligenz, Ihrem Wissen, dem Unbewussten und der Kraft. Und Sie fühlen das. Und Sie gehen einfach tiefer und tiefer in diesen veränderten Bewusstseinszustand, und Sie finden sich auf einmal überraschenderweise woanders wieder: an einem schönen Ort, der Ihnen einmal unendlich gutgetan hat, ganz für sich, wandern an einem Bach entlang oder sitzen an einer Berghütte, angelehnt an warmes Holz im Rücken, und betrachten das Endlose, den Horizont, wo Himmel und Erde scheinbar zueinanderfinden und wo alles sicher, alles ruhig ist, im Schutz des Unbewussten, das Sie über manche Klippe des Lebens gebracht und auch hierher geführt hat.

Und was Sie noch nicht festgestellt haben, ist, dass um eines Ihrer Handgelenke ein Bändchen gebunden ist. An dem Band sind Luftballons befestigt. Und wenn Sie mit dem inneren Auge näher hinschauen, können Sie die Luftballons sehen, die Farbe, die Form und die Anzahl. Die Luftballons sind mit Gas gefüllt und schweben, und sie nehmen die Hand ganz sacht am Handgelenk und lassen die Hand leichter und leichter werden. Und vielleicht zu Ihrem Erstaunen – gleich jetzt oder nach ein paar tiefen, befriedigenden Atemzügen – wird die Hand so leicht, dass sie beginnt, sich abzuheben von der Unterlage, während Ihr Kopf ruhig und klar wird und die Gedanken vorüberziehen wie die Wolken am Himmel. Die Hand wird leichter und leichter, so dass sie beginnt, sich abzuheben und zu schweben. *Die Handlevitation beginnt.* Schön. Sehr schön.«

Etablierung von ideomotorischen Signalen (Fingerzeichen) und Abfrage von Schutz, Bereitschaft und Erlaubnis für die folgende Arbeit

Altersregression, Zeitreise durch die Lebensgeschichte:
»Jetzt haben wir die Fingerzeichen installiert und können so arbeiten, dass das Unbewusste in einer tieferen Schicht, die Ihrem Bewusst-

sein nicht erschlossen ist, durch die Jahre, ja durch Jahrzehnte Ihres Lebens zurückgeht. So bitte ich einfach mal das Unbewusste, wie auf einer Zeitreise Ihr Leben zu durchstreifen. Und jedes Mal, wenn irgendetwas in Ihrem Leben geschehen ist, was mit dem heutigen Problembereich zusammenhängt, kann einfach der Ja-Finger ein Zeichen geben. Und Sie machen nichts, als aufmerksam zu sein und darauf zu achten, sich wohlzufühlen. Und das Unbewusste startet jetzt und läuft zurück im Zeitenfluss, wie man einen Flusslauf zurückgeht von der Mündung zur Quelle, und jedes Mal, wenn der Fluss etwas erfährt, eine Begrenzung, eine Störung oder eine Lernerfahrung, etwas, was mit dem Problem von heute zu tun hat, kann der Finger für die Antwort ›Ja‹ das anzeigen. [FZ ›Ja‹.] Genau. Sehr gut. Und Sie bleiben ganz im Schutz Ihres Unbewussten, atmen ruhig und achten auf das Sichwohlfühlen. [FZ ›Ja‹.] Sehr gut.

Und auf einer tieferen, unbewussten Ebene wird registriert und kommt eines zum anderen, und immer wieder macht der Ja-Finger ein Zeichen, wenn Erfahrungen mit dem Problem, das Sie heute zu mir gebracht hat, zusammenhängen. [FZ ›Ja‹.] Genau – sehr gut. Und es vergehen die Wochen, die Monate, die Jahre wie im Zeitenflug, zurück in der Lebensgeschichte, bis zum Anfang. [FZ ›Ja‹.]

Hmm, und Sekunden können zu Minuten werden, Minuten zu Jahren, und das Unbewusste, es scannt die Lebensgeschichte in Sekunden und Minuten bis zum ersten Lebenszeichen, und es registriert und sammelt. [FZ ›Ja‹. – FZ ›Ja‹. – FZ ›Ja‹. – FZ ›Ja‹.] Gut. Gut. Gut. Siehe die vielen Ja-Zeichen, was alles dazugehört, Erfahrungen und Erfahrungen, was auch immer es gewesen sei. Und das Unbewusste betrachtet neu und leistet unglaubliche Arbeit, mit besserem Wissen und weisem Überblick, die Seiten im Buch des Lebens herauszufiltern, eine nach der anderen, bis zu Ihrem Beginn, um danach etwas neu zu gestalten. Und vorher zeigt der Ja-Finger noch an. [FZ ›Ja‹. – FZ ›Ja‹. – FZ ›Ja‹. – FZ ›Ja‹.] Das Unbewusste sammelt, registriert, systematisiert. Sehr gut. Und Sie achten darauf, dass Sie sich wohlfühlen, wie aus weiter Ferne, ohne Einengung, ohne Bewertung lassen Sie die tiefe Arbeit vor sich gehen, ungehindert, ungestört, ohne Einflüsse, weil Sie wissen, Sie sind in besten Händen. Und der Nein-Finger zeigt an, wenn das Unbewusste beim Beginn des Lebens, Ihres Lebens, angekommen ist. [FZ ›Nein‹.] Gut. Sehr schön. [Lange Pause.]«

Zur nochmaligen Trancevertiefung Provokation einer Handlevitation auch bei der anderen Hand:

»Während nun auch die andere Hand leichter und leichter wird, gehen Sie tiefer in Hypnose, tiefer und tiefer, um unbewusste Arbeit zu gestatten. Denn das Unbewusste fängt an, alles zu systematisieren, ordnet neu, korrigiert und ebnet den Weg, während Sie langsam wieder nach vorne rollen in Ihrer Zeit, bis zum heutigen Datum. Ganz gemächlich heilt etwas, organisiert sich neu, schwinden Angst und Ohnmacht und stärkt sich der Brunnen des Lebens. Und Sie lassen sich alle notwendige Zeit. Das Unterbewusste klärt und arrangiert neu. Das innere Orchester des Lebens wird neu besetzt, so dass der Klang des Lebens vitaler und voller und runder sein wird. [FZ ›Ja‹.] Gut. [Lange Pause.]

Sehr gut! Und wenn das Unbewusste wieder am Tag von heute angekommen ist, kann der Finger für die Antwort ›Nein‹ ein Zeichen geben, wie ein Signal. [FZ ›Nein‹.] [Pause.] Und der ›Finger für das Neue‹, den haben wir noch nicht gebraucht. Einen Finger, der das Neue anzeigt, die neue Entwicklung, der kann sich jetzt zeigen – zwei Finger sind übrig an der Hand –, der zeigt, dass sich etwas Neues getan hat, vielleicht etwas überwältigend Neues. [FZ ›Neues‹.]«

Reise in die Zukunft (Altersprogression) zur Stabilisierung der therapeutischen Veränderung:

»Und es ist gut, nach vorne zu gehen in der Zeit, über das Datum von heute hinaus, bis zum heutigen Tag in einem Jahr, Etappe für Etappe, auch Schwierigkeiten und Herausforderungen begegnend, um zu beobachten, wie es anders gemeistert wird, und jedes Mal, jetzt im Laufe der Zeit nach vorne, kann der Ja-Finger ein Zeichen geben für die neue Meisterung. [FZ ›Ja‹. – FZ ›Ja‹. – FZ ›Ja‹. – FZ ›Ja‹.] Gut. Bravo. Sie spüren das! Sie erleben das! Ein Proben auf der inneren Bühne, das sich tief einspeichert und Ihr Handeln prägt. Mit Kompetenz und mit dem Gefühl, für sich Verantwortung zu übernehmen, mit Freude gut zu sich zu sein und sorgsam mit sich umzugehen. Und wenn etwas Neues geschieht auf dem Weg, kann es der ›Finger für das Neue‹ anzeigen. [FZ ›Neues‹.] Genau. Genau. Wie schön!

Und Ihre nächtlichen Träume werden Ihnen die Gewissheit vermitteln, dass Sie sich vertrauen können, dass Sie sich wahrnehmen, beachten und achten. Und wenn Sie an dem Tag der Zukunft angekommen sind, zeigt es der Ja-Finger an. [FZ ›Ja‹.] Und die inneren achtsamen Kräfte betrachten die Dinge, ob alles wirklich gut ist so. Und wenn dem so ist, können sich die Hände von ganz allein, ohne Ihr Zutun, langsam senken und auf Ihrem Körper ablegen und vielleicht sogar zusammenfinden, so wie Sie sich selbst nun begegnen: achtsam, respektvoll. Gut.

Lassen Sie sich alle Ruhe, alle Zeit, damit sich das Erlebte setzen kann, und genießen das Fließen, das Strömen und das Gefühl, einen unglaublichen Berg erledigt zu haben, ohne dass es sich direkt wie Arbeit angefühlt hat. So kann man mit Vertrauen und Zuversicht in die Zukunft blicken, ohne genau zu wissen, weshalb. Sie liegen einfach da und ruhen und kehren dann ganz gemächlich in die Gegenwart zurück. – Ich bin jetzt still und gebe Ihnen Zeit. Und irgendwann, nach ein paar Minuten, werden Sie das sichere Gefühl bekommen, dass genug Arbeit für heute erledigt ist, sogar mehr als erwartet. Dann werden Sie von allein das Bedürfnis bekommen, die Hypnose abzuschließen und Schritt für Schritt, ganz einfach, ganz spielerisch, in bester Laune, wach und fidel und klar wieder hierher zurückzukommen.«

5.7 Timeline für Kinder und Jugendliche: *Im MagicCar auf der Straße des Lebens* (GA)

Ingo Hodum

Bei der Intervention mit der Timeline (Zeitlinie) geht man davon aus, dass all unsere Erlebnisse und Erfahrungen, alle Emotionen und Entscheidungen individuell auf einer Art Straße des Lebens gespeichert werden. Wenn auch vielleicht nur eine Idee, lässt sich anhand dieses Bildes gerade mit Kindern und Jugendlichen auf bestimmten Lebensabschnitten hervorragend arbeiten. Gefühle wie Angst, Wut, Schmerz oder Traurigkeit werden bewältigt, Blockaden aufgelöst. Aber auch tiefe therapeutische Arbeit ist möglich.

Während der Reise mit den magischen Fähigkeiten des »Zauberautos/MagicCar« (Begriff »Zauberauto« oder »MagicCar« wird entsprechend der Reife des Kindes gewählt) erweitern je nach Problematik und Notwendigkeit weitere therapeutische Schritte die Intervention. Dabei werden alle Bildvorgaben bzw. Suggestionen im Prozess ideomotorisch und/oder verbal abgesichert. Die Vorstellung, ein Auto zu lenken, entspricht der Bewegungslust des Kindes in Trance.

Oftmals stelle ich zu Beginn eine Skalierungsfrage, da gerade Kinder besser auf die Kommunikation mit Zahlen als auf die mit Worten reagieren: »Wenn du jetzt an die letzte Situation denkst, in der du wenig Mut gehabt hast, dich gegen die Hänseleien der anderen zu wehren, wie stark würdest du diesen Mut auf einer Skala von 0 bis 10 einschätzen (wobei 0 für den wenigsten Mut und 10 für den stärksten Mut steht)?« So wird das Kind oder der Jugendliche auch auf das zu bearbeitende Problem eingestimmt.

Interventionsschritte mit wörtlicher Anleitung, nur skizziert, da die Wortwahl der Persönlichkeit des Kindes angemessen sein sollte. Natürlich müssen ausreichend Pausen gewährt und individuelle Details ergänzt werden.

Nach Einleitung einer kindgerechten Trance:
»Du befindest dich auf einer Wiese, welche wunderschön ist, auf der du dich ganz wohlfühlst. Auf dieser Wiese gibt es alles, was du dir wünschst. [Diesen Platz wahrnehmen mit allen Sinnen, VAKOG.] Hier steht auch ein besonders tolles Auto mit vielen Extras, ein Zauberauto/MagicCar. Sobald du es sehen kannst, nicke bitte. Dadurch wird es zu deinem eigenen Auto. Es hat große, aber getönte, schnell verriegelbare Fenster. Du steigst ein und fühlst dich gleich prächtig darin, auch sehr sicher. Schon braust du los. Nicht weit entfernt von dem Platz siehst du eine große Straße. Diese fährst du mit deinem Zauberauto/MagicCar entlang. Es ist super, dieses Auto zu lenken.

Du fährst, bis du an eine Kreuzung kommst. Hier stößt du auf eine besondere Straße, das ist die Straße deines Lebens. Fährst du nach links, kannst du in die Vergangenheit fahren, Monat für Monat, Jahr für Jahr, bis zur Geburt und vielleicht noch weiter zurück. Fährst du nach rechts, geht das in die Zukunft. Aber jetzt fährst du erst mal nach links in die Vergangenheit, fährst Woche für Woche, Monat für Monat oder vielleicht auch Jahr für Jahr zurück. Wenn du zum Fenster rausschaust, fährst du an deinem Leben entlang. Das ist natürlich sehr spannend und total cool. [Ausschmücken. – Ressourcen schöpfen.] Sobald du eine Situation entdeckst, in der du ganz mutig [Selbstvertrauen] bist [oder eine andere entsprechende Situation, in der ein benötigtes Gefühl verspürt werden kann], hält das Zauberauto/MagicCar wie von einem Zauberfuß gebremst an. Hier steigst du aus dem Auto aus und schlüpfst in deinen Körper in dieser Situation

– du spürst mit allen Sinnen dieses prima Gefühl. [Situation ausmalen und VAKOG abfragen.] Schlüpf nun wieder in deinen Körper von heute, nimm dabei das gute Gefühl [und die Farbe etc.] mit, und steig wieder in dein Zauberauto. Weiter geht die Fahrt in die Vergangenheit, du fühlst dich sicher in deinem Auto, und du fährst weiter an deinem Leben entlang. Jetzt stoppst du vor dem allerersten Ereignis, in dem das schlechte Gefühl, dieses Problem ... angefangen hat. [Dieses wird hier nochmals verbalisiert, oder manchmal lasse ich die letzte Situation mit dem Problem auf einem Display im Auto zeigen, z. B. Hänselei in der Schule.] Du hältst so weit weg von dem Ereignis an, dass es dir immer gutgeht. Dein Zauberauto/MagicCar hilft dir [gegebenenfalls Scheiben verdunkeln] dabei.

Was denkst du, welche Kräfte oder Hilfe brauchst du in der Situation, die du dort draußen siehst? [Mut, Trost, Anerkennung, Schutz, Umarmung. Abfragen!] Bring nun von der sicheren Position hier diese Hilfe oder Kraft oder Fähigkeit in die Szene dort! Nicke mit dem Kopf, wenn du es geschafft hast! Sonst frag mich um Hilfe! Gibt es noch etwas Wichtiges, was wir in dieser Situation anschauen sollten? [Hier kann entweder mit Ideomotorik oder mit einem grünen Licht für ›Ja‹ oder einem roten Licht für ›Nein‹ wie bei einer Ampel gearbeitet werden.] Schalte nun das magische Licht in deinem Auto an, und strahle mit den Megascheinwerfern farbiges Licht auf die Situation. Dieses Licht kann unglückliche Gefühle auflösen. Du spürst, wie sich mit jedem Atemzug die schlechten Gefühle mehr und mehr auflösen. Automatisch erlischt das magische Licht, wenn alles o. k. ist.

Nun steigst du aus dem Auto aus und gehst mit deinem positiven Gefühl [z. B. Mut] zu deinem ›jüngeren Ich‹ in jener Situation und verstärkst bei ihm das Gefühl von Mut und Stärke [durch Berührung, Umarmung etc.]. Nun schaltet sich wieder ein magisches Licht mit einer ganz anderen besonderen Farbe des Zauberautos/MagicCar an. Dieses Licht strahlt auf die Situation, auf euch und verstärkt mit viel Energie das gute Gefühl. [Hier kann auch die Skala wieder eingebaut werden, z. B. verstärkt sich das Gefühl, bis auf der Skala die 8, 9 oder 10 erreicht ist.] Spürst du das gute Gefühl? Benötigt noch jemand in dieser Situation etwas? [Z. B. die Mutterliebe; hier kann eventuell ein drittes magisches Licht eingeführt werden, das Licht der Liebe.] Wie fühlt sich das an für dich? Das magische Licht geht aus, wenn alles gut ist.

Du steigst dann wieder in dein Auto. Du fährst dann wieder zurück auf ›deiner Straße des Lebens‹, in die Richtung von heute, wo du hergekommen, wo du gestartet bist. Sollte es auf der Fahrt zurück Situationen oder Ereignisse geben, die noch weiter wichtig sind zur Lösung des Gefühls oder des Problems, hält das Auto automatisch an. Dann schaltest du wieder dieses magische Licht an, mit der ganz besonderen Farbe. Das magische Licht geht automatisch aus, wenn alles gut ist. Du fährst weiter zurück in Richtung Kreuzung.«

An der Kreuzung kann der Therapeut das Kind bzw. den Jugendlichen auch fragen, ob es bzw. er Lust hat, den Erfolg seiner Reise zu überprüfen. Wenn ja, fährt das Auto in Richtung Zukunft und hält automatisch vor einer typischen Situation, welche früher problematisch war, in den nächsten Tagen oder Wochen an. Das Kind sollte nun erleben, wie diese gut verläuft. Gegebenenfalls können hier auch wieder die magischen Kräfte des Autos eingesetzt werden. Eventuell kann man auch nochmals aus dem Auto aussteigen und in die Situation hineingehen, um zu überprüfen, ob alles gut ist. Sollte noch etwas Schlechtes gefühlt werden, gehört das eventuell zu einer anderen Situation, und man müsste in einer nächsten Sitzung darauf zurückkommen. Ansonsten geht es an der Kreuzung, auch nach einem Ausflug in die Zukunft, wieder zurück auf die Straße in Richtung des Ausgangspunktes:

»An der Kreuzung fährst du auf die Straße in Richtung des Platzes, wo du dich besonders wohl- und sicher fühlst. Da, wo du gestartet bist. Bist du wieder zurück an jenem Platz, fühle, wie es dir nun geht. Was ist anders? [Erzählen lassen!]«

Kindgerechte Ausleitung aus der Trance mit vielen guten posthypnotischen Suggestionen

Die Reise kann auch in bis zu vier Therapiesitzungen aufgeteilt werden:

1. Installation der Wiese, des sicheren Platzes und des Zauberautos/MagicCar
2. Fahrt bis zur ersten Ressourcensituation
3. Fahrt zur Ursache des Problems und seiner Bearbeitung bzw. Auflösung sowie eventuell Bearbeitung noch weiterer Situationen auf der Rückfahrt
4. Überprüfen des Therapiefortschrittes in der Zukunft, Erproben und Verankern des Erfolges.

»Die Straße des Lebens« dient auch als Projektionsfläche für die Zukunft. Gibt es Dinge in der Zukunft, die Sorgen machen? Wenn ja, wird zur entsprechenden Stelle gefahren und diese mit Ressourcen oder dem magischen Licht ins Positive verändert:

»Gibt es Situationen oder Ereignisse, die du gerne auf der Straße in der Zukunft sehen würdest? Wenn ja, fertige ein schönes Bild mit allen entsprechenden Einzelheiten [Personen, Gefühlen etc.] davon an. Fahre dann auf der Straße an den Punkt deines Lebens, wo du das Ereignis gerne hättest, und lege das Bild dort ab. Strahle dann mit deinem magischen Licht darauf, und lade es so lange mit Power auf, bis es zu Leben erwacht und Wirklichkeit werden kann.«

5.8 Negative Gedankenketten auflösen und neue Muster weben (GB)

Christa Schinkel-Werner

Ziel: Modifikation von negativen Gedankenketten und -mustern, Korrektur problematischer Selbstaussagen und übernommener Fremdbewertungen, beginnend mit: »Ich bin ...«, »Ich muss ...«, »Ich mache immer ... » usw., die sich wie ein roter Faden durch das Leben ziehen; Selbstkompetenz erfahren und erweitern

Technik: Tranceinduktion; geleitete Altersregression; Neubewertung von Problemsituationen und -verhalten in der Lebensgeschichte, dafür imaginierter Besuch des älteren Ich aus der Zukunft (unterstützendes Erwachsenen-Selbst als innerer Helfer); mit diesem besonderen Besucher konkrete, ressourcenvolle Erlebnisse arrangieren und als neugestaltete Erinnerungen im autobiografischen Gedächtnis verankern; Erinnerungsfäden (Affektbrücken) in die Zukunft spinnen und mit positiven Lebenserfahrungen zu einem neuem Muster weben; über einen Anker (Symbol) die Verknüpfung im Unbewussten herstellen und damit eine dauerhafte Verfügbarkeit sichern

Interventionsschritte nach Tranceeinleitung

1. Etablieren von Fingerzeichen.
2. Das Unbewusste des Ü/P bitten, den Erinnerungsfaden zurückzuspulen und Situationen in der Vergangenheit zu finden, mit denen die aktuellen Probleme zusammenhängen.

3. Erfolgreiche Suche über Ja-Finger anzeigen lassen.
4. Den Ü/P die früheste Erinnerung (Anfang des Fadens) ausführlich beschreiben lassen. Eventuell ergänzende Fragen stellen: Alter des Ü/P, was macht der Ü/P, wie reagieren die anderen, was sagen die anderen über den Ü/P? Wie geht es dem Ü/P dabei? Wie fühlt sich der Ü/P in der Situation? Usw.
5. Den Ü/P in der Situation stärken, emotionale Aspekte ergänzen, negative Sichtweisen und problematische Verhaltensstrategien um- bzw. neu bewerten (Reframing).
6. Zeit geben für die innere Auseinandersetzung mit dem veränderten Gefühl und der neuen Wahrnehmung der Situation.
7. Einen Besuch eines inneren Helfers aus der Zukunft imaginieren lassen. Dafür den Ü/P bitten, sich in Person seines heutigen, wissenden Erwachsenen-Selbst zum jüngeren Ü/P (Vornamen nennen) zu begeben.
8. Ankunft beim jüngeren Selbst (Vornamen nennen) vom Ja-Finger bestätigen lassen.
9. Neue Fadenanfänge über positive neue Erlebnisinhalte (mindestens zwei) erschaffen; fragen, was der Jüngere (Vornamen nennen) gerne einmal zusammen mit seinem Besucher tun möchte, und Vorgaben je nach Ausgangsproblematik machen: So könnte er mit ihm z. B. andere Verhaltensstrategien in verändertem Kontext erproben und dabei emotionale Unterstützung und begleitende Hilfestellung erfahren, Unerledigtes erledigen, sich langersehnte Wünsche erfüllen lassen usw. Der Besucher darf ihm dabei seinen ganzen Wissens- und Erfahrungsschatz zur Verfügung stellen.
10. Das Unbewusste auffordern, die gefundene Erlebenssituation mit allen Sinnen so realistisch wie möglich auszumalen. Den Abschluss vom Ja-Finger anzeigen lassen. Das Erlebte inhaltlich kurz, aber unbedingt mit konkreten Details schildern lassen (VAKOG). Die emotionale und körperliche Befindlichkeit herausarbeiten. Weitere Unternehmungen anregen, sie ausmalen und beschreiben lassen.
11. Auf dem Boden einer angenehmen emotionalen Grundstimmung eine geeignete Erzählsituation suggerieren.
12. Ressourcenfäden in die Zukunft spinnen und im Lebensmuster verweben: Der Therapeut übernimmt die Rolle des Erzählers und beschreibt mit geheimnisvoller Stimme, was der erfahrene, reife und vieles schon wissende Besucher dem Jüngeren (Vornamen nennen) aus dessen zukünftigem Leben so alles berichtet. Dazu aus dem vorhandenen Wissen über den Ü/P möglichst chronologisch Lebensleistungen und -erfahrungen mit selbstwertsteigernden Inhalten aus verschiedenen zentralen Lebensbereichen, positive Selbstdefinitionen und erfolgreiche Verhaltensstrategien anführen. Konkrete

Situationen, Szenen und Zitate in die Schilderungen einbauen. Über Betonungen gezielt positive Verstärkungen setzen und Suggestionen einstreuen. Auch schwierige Lebensereignisse als bereits gemeisterte und wohlbehalten überstandene Zeiten und Situationen einarbeiten.

13. Die Anfänge der neuen Erinnerungsfäden im Unbewussten fest verknoten (Anker setzen): Abschied des Besuchs ankündigen und den Besucher bitten, dem Jüngeren (Vornamen nennen) vor dem Abschied noch etwas Konkretes zu geben, was er gut gebrauchen kann und zur Bestätigung dafür, dass seine Erinnerungen an die schönen Erfahrungen auf Dauer in seinem Gedächtnis bleiben werden.
14. Fingerzeichen als Bestätigung abwarten und Trance beenden.

6. Arbeit mit Persönlichkeitsteilen

Wir variieren in unterschiedlichen Lebenskontexten nicht nur im Verhalten, sondern es spielen auch verschiedene Persönlichkeitsanteile eine Rolle. Sind wir gesund und stabil, sind diese gut integriert. Erleiden wir schwerwiegende Erschütterungen und Schicksalsschläge, können Ich-Fragmente absplittern und ein Eigenleben treiben. Oft sind sie schwer einzufangen und zu bändigen. Therapeutische Devise ist 4 x A: Akzeptanz, Austausch, Anbindung, alternative Aufgabe unter Wahrung der guten Absicht. Neben den schon von mir veröffentlichten Techniken »Parts' Party« und »Aussteigen aus der Symptomtrance« (vgl. Kaiser Rekkas 2007b, 2008) empfehle ich die folgenden Interventionen.

6.1 Information und Integration: *Innenleben, mehr als lebhaft* (GA)

Agnes Kaiser Rekkas

Ziel: Informationsgewinn in Bezug auf das Symptom, therapeutische Integrationsarbeit über ein Projektionsobjekt

Technik: animierte Vorstellung, dass drei bestimmte, vom Ü/P benannte Lebewesen (am besten Tiere, wie z. B. eine aufmerksame Eule, ein turnendes Äffchen, ein schläfriges Murmelchen oder der unbeherzte kleine Hase) oder Objekte in einem leben; und zwar eines im Kopf, eines in der Brust und das dritte im Bauchraum. Das Tier bzw. Objekt im Kopf spricht für den Verstand, das im Unterleib für das Gefühl und das in der Brust für die verbindende Kraft beider. Diese Tiere bzw. Objekte treten unter therapeutischer Begleitung in eine imaginierte positive Kommunikation miteinander, um sich kennen-, respektieren und schätzen zu lernen und dann besser zu harmonieren und zu kooperieren.

Interventionsschritte:

1. Besprich vorneweg, ob dein Ü/P Tiere überhaupt mag. Wenn nicht, wähle ein anderes Projektionsobjekt wie z. B. Pflanzen, technische Objekte, Musikinstrumente, Archetypen, magische Figuren, Planeten, Komikfiguren. Im Folgenden rede ich der Einfachheit halber nur von Tieren.

2. Geleite deinen Ü/P in eine leichte Trance. Nutze im Folgenden sowohl ideomotorische Signale als auch das Gespräch für den Austausch.
3. Fordere deinen Ü/P auf, sich vorzustellen, ein ganz bestimmtes Tier bewohne seinen Kopf. Lass ihn das Tier finden und dir benennen.
4. Nun fordere ihn auf, sich vorzustellen, ein ganz bestimmtes Tier sei in seinem Bauchraum (Unterleib) zu Hause. Lass ihn das Tier finden und dir benennen.
5. Nun fordere ihn auf, sich vorzustellen, ein ganz bestimmtes Tier bewohne seine Brust. Lass ihn das Tier finden und dir benennen.
6. Erforsche nun zusammen mit deinem Ü/P, ob die Tiere sich überhaupt kennen, wie sie zueinander stehen, wie sie zusammenarbeiten oder auch nicht. Was machen sie tagsüber, was treiben sie denn so nachts im Dunkeln? Wo treffen sie sich? Mögen sie sich, oder ignorieren sie sich? Spielen sie miteinander? Balgen sie sich? Hecken sie Streiche aus?
7. Was bedeutet es für deinen Ü/P, wie die Tiere miteinander umgehen? Wie geht es ihm damit? Was wünscht er sich? Würde es ihm bessergehen, wenn es anders wäre, als es ist?
8. Sammle Informationen, um dann zum therapeutischen Inhalt überzuleiten.
9. Wende nun alle Raffinesse auf, um die Tiere unter ein Dach zu bekommen, so dass sie ihren Bereich »Verstand – Integration – Gefühl« jeweils bestens ausfüllen und wertschätzend miteinander leben.
10. Schließe die Hypnose ab mit der Suggestion, dass das innere Zusammenleben sich optimieren wird und somit die Heilung bzw. Weiterentwicklung voranschreiten kann.

6.2 Dialog mit dem inneren Symptomträger (GA)

Agnes Kaiser Rekkas

Sei dir im Klaren darüber, dass jeder Persönlichkeitsteil bzw. jeder Ich-Teil im Grunde helfen und etwas Positives beitragen will, auch wenn es nach außen nicht so aussieht (stehlen, sich selbst verletzen, trinken, zu viel essen oder hungern, Arbeiten nicht verrichten, Pakete von Zigaretten rauchen, die Zähne bzw. Gesundheit vernachlässigen). Diese Ich-Teile sind innere Energiepakete, die irgendwann – zumeist im ersten Lebensabschnitt – entstehen und ihre eigene Geschichte und Aufgabe und oft auch ihren Namen haben.

Ziel: mit einem Persönlichkeitsteil, der für ein bestimmtes Verhalten oder Symptom verantwortlich ist, in einen – unter Anerkennung der guten Absicht – wertschätzenden Kontakt treten, um ihn und seine Beweggründe kennenzulernen und zu ermöglichen, dass er neue, konstruktive Aufgaben übernimmt

Technik: Dialog mit einem Ich-Teil in Trance, Ideomotorik und Reden in Trance

Interventionsschritte:
1. Begleite den Ü/P in eine angenehme, sichere und tiefe Trance.
2. Schicke alle Persönlichkeitsanteile in Urlaub, auf Reise, in Kur, ausgenommen den Symptomträger: »Alle Persönlichkeitsanteile dürfen jetzt in einer wundervollen Hängematte dösen, während ich mich gerne mit *dem* Teil unterhalten würde, der sich mit dem Symptom so aktiv um dich bemüht.«
3. Sprich den Teil an, der das Symptom »trägt«.
4. Erforsche seinen Namen, und nutze ihn im Weiteren. (Lass den Ü/P ruhig reden.)
5. Sprich deine Anerkennung für seinen Einsatz aus. Meine es ehrlich im oben angegebenen Sinn.
6. Frage den Teil nach seiner Geschichte.
7. Frage nach seiner Erfahrung.
8. Frage nach seiner Meinung.
9. Frage nach seiner Aufgabe.
10. Frage nach der (eigentlich guten) Absicht, die hinter seinem Handeln steht.
11. Frage den Teil nach seinen Wünschen.
12. Unterstelle immer wieder Gutes.
13. Reframe die Aussagen des Teils, das heißt, »überarbeite« seine Aussagen, indem du sie in einen neuen Rahmen setzt, und mache sie somit therapeutisch nützlich. Wiederhole sie in einem anderen, sinnvollen Kontext.
14. Verhandele mit dem Teil, und setze alles ein, damit er weder sein Gesicht verliert noch das Gefühl hat, überredet zu werden.
15. Nimm den Teil ernst, danke ihm für seine getane Arbeit und motiviere ihn – unter Wahrung der guten Absicht – für eine mindestens gleichwertige, aber sinnvollere.
16. Mach dem Teil keine Angst davor, dass er mit den anderen verschmelzen solle, respektiere ihn!
17. Unterstelle immer wieder Gutes, und sei geduldig, auch wenn du keine Antworten bekommst. Deine Fragen wirken in der Tiefe weiter.
18. Triff konkrete Abmachungen für Veränderung in kleinen Schritten.
19. Sprich Lob aus wie für ein Kind.

20. Schicke den Teil eventuell auf eine spirituelle Reise, damit er sich erholt und lernt.

6.3 Klassensprecher! (FB)

Beate Hey

Als ich zu Hause von den frischgelernten Hypnosetechniken erzähle, möchte mein zwölfjähriger Sohn unbedingt mit einem inneren Teil arbeiten, den er nicht mag. Er erinnert mich mehrfach daran, bis wir es schließlich angehen.

1. Sitzung: Dialog mit einem Ich-Teil

Es geht um den Teil, der sich von anderen Kindern leicht ärgern lässt. Er visualisiert diesen Teil als Bären. Allmählich stellt sich heraus, dass es sich um einen Panda handelt, der jugendlich ist und körperlich schwach. Nach einigem Hin und Her erklärt sich der Panda dazu bereit, zu wachsen und stark zu werden.

Nach der Hypnose sucht mein Sohn seinen Stoffpanda – den ich schließlich im Keller finde – und schläft glücklich mit Panda im Arm ein. Am nächsten Morgen erscheint er mit Panda beim Frühstück und erzählt dem besorgt-irritierten Papa, dass er einen Panda in sich drin habe. Als mein Sohn an diesem Tag aus der Schule kommt, verkündet er: »Heute haben alle den ganzen Tag Gelegenheit gehabt, mich zu ärgern ...« – Pause – »... und keiner hat's gemacht!«

2. Sitzung: Parts' Party

Als Gäste kommen der Panda, der sich leicht ärgern lässt, zwei große, abenteuerlustige Pandas, die die ganze Zeit kuscheln, eine kreative Schlange, ein verspielter Affe und ein ruhiges und gelassenes Murmeltier. Dann geht die Party los. Der Panda jagt das Murmeltier, die großen Pandas überschwemmen den Raum und fahren Boot, und der Affe schaukelt an der Deckenlampe und lässt schließlich das Wasser wieder ab.

Zunächst läuft es mit den Mitschülern weiterhin gut. Nach ein paar Wochen lässt sich mein Sohn aber wieder leichter ärgern und ist deswegen unglücklich.

3. Sitzung: Austreten aus der Symptomtrance

Er geht in die Symptomtrance, tritt hinaus und kann dann jedoch weder Energie noch Selbstbewusstsein hinübergeben. FZ: Das Unbewusste will nicht helfen, der Affe will helfen, kann aber nicht, weil der große Unbekannte ihn hindert. Ich leite ihn an, den großen Unbekannten in einen Safe zu sperren. Das kann er nicht, und auch seine Anteile können dabei nicht helfen, weil sie Angst haben. Daraufhin sperre ich den großen Unbekannten in den Safe, woraufhin er sofort wieder ausbricht. (Das muss man halt doch selbst machen!!)

Altersregression bis zum ersten Auftauchen des großen Unbekannten: Mein Junge ist drei Jahre alt und wird im Kindergarten von anderen Kindern sehr geärgert. Ich leite ihn an, als großer Junge von heute dem kleinen Kind von damals Selbstbewusstsein zu geben, ihn in den Arm zu nehmen und zu bestärken. Das kann er jedoch nicht. So beschreibe ich ausführlich, wie ich jetzt den kleinen Jungen von damals in den Arm nehme, ihn wiege und festhalte, so wie ich es immer gemacht habe, als er so klein war. Danach ist er getröstet, und wir können die Hypnose beenden.

In den nächsten Wochen geht es ihm mit den Mitschülern gut, auch wenn er dem Frieden nicht recht traut. Drei Monate später schlagen ihn die Mitschüler, die ihn fast zwei Jahre lang geärgert haben, als Klassensprecher vor, und er wird mit überwältigender Mehrheit gewählt.

PS: »Hypnose mit dem eigenen Sohn – gewagt und gewonnen«, das war meine Erfahrung. Allen Bedenken hinsichtlich Hypnose bei Familienangehörigen zum Trotz wollte ich meinem Sohn so eine hervorragende Möglichkeit der positiven Verstärkung nicht vorenthalten. Mit abgestecktem Ziel und sicherem Rahmen halte ich das – vor allem nach diesem Erfolg – auch nachträglich für sinnvoll und vertretbar.

7. Appetit auf was ganz anderes

Gesund, schön und schlank durch Muscheln am Strand ... und Münchhausen im Gedärm ... Das Wissen über die gesunden physiologischen Vorgänge hilft uns, sinnvolle Hypnoseanleitungen für den somatischen Teil der Erkrankung zu entwerfen. Eindrückliche und sogar humorvolle Bilder vermögen Verhalten zu korrigieren und heilende körperliche Prozesse zu unterstützen. Ein Beispiel für eine gelungene, sehr individuelle Anleitung dieser Art ist die Reise auf dem Brotteilchen durch den Körper für eine Patientin mit schlechten Essgewohnheiten und starkem Übergewicht. Aber auch ein kindlichsonniglücklicher Tag am Strand kann schon Wunder bewirken.

7.1 *Wie Münchhausen auf der Kugel* (HA)

Brigitte Janus

Ziel: Umstellung der Essgewohnheiten

Technik: kindhafte Fantasiereise durch die Verdauungsorgane

Nach individueller Tranceinduktion:

Gerade ist fix wieder so ein fetter, süßer Faschingskrapfen die Speiseröhre hinuntergerauscht. Zu schnell, fast ohne Genuss. Gulp! Und jetzt fühlt es sich eigentlich gar nicht gut an in deinen Eingeweiden ... Deshalb würde ich dich gerne auf eine gesunde Reise in dein Inneres mitnehmen, die ist so abenteuerlich wie eine Entdeckungsreise. Atme einfach ruhig und lausche mit geschlossenen Augen ... Diese Reise beginnt mit einem Bissen Vollkornbrot, den du jetzt rein in der Vorstellung genüsslich im Mund von der einen Seite auf die andere schiebst. Deine Zähne leisten ganze Arbeit und zerkleinern das gut schmeckende Brot so lange, bis es so richtig eingespeichelt ist. Und nun merkst du: Du möchtest jetzt unbedingt schlucken, denn erst dann bist du so richtig zufrieden. Und du heftest dich jetzt an ein solch kleines Brotteilchen wie Münchhausen auf der Kugel. Und da geht es rucki, zucki den Schlund hinunter in die Speiseröhre und in den Magen. Huh, wie dunkel und sauer das Wasser dort ist, wo du jetzt schwimmst! Dein Magensaft tut alles, um das zerkleinerte Brot immer mehr aufzuschließen. Und nach ein paar Stunden, gib acht, geht es durch den Pförtner in den Zwölffingerdarm. Da kommst du doch tatsächlich vom Regen in die Traufe. Von allen Seiten wirst du wie in einer Autowaschanlage besprüht mit Saft aus der Galle und der Bauchspeicheldrüse. Und du hast jetzt schon Mühe, dich festzuhalten. Dein Darm dagegen ist so happy, weil er so richtig arbeiten muss. Da schwitzt er sozusagen, und das tut ihm gut. So bleibt er fit und gesund bei der Powernahrung. Und weiter geht es in den Dünndarm, wo dein Brotteilchen nun aufgespalten ist in Zuckermoleküle und die sattmachenden Ballaststoffe ... Und dann passiert's: Du weißt nicht, wie dir geschieht. Du durchdringst die Darmwand an den Zotten und findest dich, welch ein Wunder, in einem ganz anderen, ausgeklügelten Kanalsystem aus Blutgefäßen wieder. Das Zuckermolekül möchte auf der rasanten Reise so gerne allen guten Tag sagen. Der Leber, den Lungen, dem Herzen, deinem Gehirn, kurz allen deinen Organen: Hallo, hier bin ich, wer kann mich gebrauchen? Na, und in deinem Fall sind nun alle sehr froh, denn es kommt bei dieser Powernahrung nicht gleich eine Lawine von Zuckermolekülen an. Die Zellen verbrennen gerne eine gewisse Portion Zucker, so wie der Motor das Benzin in deinem Auto. Und genauso gesund läuft es nach dem Genuss von Gemüse, Obst und Vollkornprodukten. Dass tierische Fette mit Vorsicht zu genießen sind, weißt du ja.

Aber nun stell dir mal vor, du hättest – wie noch vor Kurzem – voller Gier und Heißhunger drei Faschingskrapfen verschlungen!! Das ist ja, als ob du deine Zellen richtig mästen würdest, die können nicht mehr papp sagen. Die machen dann einfach die Schleusen zu, und dann geht gar nichts mehr. – »Hallo!«, meldet sich dann die Kontrollstation, dein Umweltamt: »Die Zuckerkonzentration ist viel zu hoch!« Meldung an die Bauchspeicheldrüse: »Her mit dem Insulin, damit der Zucker aus dem Blut verschwindet.« »Zu Befehl!«, sagt die Bauchspeicheldrüse und produziert ganz viel Insulin. – Das Insulin arbeitet wie ein Schleusenöffner, und stell dir vor: Gegen den Willen der Zellen bekommen die immer noch mehr Zucker aufgebrummt. »Oje!«, stöhnen die Zellen: »Noch mehr von diesem Zucker und Fett, das wir irgendwie unterkriegen müssen!« – Da bleibt nichts anderes übrig, als Lagerraum zu schaffen. Aber wie? Zucker – auskristallisiert? Ha, das geht doch gar nicht, da würde ja der Zucker nur so rieseln ... Wir bauen den Zucker in Fett um, und das siehst du dann an Bauch und Hüften ...

Und wenn du dich jetzt im Blut umschaust, ist der Zucker wie weggefegt. – Das gefällt deinem Umweltamt aber gar nicht. Warnung: »Die Zuckerkonzentration im Blut ist viel zu niedrig!« – Und das kennst du: Du fühlst dich plötzlich irgendwie schlapp, und du hast richtig Lust auf Süßigkeiten oder auch was Deftiges. Da schiebst du dir dann eine Schokolade rein oder stehst nachts auf und räuberst den Kühlschrank. Und flugs runter mit den Süßigkeiten oder sonstigen feinen Sachen, damit das Umweltamt zufrieden ist. Du weißt, was kommt: Die Zuckerkonzentration steigt, das Insulin wird ausgeschüttet, der Blutzucker fällt, die Lagerräume quellen über. Du ahnst schon, was da passieren kann: Die Bauchspeicheldrüse ist irgendwann am Ende ihrer Kraft, sie kann gar nicht mehr so viel Insulin produzieren, wie gebraucht wird, damit die kleinen Kraftwerke die Schleusen öffnen für den Zucker und das Fett ... und so entsteht die Zuckerkrankheit mit viel zu hohem Zucker im Blut. Die arme Bauchspeicheldrüse, die sich so abmüht. Die braucht jetzt dringend deine Unterstützung. Sie freut sich riesig, wenn du ein bisschen an sie denkst, damit sie gesund bleibt. Was rät dir das Umweltamt? Die Insulinausschüttung kannst du leicht steuern. Schau, dass du regelmäßig drei Mahlzeiten isst ohne Zwischenmahlzeiten. Du wirst besonders bei Vollkornprodukten satt. Da gibt es dann keine Heißhungerattacken mehr.

Und jetzt kommt das Tolle: Je niedriger die Insulinproduktion, desto schneller kriegt man das Fett weg. Das habe ich dir noch gar nicht erzählt: Das Insulin verhindert nämlich den Fettabbau. Und hast du es nicht gesehen: Die kleinen Zellkraftwerke machen sich dann tatsächlich bei Nacht über das Fett her und verbrennen es schwuppdiwupp. Übrig bleiben Luft und Wasser. Ist das nicht toll? Und was meinst du, wie gerne deine Zellkraftwerke den überflüssigen Plunder loswerden wollen. Und wenn du dich dann noch bewegst, da atmen deine Lungen, dein Herz, deine Muskeln und die Knochen so richtig auf, alle deine Organe, dein ganzer Körper und deine Seele, kurzum, du blühst auf und genießt die Entlastung total. Bald wirst du es spüren können. Uff, das war eine abenteuerliche Reise, und vielleicht willst du noch ein bisschen verweilen bei den verschiedenen Bildern ... und dich ausruhen, tiefer und tiefer in Hypnose sinken und träumen ...

7.2 *Muscheln, schöne Steine und Seesterne* (HA)

Gerd Koops

Indikation: Übergewicht bei einem Kind (in diesem Fall Mädchen, elf Jahre, 1. Sitzung)

Ziel: Reduktion der Esslust, symptomatisch orientierte Hypnoseanleitung

Technik: fantasievolle Szene im Rahmen einer traditionell-klassischen Hypnoseein- und -ausleitung

Tranceinduktion:

Nachdem du zur Toilette warst und die Blase entleert hast, legst du dich jetzt hin, um etwas ganz Neues zu erleben ... Wir lassen uns viel Zeit. Leg dich ganz bequem und locker hin, und schließ die Augen ... schön locker und bequem ... Und du fängst an, nach innen zu schauen und dich von allem, was um dich herum ist, zu lösen ... ... um deine Aufmerksamkeit nach innen zu richten, wo man seine Wünsche und Träume hat ... Du spürst, wie deine Arme auf der Decke liegen ... und schwerer werden ... ... Du spürst, wie angenehm dein Kopf auf dem Kissen ruht ... Der ganze Körper liegt ausgestreckt ... Die Beine werden schwerer – angenehm warm, schwer und müde, bettwarm ... bettschwer ... bettmüde ... Du hörst meine Stimme ruhig zu dir sprechen und spürst dein Atmen, ganz leicht und frei ... und mit jedem Atemzug wird die Ruhe tiefer und tiefer. Das Heben und Senken der Brust geht ganz von selbst ... ganz sicher ... ganz gleichmäßig und leicht ... ... wie von selbst ... und damit wird die Ruhe immer tiefer ... Nur meine Stimme hörst du noch. Und in dieser Ruhe kannst du mit deinen Gedanken davonfliegen ... ... wohin sie wollen ... vielleicht zum Meer ... wo du schon mal warst.

Und plötzlich läufst du da an einem Strand entlang, riechst die würzige Meeresluft, schaust auf die Wellen, die den Strand herauflaufen. Im Sonnenschein siehst du übers weite Meer ... silbriges Glitzern und dunkles Blau in den Wellen ... die Wolken ziehen am weiten Himmel dahin, und du fühlst dich ganz frei und ... leicht! Du hüpfst am Strand entlang, wo Muscheln liegen und bunte Steine, die in der Sonne glänzen. Aus der Ferne kommt ein Segelschiff näher ... ... gleitet – wie von Delfinen gezogen – lautlos vorbei ... und verschwindet wieder am Horizont, wo die See und der Himmel sich berühren. [Pause.]

Auf einmal entdeckst du, dass der Hotelkoch am Strand eine brechend beladene Tafel unter Palmen aufgestellt hat. Was es da alles gibt! Vorspeisen und Suppen, Spaghetti mit bunten Soßen, fetttriefende Würstchen jeglicher Größe, gigantische Schnitzel mit öligen Pommes, Hähnchenbäuche, schwere Braten und vieles andere mehr. Und dann erst die Nachspeisen: Eiscreme mit bergeweise Schlagsahne, süß gefüllte, fette Krapfen und Cremetorten, rosa Waffeln in grüner Schokolade und quietschsüße Getränke in karierten Farben. Ein moppeliges Kind futtert da schon vor sich hin und stopft in sich hinein. Es scheint: ohne Genuss, ohne Sinn und Verstand. Und es riecht so intensiv, dass selbst die Möwen näher kommen und ihre Kreise ziehen, es aber dann doch vorziehen – vom Wind emporgetragen –, zum Wasser zu schweben und lieber dort Wellen zu reiten. Welch wirklicher Genuss! Und merkwürdig ... auch du spürst weder Hunger noch Durst! Die Muscheln, die schönen Steine und Seesterne am Strand sind dir viel wichtiger als alle diese fett-süßen Speisen und Getränke. Ja, du hast gar keine Zeit, und dir fehlt gänzlich der Appetit, hast du doch gut gefrühstückt. Und wenn du jetzt nur an Essen denkst, fühlst du dich schon vollkommen satt. Und so läufst du schnurstracks an der übervollen, vor Fett triefenden und überzuckerten Essenstafel vorbei, um weiter schöne Muscheln und Steine zu finden, auch wenn die anderen dich zum Essen rufen. Sollen die doch die schweren und fetten Gerichte bis zum Platzen in sich hineinschaufeln!

Aber du verlebst einen so wunderbaren, sonnigen und wirklich glücklichen Tag am Strand, spielst ausgelassen und vergnügt mit anderen Kindern Ball ... wirfst ... und fängst ... wirfst ... und fängst ... [Eventuell weiter ausmalen. – Pause.] ... Und du weißt jetzt richtig, dass es vieles Aufregenderes und Lustigeres gibt als ausgerechnet immer nur essen, essen, essen. Und dieses starke Gefühl, dass du schon satt bist, wenn du üppige Speisen nur siehst, nimmst du aus der Hypnose mit ... es wird dich in Zukunft tragen, wie der Wind die Möwen. Und schon normale Portionen gesunder Nahrung in gesundem zeitlichen Abstand werden dir vollkommen ausreichen und dich richtig zufrieden machen. Du wirst lebendiger, beweglicher und viel hübscher! [Pause.]

Du atmest ganz ruhig ... ... ganz locker und leicht, ganz entspannt ... ... und gleich werden wir die Hypnose beenden. Die Müdigkeit und Schwere verflüchtigt sich jetzt und verfliegt ... Arme, Beine, Kopf und Körper werden wieder leicht ... und frei beweglich ... auch die Gedanken sind wieder ganz klar, ruhig und konzentriert auf das, was dir wirklich guttut ... nur die Augen sind noch geschlossen. Das schöne Gefühl der Freiheit, das du gerade erlebt hast, wirst du mitnehmen und mir nächstes Mal von deinen Erfolgen berichten. Gleich, wenn ich es sage, wirst du auch die Augen wieder öffnen und ganz frisch und munter sein. Und nun mach die Augen auf! Und du bist wieder hier! »Willkommen!« Bleibe noch einige Augenblicke ganz locker und entspannt liegen, besinne dich, und erzähle mir doch ein wenig von dem, was du in der Hypnose erlebt hast.

8. Murmeltierschlaf und tiefe, heilende Trance

Nach zwei absolut einschläfernden Hypnosevarianten tiefer Induktion folgt der friedvoll-heilende »Esdaile-Zustand« (zu Esdaile vgl. 8.4) ...

8.1 Wundervoll schlafen mit Siebenschläfers Weisheit (HA)

Cordula Leddin

Ziel: gutes Ein- und tiefes Durchschlafen

Technik: ausgiebiger Tagesrückblick mit akzeptierender Betrachtungsweise, beruhigende Hypnoseanleitung mit sehr direktiven, aber auch verspielt bildhaften Suggestionen

Einleitende Aufmerksamkeitslenkung auf die Atmung:
»Atmen Sie tief durch, tief und ruhig und regelmäßig, regelmäßig und tief und ruhig, ruhig und tief und regelmäßig. Sie fokussieren ganz allmählich und behutsam nach innen, auf Ihren inneren Fokus, friedvoll nach innen ... Sie sinken ganz angenehm in eine tiefe Entspannung ... nach und nach ...«

Reflexion des Tagesgeschehens mit Akzeptanz der Geschehnisse, geistige Ebene:
»Und jedes Mal, wenn sich ein Tag für Sie dem Ende zuneigt, in der Dämmerstunde Ihrer Nacht, wenn alles zur Ruhe kommt ... wenn *Sie* zur Ruhe kommen ... Sie kommen zur Ruhe ... während das Bewusste sich vielleicht schon wundervoll davonträumt ... dann werden Sie ganz nebenher, weniger bewusst, mehr unbewusst ... alle Ereignisse und Erlebnisse des Tages noch einmal vor Ihrem inneren Auge Revue passieren lassen, und falls es etwas gegeben hat, was nicht so optimal gelaufen ist, betrachten Sie es kurz und mit innerem Abstand ... es ist momentan unabänderlich. So schieben Sie es beiseite, denn es liegt oft nicht in unserer Hand, allen Ballast des Tages loszulassen ... weg, vorbei, rum, aus, vorüber ... fast schon vergessen ... Vielleicht mögen Sie Ihrem Schicksal vertrauen oder einer höheren Macht, die alles so

lenkt, wie es gut für Sie ist ... es wird alles schon seinen guten Sinn für Sie haben ... auf jeden Fall vertrauen Sie Ihrem Unbewussten, das schon jetzt sehr genau weiß, wie es am besten dazulernt und den Weg für Sie ebnet, damit Sie profitieren und sich weiterentwickeln, auf Ihrem persönlichen Weg ... zu all Ihren Fähigkeiten und Ressourcen, zu Ihrem Ziel ... Und so vieles löst sich traumhaft leicht im tiefen Schlaf, im guten Traum ... Und falls es während des Tages etwas gegeben hat, was noch zu erledigen, zu ändern oder weiterzuentwickeln sein wird ... so werden Sie ganz nebenher, ganz unbewusst traumhaft leicht erdenken, erspüren, erfühlen, verbildlichen, wie Sie dieses ganz konkret, Schritt für Schritt, optimal gestalten werden, mit allem Selbstbewusstsein, Wissen und mit Kreativität ... und Sie spüren genau, Sie schaffen, was Sie vorhaben, weil Sie Prioritäten setzen, weil Sie Ihre Schritte umsichtig und locker und klar planen können oder auch mal ›Nein‹ sagen werden ... und weil Ihr Unbewusstes Sie mit aller Kraft unterstützt ... und so vieles löst sich traumhaft leicht im tiefen Schlaf, im guten Traum ... Und Sie lassen vor allem alles, was so richtig *gut* gelaufen ist an diesem Tag, vor Ihrem inneren Auge noch einmal vorüberziehen, mit aller Anerkennung für das, was Sie Gutes aus diesem Tag gemacht haben, mit Stolz auf all Ihre Leistungen ... Ihre genussvollen Momente noch einmal genießen ... Und wenn Sie so am Ende Ihres Tages alles Wichtige für heute bedacht, bearbeitet und abgeschlossen haben, entspannen Sie sich ... und lassen los ...«

Nach Rückblick auf körperliche Anstrengungen des Tages physische Entspannung:

»Sie spüren Ihren Körper ... wie der sich gerade anfühlt ... Ihr Körpergefühl so traumhaft komfortabel, ganz natürlich, locker und leicht, zugleich angenehm bettschwer, ganz warm durchflossen ... ein warmes Fließen von Entspannung ... Sie atmen ruhig und tief und regelmäßig ... und mit jedem Ausatmen entspannen sich die Muskeln, mehr und mehr ... Luft durchfließt mit jedem Einatmen den Körper ... Sauerstoff durchfließt jeden Winkel und füllt Sie an mit samtig-warmer Schlafenergie ... mit jedem Einatmen wohliger und einschläfernder. Ihre Gesichtsmuskeln entspannen sich, so ruhig und friedvoll. Alle Denk- und Sorgenfalten schwinden, die Mimik glättet sich. Die Atmung wird allmählich und behutsam tiefer und regelmäßiger und ruhiger ... Ihr Brustkorb und Ihr Bauch heben und senken sich langsam und rhythmisch, und innerlich wird es warm und weit in Brust und Bauch, weit und warm ... gut durchlüftet ... gut durchblutet. Die Arme, die Hände, die Finger entspannen sich von aller Hektik des Tages ... allem Tragen, Tun, Tippen, Lenkradhalten, Schreiben und aller Gestik ... und werden ruhiger und ruhiger, gelassener und gelassener ... ruhiger und ruhiger, gelassener und gelassener ... Ihre Beine und Füße und Zehen entspannen sich von aller Hetze des Tages, allem Laufen, Stehen, Fahren oder Tretmühlentreten und werden ruhiger und ruhiger, gelassener und gelassener ... ruhiger und ruhiger, gelassener und gelassener ... Sie sinken ganz angenehm in tiefe Entspannung ... Sie entspannen sich vollständig, vollkommen entspannt und zur gleichen Zeit ganz willkommen bei sich selbst, sich liebevoll zugewandt ... von samtig-warmer Energie und Kraft durchflossen, ganz bei sich selbst, so verzaubernd wohlig, so wundervoll warm ... Und Sie genießen jeden Ihrer Abende und jede Ihrer Nächte ... gelassen, entspannt, freudig! Dann, wenn es an der Zeit ist, schlafen Sie schnell und gut ein ... und merken nicht einmal, wie Sie in den Schlaf hinübergleiten ... so angenehm und leicht ...«

Hypnosevertiefung durch Fantasie und Konfusion: zählende Schafe und murmelnde Murmeltiere:

»Vielleicht zählen Schafe Sie in den Schlaf, liebevoll und leicht ... vielleicht murmeln Murmeltiere Ihnen das Schlaflied ... schläfrig und entspannt ... vielleicht ziehen wundervolle ... Wunder-volle Bilder vor dem inneren Auge vorbei ... von einem einladenden Ort, einem Ort, der so richtig einlädt zum Träumen ...«

Direktive Suggestionen für guten Schlaf:

»Sie schlafen tief und fest und durch, mit guten Träumen, die Sie noch weiter entspannen und Ihnen Erholung bieten ... Ihr Körper relaxt und erholt sich, alle Zellen regenerieren sich ... alles Alte erneuert sich ... Ihr Unbewusstes unterstützt Sie kraftvoll, traumhaft im Traum ... Und Sie schlummern tief und erholsam und ruhig ... in kraftspendenden, süßen Träumen und Fantasien ... Körper, Geist und Seele erholen sich und schöpfen neue Kraft ... Sie schlafen mit erfüllenden Träumen, mit guten Einsichten, mit schönen Aussichten, so tief und erholsam, so angenehm stärkend auf allen Ebenen ... der Atem gleichmäßig, ruhig, tief, gesund ... Sie schlummern wundervoll in allen Träumen, paradiesisch und traumhaft und erholsam, unendlich kraftspendend ...«

Nochmalige, spielerische Trancevertiefung mit Zählen und Metapher:

»Mit sieben Weisheiten schläfern Siebenschläfer in den Schlaf … eins … vollkommen gelöst … zwei … erholsam und regenerierend … drei … erneuernd und kraftspendend … vier … traumhaft und kreativ … fünf … erfüllend und stärkend … sechs … süß schlummern … sieben … tief schlafen … … Gute Nacht!«

8.2 Einschlafmantra für Zeitknappe (HA)

Cordula Leddin

Ich schlafe ein … [beim Einatmen] … … … ich schlafe aus … [beim Ausatmen].

Ich schlafe ein … [beim Einatmen] … … … ich schlafe aus … [beim Ausatmen].

Ich schlafe ein … [beim Einatmen] … … … ich schlafe aus … [beim Ausatmen].

Ich schlafe ein … [beim Einatmen] … … … ich schlafe aus … [beim Ausatmen].

Ich schlafe ein … [beim Einatmen] … … … ich schlafe aus … [beim Ausatmen].

Ich schlafe ein … [beim Einatmen] … … … ich schlafe aus … [beim Ausatmen].

Ich schlafe ein … [beim Einatmen] … … … ich schlafe aus … [beim Ausatmen].

Ich schlafe …

8.3 Wirkfaktoren tiefer Hypnose: Berührung, Trance des Therapeuten, Imagination (GA)

Agnes Kaiser Rekkas

Ziel: schnelle Induktion einer tiefen Hypnose, intuitives Erfassen des anderen

Technik: Berührung, Kurztrance des Therapeuten, Beruhigung durch detaillierte Visualisierung des allmählichen Innehaltens eines sich zunächst bewegenden Objektes

Vorgehen

1. Der Hypnotherapeut instruiert den Ü/P, dass er bei ihm eine tiefe Trance induzieren und ihn dafür am Kopf berühren wird. (In Hypnose nie ohne Vorankündigung berühren!)
2. Der Hypnotherapeut steht oder sitzt bequem (!) hinter dem oder seitlich vom sitzenden oder liegenden Ü/P.
3. Er bittet den Ü/P, seine Aufmerksamkeit auf die Atmung zu lenken. Der Hypnotherapeut achtet auch bei sich selbst darauf, dass er ruhig atmet, vor allem langsam ausatmet, bis er sich selber ruhig und zentriert fühlt.
4. Dann legt der Therapeut seine Hände sachte an den Kopf des Ü/P, entweder rechts und links seitlich in Schläfenhöhe oder eine Hand auf die Stirn und die andere auf das Hinterhaupt.
5. Der Hypnotherapeut geht jetzt für Sekunden selber kurz in Trance und lässt seine Trance durch die Hände zum Ü/P »fließen«. [Pause.]
6. Nun bittet der Hypnotherapeut den Ü/P, ein Objekt aus Natur oder Technik, das sich bewegt, zu imaginieren. Mögliche Formulierung: »Lassen Sie vor Ihrem inneren Auge nun einen Gegenstand erscheinen, der Ihnen gefällt und der sich bewegt – wie zum Beispiel einen Baum, der sich im Winde wiegt, einen Adler, der durch die Lüfte segelt, oder einen Kieselstein, der in einem Bergbach von der Kraft des fließenden Wassers bewegt wird, ein fahrendes Auto oder Ähnliches. Nicken Sie bitte leicht mit dem Kopf, wenn Sie das Objekt sehen.«
7. Der Hypnotherapeut konzentriert sich nun vollkommen auf den Ü/P und versucht zu erfassen, was sich dieser wohl vorstellt. Dieses Vorgehen vertieft den therapeutischen Rapport und schult nebenbei die Intuition. [Pause.]
8. Der Hypnotherapeut entfernt (entschwebend) seine Hände vom Kopf des Ü/P und fragt nach dem visualisierten Objekt.
9. Nun bittet der Hypnotherapeut den Ü/P, dieses sich bewegende Objekt im inneren Erleben genau zu betrachten, von allen Seiten anzuschauen, anzufassen, es zu fühlen, es zu riechen und eventuell seine Geräusche oder Töne zu hören. [Pause.]
10. Nach einer kleinen Weile erfolgt die Aufforderung, dieses Objekt, das sich gerade eben noch bewegt hat, allmählich zur Ruhe zu bringen (z. B.: Der Adler kreist langsamer und lässt sich dann in der Krone eines Baumes nieder etc.). Dabei wird die vom Patienten gegebene Information über das Objekt genutzt. Über die Beruhigung des visualisierten Objekts tritt auch eine Beruhigung des inneren Zustandes sowohl auf der seelischen als auch körperlichen Ebene ein.

Mögliche Formulierung, wenn es z. B. eine sich im Winde wiegende Pappel war: »Sehen Sie nun, wie der Wind sich allmählich legt. Ja, der Wind hört auf zu wehen ... und der Baum, der sich elastisch gewiegt hat, kommt zur Ruhe, vollkommen zur Ruhe ... bis er ganz stillsteht ... nach aller Bewegung ganz still ... ganz ruhig ... wie in sich gekehrt ... kein Ästchen rührt sich mehr ... und Sie werden merken, wie auch Sie ganz ruhig werden und in eine angenehme, tiefe Hypnose gleiten ... und bei der Pappel ... und das ist das Besondere ... verbleibt ein ganz leichtes Schwingen in den Blättern. Die Blätter flirren im Licht als Zeichen intensiven Lebens ... auch in vollkommener, tiefer Ruhe ... erholsam wie der tiefste Schlaf ...«

8.4 Tiefer innerer Frieden im »Esdaile-Zustand«

Arnulf Maria Bultmann

Indikation: Ruhebedürfnis bei Erschöpfungszuständen, Schmerz, (psycho)somatische Erkrankungen

Ziel: tiefe Erholung, auch Beschwerdefreiheit mit Erleben von innerem Frieden und Glück im »Esdaile-Zustand« – James Esdaile, 1808–1859, schottischer Chirurg, bereitete in Kalkutta/Indien mit mesmerschen Streichungen über 1000 Patienten für eine Operation unter Hypnose vor, davon über 300 für große Eingriffe und 19 für Amputationen; die operationsbedingte Sterblichkeitsrate sank von 50 auf 5 Prozent (Esdaile 1847).

Technik: Induktion nach Elman (1983), aber Nutzen ideomotorischer Signale, zeitgemäße Formulierung; langsam, mit viel Zeitvorgabe und Ruhe sprechen. Den »Esdaile-Zustand« zeichnen folgende Phänomene aus: Anästhesie, Katalepsie, keine Reaktion bei Ansprechen.

Hypnoseanleitung:

Wie wir alle wissen, gibt es unterschiedliche Ebenen der Entspannung ... und unter jeder Entspannung gibt es eine tiefere ... Wenn dein Unbewusstes jetzt wahrnehmen kann, dass es unterhalb der Entspannung, in der du dich gerade befindest, noch tiefere Ebenen gibt, bitte ich um ein Ja-Zeichen! [Ideomotorisches Ja-Signal abwarten.]

[Falls ein Nein-Signal erfolgen sollte:] Während ich jetzt von eins bis fünf zähle, kann sich in dir ein Gefühl tiefer geistiger und körperlicher Entspannung ausbreiten ... eine zunehmend erhöhte Wahrnehmung der eigenen inneren Welt ... eins – zwei – drei – vier – fünf ... und dein Ja-Finger kann dann ganz von selbst anzeigen, wenn du die tieferen Ebenen wahrzunehmen beginnst ... [Ideomotorisches Ja-Signal abwarten.]

Und während wir hinuntertauchen in die Tiefen des Meeres, wird es ruhiger und ruhiger ... und tiefer und tiefer ... ruhiger und stiller und vollkommen friedlich ... während wir von den warmen Strömungen getragen werden, dort tief unten im Meer ... je länger, desto tiefer ... Und wie das Meer irgendwo seinen Boden hat und irgendwann seinen Grund erreicht ... gibt es eine tiefste Ebene der Entspannung, einen Ort tiefsten Friedens ... der Geborgenheit ... Stille ... wo es nichts gibt, was uns ablenkt ... oder stört ... weil nur angenehmes Wohlbefinden herrscht ... Und es ist so einfach ... und wenn du willst, führe ich dich dorthin ... Bist du damit einverstanden? Der Ja-Finger zeigt mir bitte die Zustimmung an! [Ideomotorisches Ja-Signal abwarten.]

Ja, gut. Und vielleicht magst du dir vorstellen, unter deiner Ebene, jetzt, gibt es noch drei Ebenen ... die Ebenen A, B und C. Drei Ebenen bis dorthin, zu dem Grund der Stille. Und um von einer Ebene zur nächsten zu kommen, wirst du nachher ganz von alleine ... begleitet von meinen Worten ... doppelt so tief entspannen ... körperlich ... geistig ... mühelos ... ganz von selbst ... du sinkst doppelt so tief in Hypnose ... von deiner Ebene jetzt hier hinunter zur Ebene A ... doppelt so tief ... körperlich ... geistig ... und danach von A hinunter nach B ... und danach von B hinunter nach C ... doppelt so tief, körperlich, geistig ... mühelos. Und dafür befindest du dich jetzt ganz von selber am oberen Absatz deiner privaten Rolltreppe, die hinunterführt zur Ebene A ... einer Rolltreppe, die dich höchst angenehm hinunterträgt auf jene tiefere Ebene A ... und das dauert genauso lange, wie doppelt so tief zu entspannen, körperlich ... geistig ... Ich werde jetzt bis drei zählen, und bei drei – und nicht früher – setzt sich die Rolltreppe in Bewegung ... ganz von alleine ... vollautomatisch. Sie trägt dich hinunter auf Ebene A ... mühelos ... und es dauert genauso lange, wie doppelt so tief zu entspannen ... körperlich ... geistig ... und du wirst sicher bemerken, wenn du auf Ebene A angekommen bist ... weil die Rolltreppe dann von alleine anhält: Eins ... zwei ... drei ... und los! [Pause.] Und wenn du auf Ebene A angekommen bist, bitte ich, dass mir der Ja-Finger das anzeigt. [Ideomotorisches Ja-Signal abwarten.] Und du kannst hier auf dieser Ebene die tiefe Ruhe und den Frieden wahrnehmen ... körperlich ... geistig ... geborgen ... aufgehoben ... [Pause.]

Und nach einer Weile findest du dich wieder am oberen Absatz deiner ganz privaten Rolltreppe. Die führt dich hinunter zur Ebene B ... Sie trägt dich auf jene tiefere Ebene ... das dauert genauso lange, wie doppelt so tief zu entspannen ... körperlich ... geistig ... Ich werde wieder bis drei zählen ... und bei drei setzt sich die Rolltreppe wieder in Bewegung ... Ganz von alleine ... vollautomatisch ... trägt sie dich sicher hinunter auf Ebene B ... mühelos ... und es dauert genauso lange, wie doppelt so tief zu entspannen ... körperlich ... geistig ... und du wirst wieder sicher bemerken, wenn du auf Ebene B bist ... weil die Rolltreppe ganz von alleine anhält, wenn du dort unten angekommen sein wirst: Eins ... zwei ... drei ... und los! [Pause.] Und wenn du auf Ebene B angekommen bist, bitte ich, dass mir der Ja-Finger das anzeigt. [Ideomotorisches Ja-Signal abwarten.]

Und noch tiefer kannst du jetzt hier diese so tiefe, unendliche Ruhe, diesen stillen Frieden wahrnehmen ... hier auf dieser tiefen Ebene ... körperlich ... geistig ... so aufgehoben ... und dich auf die tiefste Ebene freuen ... einen Ort absoluten Friedens ... der Geborgenheit und vollkommenen Stille ... und wo es nichts außer angenehmem Wohlbefinden gibt. Und es ist so einfach ... Deshalb findest du dich wieder am oberen Absatz deiner ganz privaten Rolltreppe, die jetzt hinunterführt zur Ebene C ... und dich sicher hinunterträgt auf jene tiefste Ebene ... Das dauert genauso lange, wie doppelt so tief zu entspannen ... körperlich ... geistig ... mühelos ... von selbst ... und während ich jetzt für drei Minuten schweige, kann sich in dir ganz von alleine ein Gefühl tiefster Vorfreude ausbreiten ... Und langsam setzt sich die Rolltreppe in Bewegung ... ganz von alleine ... vollautomatisch ... Sie trägt dich sicher hinunter auf Ebene C ... mühelos ... und es dauert genauso lange, wie doppelt so tief zu entspannen ... körperlich ... geistig ... und du wirst kaum spüren, wie du auf Ebene C sinkst. [Pause.] Und wenn du auf Ebene C angekommen sein wirst ... in tiefstem Frieden ... Glück ... ganz für dich ... bitte ich um ein Ja-Signal. [Ideomotorisches Ja-Signal abwarten.]

9. Unabhängig von Qualm und Rauch

Rauchen? Nein! Konsequent abstinent! Dazu eine Raucherentwöhnung im alten Stil: klassisch-direktiv, redundant mit klassischen Aversionssuggestionen und redundanten Formulierungen in knallharter Hypnoseanleitung für Menschen, die klare Führung brauchen. Im Gegensatz zu meiner Empfehlung für moderne Hypnotherapie wird der Begriff des Symptoms bzw. der Symptomatik (Rauchen) immer wieder ausgesprochen. Voraussetzung ist tiefe Hypnose. – Cannabis? Nein! Sieg über den Drachen. Zugegeben, es gibt härtere Drogen. Aber in unkontrollierten Mengen von den kleinen Rittern genossen, kann es großen Schaden zufügen.

9.1 Rauchen? Nein! *Konsequent abstinent* (HA/FB)

Gabriele Griessner

Technik: nach Induktion einer tiefen Trance indirektes Bearbeiten der Beweggründe für das Rauchen(Bedeutung des Rauchens); danach klassisch-direktive Aversions- und Zielsuggestionen in redundanter Formulierung; den hier zitierten Wortlaut in einen für die entsprechende Person stimmigen Rahmentext einbauen

1. Erzeugen einer tiefen (!) Trance

2. Intervention zum Loslassen von Motiven, die zum Rauchen gehören
Z. B. Übung nach »Sammeln und Loslassen« (Kaiser Rekkas 2007b). Modifiziert dahin gehend, dass ich den Patienten auffordere, all die Inhalte in die Hände fließen zu lassen, die dafür verantwortlich sind, dass er raucht. Gleich Aschenbechern, die man ausleert, endgültig (!) ausleert.

3. Direktive Suggestion, mit dem Rauchen aufzuhören:
»Du hast erkannt, wie schädlich das Rauchen für dich, für deinen Körper (z. B.: und auch für die Gesundheit deiner kleinen Familie und besonders für die Gesundheit deines Babys) ist. Und so ist ein großer Wunsch in dir, das Rauchen ab sofort sein zu lassen! [Diesen Text auf die Person abgestimmt ausbauen, dann weiterfahren mit:] Mit jedem

Atemzug nimmst du Ruhe und Sicherheit in dich auf, und somit wird Rauchen für dich in jeder Situation, in jeder Lebenslage vollkommen gleichgültig, ganz uninteressant! Vor allem, da du für dich erkannt hast, dass du bisher nur geraucht hast, um ... um cool zu sein ... um dich zu beruhigen ..., um dich abzulenken (o. Ä.) ... wird das Rauchen ab sofort für dich völlig gleichgültig, völlig uninteressant! Und du spürst ab sofort einen starken Widerwillen, eine Abneigung gegen das Rauchen in dir, die mit jedem Atemzug immer intensiver wird! Das Verlangen nach Rauchen, nach einer Zigarette steht immer mehr zurück! Rauchen ist für dich ganz uninteressant, völlig gleichgültig! Und schon alleine der Gedanke an das Rauchen ist dir unangenehm und peinlich. Und jedes Mal, wenn du Zigarettenrauch auch nur wahrnimmst, verstärken sich deine Abneigung und dein Widerwille gegen das Rauchen immer noch mehr.

Ab sofort ist und bleibt das Rauchen für dich völlig uninteressant und völlig gleichgültig. Und du bleibst bei deinem guten Vorsatz, endlich etwas für dich, für deine Gesundheit, für deinen Geldbeutel ... (z. B.: und für die Gesundheit deines neugeborenen Babys) zu tun, und du lässt das Rauchen einfach sein. Rauchen ist und bleibt für dich völlig gleichgültig, völlig uninteressant. Und du wirst deine Essgewohnheiten beibehalten wie sonst auch. Du ernährst dich bewusst und gesund. Und so wird auch dein Gewicht konstant bleiben. Nur dein Widerwille und deine Abneigung gegen das Rauchen werden von Tag zu Tag immer intensiver! Rauchen ist und bleibt für dich vollkommen gleichgültig, ganz uninteressant. Schon alleine der Gedanke an das Rauchen ist dir unangenehm und peinlich.

Du bist jetzt konsequent abstinent, ganz konsequent abstinent. Und du wirst von jedem Versuch, noch einmal zu rauchen, Abstand nehmen, du wirst nie mehr rauchen! All dies wird nun tief und fest in dir verankert und verwurzelt. Und du wirst immer danach handeln! Jedes meiner Worte entspricht genau deinem eigenen Wunsch und Willen! Egal, was andere um dich herum tun oder ob es drum herum nach Rauch riecht, du fühlst dich frei und atmest frische, klare Luft. Du bist froh und glücklich und ganz stolz auf dich, dass du etwas für dich und die Gesundheit (deiner kleinen Familie bzw. andere Ressourcen) tust und das Rauchen einfach sein lässt. Und du bleibst bei deinem guten Vorsatz und wirst immer ganz strikt danach handeln und lässt das Rauchen ab sofort ... ein für alle Mal sein! Rauchen ist für dich nicht nur völlig gleichgültig, gänzlich uninteressant, sondern auch endgültig vorbei! Und du fühlst dich von Tag zu Tag immer besser und frischer, leistungsfähiger und vitaler. Du bist froh und glücklich und ganz stolz auf dich, dass du es geschafft hast: Du bist Nichtraucher, und du bleibst Nichtraucher!

Und du spürst nun, wie sich die Wirkung meiner Worte mehr und mehr über deinen ganzen Körper ausbreitet. Immer mehr und mehr spürst du die Wirkung, die sich mehr und mehr wohltuend gesund ausbreitet. Rauchen ist und bleibt für dich völlig gleichgültig, ganz uninteressant. Und so ist und bleibt das Rauchen für dich in jeder Situation und in jeder Lebenslage völlig gleichgültig, völlig uninteressant. Es ist endgültig vorbei! Und du bist froh und glücklich und sehr stolz auf dich, dass du es geschafft hast, denn: Du bist Nichtraucher, und du bleibst Nichtraucher.«

4. Rücknahme der Hypnose und posthypnotische Suggestion: »Und als Nichtraucher beendest du jetzt für dich die Hypnose und trittst den Rückweg an!«

Fallbericht

Eine Hebamme bittet mich um die Behandlung eines jungen Mannes (22), der vor drei Wochen Vater geworden war. Er habe sich schon bemüht, das Rauchen aufzugeben, schaffe es aber alleine nicht. Wir vereinbaren einen Termin. Im Vorgespräch berichtet er, dass er schon seit seinem 13. Lebensjahr raucht wie alle seine Kumpel und auch im Elternhaus geraucht wurde. Er wollte einfach dazugehören und anerkannt werden. Er wünscht Unterstützung speziell mit Hypnose. Als Grund für seinen Wunsch, Nichtraucher zu werden, nennt er seine Gesundheit. Das reicht mir nicht aus, denn eigentlich wusste er ja schon zum Zeitpunkt der ersten Zigarette, dass das Rauchen schädlich ist! Er nennt dann die Gesundheit seines Babys.

Nach dem Vorgespräch erkläre ich ihm den Ablauf der Hypnose, und wir treffen ein Abkommen dahin gehend, dass er nach der Hypnose keine Zigarette mehr anfassen darf, um nicht rückfällig zu werden. Er solle also nicht ausprobieren, ob die Hypnose wirkt (!). Das wäre schade um die Zeit und schade um das Geld! Ich frage ihn auch, ob es für ihn in Ordnung ist, dass ich ihn in der Hypnose in der Du-Form anspreche. (Bei meinen Hypnosesitzungen habe ich persönlich die Erfahrung gemacht, dass viele Patienten die Du-Form als angenehmer und persönlicher empfinden, wobei ich die Patienten außerhalb der Hypnose immer strikt in der Sie-Form anspreche.) Für ihn ist das in Ordnung.

Er ist seit der Intervention Nichtraucher, fühlt sich wohl, hatte in den ersten Tagen seines Nichtraucherdaseins noch gelegentlich das Gefühl von innerer Unruhe, das aber nach ca. einer Woche verging. Wichtig war wohl für ihn, dass er allen Zweiflern bewies, dass er das schafft, was er sich vornimmt.

9.2 Cannabis? Nein! *Sieg über den Drachen* (HA/M/FB)

Renate Lechner

Ziel: Ich-Stärkung, Abstand nehmen vom Cannabis-Abusus

Technik: indirekte Hypnoseanleitung mit Metapher vom Sieg über den giftbrauenden Drachen, EMDR (*E*ye *M*ovement *D*esensitization *R*e-processing) indirekt und abgewandelt; ursprünglich als Fantasiereise für einen Jugendlichen entworfen, der nach wiederholtem Cannabis-Rauchen in heftige Panikattacken geriet und schließlich kaum noch die Schule besuchen konnte. (»Drachengift« hat er an einem Sicheren Ort »geträumt«.)

Tranceinduktion:

... und weil du dich jetzt hier so sicher und gemütlich fühlst, sinkst du in einen interessanten Traum, einen Traum von einem jungen Ritter – beliebt, intelligent, selbstbewusst, mutig. In seinem Land wohnt ein Drache, ein böser, gefährlicher Drache. In seiner Höhle stellt er Tag für Tag das Drachengift her, mit dem er Menschen vernichten will. Wie alle jungen Menschen ist der junge Ritter vor dem Drachen und dem Drachengift immer wieder gewarnt worden. Ja, es ist sogar offiziell verboten, am Drachengift auch nur zu riechen! Doch der junge Ritter hört auch anderes. Manche jungen Leute sind heimlich in die Drachenhöhle geschlichen und haben sich dem großen, dampfenden Kessel, in dem der Drache sein Gift mischt, unauffällig genähert. Ein, zwei tiefe Atemzüge ... und ungesehen sind sie wieder verschwunden. Sie erzählten danach wundersame Dinge, wie großartig man sich danach fühle und dass, wer es einmal erlebt hat, sich immer wieder danach sehne. Es soll auch schon vorgekommen sein, dass der Drache jemanden bemerkt hat, und wen er einmal angesehen hat – so sagt man –, der hat sein Leben vertan, er sei für immer vergiftet, leide ewig und bekomme kaum noch etwas zustande. Der Reiz für den jungen Ritter ist gerade wegen der Gefahr enorm. Er fragt nach und informiert sich im ganzen Land über das mysteriöse Drachengift. Viele warnen ihn, aber andere laden ihn auch ein, mitzukommen und es selbst zu erleben.

Er kann die Neugierde nicht unterdrücken. Er meint, er müsse es erleben. Nach gründlicher Vorbereitung geht er schließlich mit. Schon am Eingang der Höhle riecht es süßlich. Er folgt den Freunden, eifrig darauf bedacht, unentdeckt zu bleiben. Und plötzlich sieht er es, das Ungeheuer! Es steht vor dem großen, dampfenden Kessel, aus dem starkriechende Schwaden hochsteigen. Groß und schrecklich ist es anzusehen! Ein gewaltiger Drache mit schwartig-schuppiger Haut. Er dreht ihnen den Rücken zu. Gott sei Dank! Nachdem sie sich von dem Schreck des Anblicks erholt haben, schleichen sie näher und näher heran. Schließlich sind sie nahe genug, dass sie bei tiefem Einatmen die Lungen mit dem Qualm füllen können. Ein, zwei tiefe Atemzüge, wow! Er spürt es schnell im ganzen Körper, und die Freunde ziehen ihn eilig aus der Höhle, bevor die Wirkung des Giftes übermächtig wird und sie die Gefahr, entdeckt zu werden, nicht mehr ernst nehmen. In einer Hütte in der Nähe genießen sie ihren Rausch. Sie albern herum und lachen wie blöde über alles. Schließlich gehen sie hungrig und durstig nach Hause. Aber schon bald treffen sie sich wieder und wieder, und immer läuft es auf dieselbe Weise ab. Bislang ist alles gutgegangen, der Drache hat sie nie angeschaut.

Irgendwann fällt dem jungen Ritter auf, dass die, die besonders häufig in die Höhle gehen, sich verändern. Sie haben zu nichts mehr Lust, werden gleichgültig, verlieren ihren Mut und ihre guten Ideen. Auf den Turnieren fallen sie wie die Fliegen vom Pferd. Man lacht über sie, so dämlich, wie sie geworden sind. Nein, so will er nicht werden. Er nimmt alle Kraft zusammen und geht nur noch selten mit in die Höhle und schließlich so gut wie gar nicht mehr. Er denkt noch öfter an das süße Gift, aber er widersteht der Versuchung, bis er es schließlich fast vergisst. Es gibt wichtige Dinge in seinem Leben. Er hat Ziele … [Pause.] … Es ist über ein Jahr später, er ist mit Freunden zusammen, die feiern wollen. Einer sagt: »Wir könnten doch vorher in der Drachenhöhle vorbeischauen …« Der junge Ritter denkt: »Warum eigentlich nicht, war doch witzig damals, einmal macht doch nix!« Sie gehen in die Höhle, schleichen sich an, und wie unser Ritter vor dem Kessel steht und den ersten tiefen Atemzug macht, dreht der schauerliche Drache sich um und schaut genau ihn grinsend an. Es fährt ihm sofort durch den ganzen Körper, ihm wird schwindelig, sein Herz rast, er glaubt zu fallen, sein Atem geht unregelmäßig. Stolpernd flüchtet er aus der Höhle, rennt den Freunden davon und kommt schließlich zu Hause an. Er verkriecht sich in sein Bett und schläft lange, aber unruhig. Als er wach wird, geht es ihm schlecht. Er ist unsicher. Er ist krank. Besorgniserregend verändert. Nach einigen Tagen geht es besser, er reitet wieder aus, nimmt an seiner Ritterausbildung teil, macht Zielübungen. Aber immer wieder bekommt er plötzlich schreckliche Angst, Herzrasen, Atemnot. Er verkriecht sich. Er ist ein anderer Mensch geworden. Dinge, die ihm früher alltäglich waren, machen ihm Angst oder kosten ihn unendliche Kraft und Mühe. Er ist matt, wie entfernt von seinem Körper, der früher pfeilschnell auf dem stolzen Pferd dahinschoss. Er kann das nicht verstehen. Er sehnt sich danach, sein altes Selbst wiederzuhaben. Aber auch wenn die Anfälle mit der Zeit seltener werden, lassen sie ihn nicht wirklich in Ruhe. Und die Angst vor dem nächsten Panikanfall ist zu seinem steten Begleiter geworden.

In seiner Not wendet er sich an einen alten Weisen, der der Familie schon seit Urzeiten mit seinem Rat zur Seite steht. Dieser sagt ihm: »Du wirst daran zu Grunde gehen, wenn du nicht den Mut aufbringst, dem Drachen noch einmal zu begegnen und ihn zu töten. Dazu musst du allein zu ihm gehen. Du wirst den Blick des Drachen noch einmal ertragen müssen, und dann musst auch du ihn anschauen – denn das fürchtet er! Bring den Mut auf, und schau ihn an, dann rolle wild mit den Augen, wieder und wieder! Hin und her, rechts – links – rechts – links usw. *Das* bringt ihn um, nicht das Schwert!« Der junge Ritter zögert. Soll er es wagen? Natürlich hat er Angst – aber hat er die nicht sowieso? Will er ewig so weitermachen? Nein! Er nimmt all seinen verbliebenen Mut zusammen und geht zur Drachenhöhle. Allein. Diesmal schleicht er sich nicht an. Er will gesehen werden. Die Dämpfe aus dem Kessel nimmt er gar nicht wahr. Er erblickt die hässliche Gestalt des Ungeheuers von hinten. Da passiert es: Der Drache dreht sich um, wendet sich ihm zu und schaut ihn eindringlich an. Er spürt alles gleichzeitig: Schmerz, Atemnot, Schwindel ... und unsägliche Angst. Er meint, in die Knie zu gehen, kann es nicht mehr aushalten. Er wünscht, der Boden möge sich öffnen, damit er darin versinken könne. Der Drache tobt über ihm. Da hört er auf einmal die Stimme des Weisen: »Du musst ihn ansehen! Fühle deine ganze Manneskraft! Und rolle die Augen! Rechts – links – rechts – links – und weiter so!«

Auf einmal pulsieren Lebenswille und ungeheure Energie in unserem Ritter. Er nimmt all seine Kraft zusammen und blickt – wie wild die Augen rollend – auf den Drachen. Der zuckt zusammen, stößt einen letzten feuerspeienden Schrei aus … und scheint ein wenig kleiner geworden zu sein, aber immer noch gefährlich. »Roll mit den Augen, jetzt! Weiter!«, hört er die Stimme, und er tut es. Hin und her, hin und her … und siehe, der Drache wird unter Keuchen und Stöhnen kleiner und kleiner. Der junge Ritter atmet bereits wieder ruhiger, und sein Herz fühlt sich schon viel zuversichtlicher an. »Weiter rollen, noch mal!!«, hört er die Stimme. Er rollt mit den Augen hin und her, wieder und wieder, eine unendlich lang erscheinende Zeit, bis der Drache klein wie eine Eidechse ist und starr vor seinen Füßen liegt. »Es ist vorbei, du hast ihn getötet. Es ist für immer vorbei. Nimm ihn mit, er ist tot, versteinert, harmlos … er ist Vergangenheit, du kannst ihn ins Museum packen«, sagt ihm die Stimme, und er bückt sich – und tatsächlich … eine kleine Dracheneidechse, versteinert … harmlos. Obwohl er gerade den schlimmsten Kampf seines Lebens hinter sich hat, fühlt sich der junge Ritter ungeheuer erleichtert, überhaupt nicht erschöpft, sogar kraftstrotzend. Er schläft gut und tief in dieser Nacht, und am nächsten Tag steht er dynamisch und tatendurstig auf. Er ist wieder fast der Alte: beliebt, intelligent, selbstbewusst, mutig – nur ein bisschen weiser. Er fängt an zu arbeiten. Erst jetzt sieht er, wie viel an Aufgaben in seinem jungen Reich liegengeblieben sind, welch Chaos herrscht. Aber er fühlt eine unendliche Kraft in sich. Er räumt seinen Arbeitsplatz auf und ordnet sein Leben. Er lernt, was immer sich ihm bietet. Erwachsen geworden, wird er zu einem der bekanntesten Wissenschaftler und Staatsführer seiner Zeit. In seiner Hauptstadt richtet er ein Museum ein, in dem viele Fundstücke ausgestellt sind. In einer Vitrine kann man eine kleine Versteinerung betrachten. Hier sieht man ihn gelegentlich, in Gedanken versunken …

[Diese Ritter-Drachen-Story war Sequenz einer ansonsten mehr beratenden Begleitung eines Jungen von 15 Jahren. Panikattacken traten nach der Behandlung keine mehr auf. Ob, wie und was er eventuell noch raucht, kann natürlich nur er selber sagen.]

10. Körperliches Wohlbefinden, Besserung, vielleicht sogar Heilung

Sechzehn Beiträge zur Gesundheit, wie sie unterschiedlicher nicht sein können. Alle Gebrauchsanweisungen und Hypnoseanleitungen sind erprobt und für gut befunden. Die Fallberichte geben Anregungen, Ideen und somit Sicherheit im Gestalten individueller Interventionen. – Wird intensivere Unterstützung zur Planung und Durchführung einer gesamten Hypnotherapie bei psychosomatischer Erkrankung gewünscht, empfiehlt sich die geheimnisvolle und rührige »Fee« (Kaiser Rekkas 2007a).

10.1 Klangschalen – Tiefenhypnose in heilender Schwingung (HA)

Cordula Leddin

Ziel: tiefe Beruhigung, besonders bei psychosomatischen Erkrankungen

Technik: Der Text sollte von einer CD mit Klangschalentönen begleitet werden (empfehlenswert: »Nada Himalaya« von Deuter). Ganz am Ende kann man die eigene Klangschale anschlagen.

Tranceinduktion:
Sie horchen auf die Klänge dieser Klangschalen, hören sich erst einmal hinein in diese besonderen Töne ... Sie lassen sich einhüllen von diesem besonderen Klang, der Klang hüllt Sie ein und lässt Sie lauschen, nicht nur nach außen, sondern vor allem nach innen in Sie hinein. Lässt man einen Stein in einen Teich fallen, so ergeben sich konzentrische, kreisrunde, harmonische Wellen, die sich über den gesamten Teich ausbreiten. Jedes Molekül des Wassers wird in Bewegung versetzt. Ähnliches geschieht bei klingenden Vibrationen in unserem Körper, der zum großen Teil aus Wasser besteht. Deshalb übertragen sich die Schwingungen so wohltuend auf Körper, Geist und Seele und breiten sich dort in konzentrischen Wellen aus. Eine Massage, rein aus Klängen. Sie lassen sich einhüllen von den Klängen, die Klänge hüllen Sie ein wie eine flauschige Decke, eine Klangdecke,

und die Klänge lassen Sie lauschen, nicht nur nach außen, sondern bis ins Innerste.

Und da kann die schöne Fantasie entstehen, dass Ihr Bauchnabel ein goldfarbener Teich ist, von dem aus sich die Entspannung ganz angenehm in kreisförmigen Wellen ausbreitet in alle Richtungen, überallhin. Ihr Brustbereich entspannt sich und wird weit, und das Becken entspannt sich und wird warm und gelöst ... die Schultern werden locker und gelöst und die Oberschenkel entspannt ... die Gesichtsmuskulatur ganz ruhig und die Füße locker und warm. In alle Richtungen kreisrund entspannt, auf allen Ebenen gelöst: vom Scheitelpunkt bis in die Zehenspitzen entspannt, von Schulter zu Schulter und rund um die Hüfte entspannt, vom höchsten Punkt des Brustbeins bis zum äußersten Punkt der Wirbelsäule entspannt ... in alle Richtungen gelöst, auf allen Ebenen entspannt ... Begrenzungen lösen sich auf, und Sie fühlen sich wohler und wohler. Missklänge verhallen, lösen sich auf, mehr und mehr, und schöne Harmonie und Balance im Inneren klingen an. Die Entspannung vertieft sich ganz von allein, tief und tiefer, Bürden fallen ab ... es lösen sich Verspannungen und Blockaden, und Sie kommen in Einklang, in Wohlklang mit sich selbst. Fehlendes füllt sich goldrichtig auf und harmonisiert sich ganz von allein. Die inneren Prozesse balancieren sich mehr und mehr, schwingen sich ein in absolutem Wohlgefühl. Feine Tonvibrationen berühren Körper, Geist und Seele, denn sie strömen durch Ihren Körper und harmonisieren die Zellen, fließen durch den Geist und entspannen alle Gedanken, fließen durch die Seele und beruhigen alle Gefühle.

Mit den beruhigenden und entspannenden Schwingungen, die durch den Körper fließen, können Sie unnötige Anspannungen des Lebens loslassen, und innere Tore können sich für neue Erfahrungen öffnen. Sicherheit und Gelassenheit treten ein und geben Mut für neue Entwicklungen. Heilende Entwicklung wird schwungvoll eingeläutet, mit aller positiven inneren Resonanz. Und Ihre Fantasie? Die Schwingungen beflügeln Ihre Fantasie ... angenehm leicht und fließend ... ... die Sterne klingen hören und nicht nur mit den Augen über den schimmernden Regenbogen wandern ...

[Hier folgt eine Option von Sätzen, aus denen passende ausgewählt werden können. Die Redundanz soll die Hypnosetiefe verstärken und den Prozess des inneren Fließens betonen. Es muss sehr langsam und in vollkommener Ruhe gesprochen werden.]

Sie finden ein phänomenales Fließgleichgewicht aus gelassener Offenheit und guter Abgrenzung ... so wie es für Sie goldrichtig ist ...

Sie finden ein passgenaues Fließgleichgewicht aus angemessenem Durchsetzungsvermögen und angenehmem Loslassen ... so wie es für Sie goldrichtig ist ...

Sie finden ein schönes Fließgleichgewicht aus guter Spannung und gelöster Entspannung ... so wie es für Sie goldrichtig ist ...

Sie finden ein fantastisches Fließgleichgewicht aus hilfreicher Vernunft und gutem, gefühlvollem Gespür ... so wie es für Sie goldrichtig ist ...

Sie finden ein entspanntes Fließgleichgewicht aus angenehmer Freiheit und warmer Bindungsfähigkeit ... so wie es für Sie goldrichtig ist ...

Sie finden ein kraftvolles Fließgleichgewicht aus Zutrauen und Selbstsicherheit ... so wie es für Sie goldrichtig ist ...

Sie finden ein heilsames Fließgleichgewicht aus Stärkung und Gesundung ... so wie es für Sie goldrichtig ist ...

Sie finden ein harmonisches Fließgleichgewicht aus allem, was Sie an Gutem aus der Vergangenheit mitbringen, aus allem, was Sie an Gutem in der Gegenwart erleben, aus allem, was Sie an Gutem für die Zukunft anstreben ... so wie es für Sie goldrichtig ist ...

Sie entwickeln eine optimale, stimmige Balance von Körper, Geist und Seele, voll Harmonie und Gleichklang ... so wie es für Sie goldrichtig ist ...

Sie schöpfen reich aus Ihrem inneren Reservoir, Ihrem inneren schillernden Goldschimmersee aus Harmonie, Kraft und Einklang in sich selbst ...

Und wenn Sie ganz ausgefüllt sind mit Ihren reichhaltigen inneren Gaben und Schätzen und goldenen Klängen ... erst dann ... lassen Sie die Entspannung sehr beschwingt ausklingen.

10.2 Was kränkt, was gesundet? *Der Weg in die Gesundheit* (GA)

Agnes Kaiser Rekkas

Ziel: Erkenntnisse sammeln über das eigene Zutun zur Verschlimmerung bzw. Verbesserung einer psychosomatischen Erkrankung

Technik: Bette folgende hypnotische Anregungen in einen auf den Ü/P abgestimmten Text, und lass alle Schritte ideomotorisch bestätigen. Vermittle dabei Halt, gib Unterstützung und positive Suggestionen.

Abfolge der Schritte

- Lass dich in eine angenehme Trance gleiten.
- Finde dich in einer Landschaft wieder, die deiner momentanen Stimmung und körperlichen Befindlichkeit entspricht.
- Geh auf einem Weg. Auch der entspricht deiner jetzigen Situation, sei er steinig, moddrig, sandig, abschüssig oder wie auch immer.
- Du gehst und gehst ... und kommst nach einer Weile zu einer Gabelung.
- Intuitiv wählst du eine Richtung, als ob du etwas ausprobieren wolltest.
- Du gehst auf diesem Weg eine Strecke und merkst, dein Befinden verschlimmert sich.
- Je länger du gehst, umso schlechter wird es.
- Du hältst inne, setzt dich vielleicht auf einen Felsen am Wegesrand und reflektierst, was zu der Verschlimmerung beiträgt.
- Du vertiefst die Trance und erfährst mehr: Schlechte Suggestionen, ungute innere Bilder, ungesundes Verhalten, Fehler, die du machst, Menschen oder Dinge, die dir nicht guttun, werden dir deutlich.
- Du stehst auf und gehst weiter, und was passiert? Eine weitere Verschlimmerung.
- Wieder machst du eine Pause und filterst genau heraus, was dich »kränkt«, was die Krankheit verschlimmert bzw. eine Heilung oder Besserung verhindert.
- Geh nun weiter.
- Wiederhole das so oft, bis du genügend erfahren hast! [Pause.]
- Am Ende des Weges triffst du dein Ebenbild bzw. dein zweites Ich, das dir zusätzlich genauere Auskunft darüber gibt, was die Verschlechterung deines Krankheitsbildes ausgelöst hat, sei es psychisch oder physisch.
- Komme so weit aus der Trance, dass du fähig bist, die erhaltene Information aufzuschreiben oder mitzuteilen.
- Vertiefe nun wieder die Trance, kehre den Weg zurück, bis du wieder bei der Weggabelung bist. [Pause.]
- Wähle nun den anderen Weg.
- Du fühlst dich auf einmal besser, atmest tiefer, gehst leichtfüßiger, körperlich und seelisch befreiter (oder was der Aufhebung bzw. Besserung der Symptomatik entspricht).

- Nach einer Weile hältst du wiederum inne und reflektierst, was du auf diesem Weg anders machst, so dass es dir bessergeht und die Krankheitssymptomatik schwächer wird.
- Gehe nun wieder weiter, und mache weitere positive Erfahrungen.
- Wiederhole die letzten zwei Schritte so oft, bis du sicher bist, dass du genügend erfahren und gelernt hast.
- Setze nun unbekümmert deinen Weg fort, bis du nach einiger Zeit dein gesundes Ebenbild triffst.
- Dein gesundes Ebenbild teilt dir jetzt haargenau mit, was du alles anders gemacht hast, also im Prinzip das, was du zukünftig tun kannst, um deine Heilung zu unterstützen.
- Komme so weit aus der Trance, dass du die erhaltene Information aufschreiben oder mitteilen kannst.
- Vertiefe nun wieder die Trance, und erlaube dir, diese Hinweise künftig zu nutzen. [Pause.]
- Kehre zu deiner Landschaft zurück, und beobachte, wie sie sich verwandelt hat.
- Beschreibe dies, und/oder zeichne es auf.
- Sinke noch ein paar Minuten in eine tiefe, heilende Trance, und beende dann die Hypnose.

10.3 Körperfarben: *Gesunde Farbe in den kranken Bereich* (GA)

Agnes Kaiser Rekkas

Ziel: Auffinden des Ursprungs einer psychosomatischen Erkrankung, therapeutische, heilsame Veränderung

Technik: Ideomotorik, Metapher, Therapie am Ursprungsort

Anleitung

- Leite bei deinem Ü/P eine angenehme Trance ein.
- Suggeriere nun deinem Ü/P, dass sich sein Körper auf einmal in Farben präsentiert, z. B. in einem Spiegelbild, bei einer Reise durch den Körper o. Ä.
- Bitte um eine ideomotorische Bestätigung, sobald das suggerierte Bild auftaucht.
- Nachdem das Ja-Signal erfolgt ist, lass dir das entstandene Bild beschreiben (z. B.: »Meine Hände und Arme sind warmrot, mein Kopf königsblau, meine Brust eher hellorange, die Beine …«).
- Lege Wert darauf, dass keine Körperpartie ausgelassen wird! Mit großer Wahrscheinlichkeit ist davon auszugehen, dass der Ü/P die gesun-

den Körperbereiche mit hellen, starken, leuchtenden Farben visioniert, während die erkrankten Bereiche gar nicht erwähnt werden oder in dunklen, bräunlich-gräulichen »Unfarben« im Schatten liegen.

- Erfahre via Fingerzeichen, ob auch diese Bereiche ehemals eine gesunde Farbe besaßen. (Wird normalerweise ideomotorisch bejaht.)
- Bitte das Unterbewusste, nun in die Zeit der Lebensgeschichte zurückzuwandern, da dieser Bereich noch Farbe hatte. Wenn es dort angekommen ist, soll der Ja-Finger dies anzeigen.
- Wenn das ideomotorische Ja-Zeichen erfolgt ist, eruiere das Alter: »Sind Sie da jünger als zehn Jahre?« (FZ »Ja«.) »Jünger als fünf Jahre?« (FZ »Nein«.) »Sechs Jahre?« (FZ »Ja«.)
- Bitte nun das Unterbewusste, in der Zeit langsam wieder nach vorne zu gehen und den ersten Verlust von Farbe mit einem Ja-Signal anzuzeigen.
- Hilf dem Ü/P, nach der erfolgten Ja-Anzeige zu artikulieren, was sich gerade ereignet.
- Bitte das Unterbewusste, weiterzugehen bis zu der Zeit, da die Farbe vollkommen erloschen ist bzw. den heutigen Ton bekommen hat.
- Stütze deinen Ü/P, der eventuell tief berührt ist. (»Ich bin bei Ihnen« etc.)
- Setze nun dein therapeutisches Wissen ein, und frage das Unterbewusste, ob in diesen Körperbereich wieder eine gesunde Farbe Einzug halten kann, einfach weil es an der Zeit ist, weil heute andere Ressourcen vorliegen o. Ä.
- Wäge ab, ob die Intervention »Arbeit am Kindheitstrauma« (vgl. Kaiser Rekkas 2007b) sinnvoll ist, und arbeite gegebenenfalls damit.
- Lass deinem Ü/P Zeit, und gib gute, integrationsfördernde Suggestionen.
- Frage jetzt nach dem momentanen »Farbbefund«.
- Gib posthypnotische Suggestionen in Richtung therapeutischer (nächtlicher) Träume, Entwicklung, Heilung.
- Schließe die Hypnose ab.

10.4 Für Gelenke, Muskeln und Band: *Ibuzuki – bunte Schirmchen, heilender Sand* (HA)

Jutta Eva Arnold

Ziel: Schmerzlinderung bei orthopädischen Beschwerden, z. B. Rücken- und Nackenbeschwerden; Wärme auftanken

Tranceinduktion:

Ich brauche Ihnen ja nicht mehr zu sagen, wie wir in Entspannung gehen, jeder auf seine Weise, ein gemeinsamer Atemzug. Und während ich immer bei Ihnen bin, können Sie schon beim ersten Einatmen beobachten, wie sich erst Ihre Brust und dann auch Ihr Bauch nach oben wölbt und beim Ausatmen wieder ganz entspannt zurücksinkt. Und mit jedem Einatmen können Sie noch einmal nachspüren, ob Sie auch wirklich gut und bequem liegen, ob Ihr Rücken von der Sessellehne getragen, ob Ihr Kopf durch die Stütze angenehm gehalten wird. Und mit jedem Ausatmen können Sie all das loslassen, was momentan unwichtig ist. [Hypnoseinduktion eventuell mehr ausformulieren.] Und während Ihr Bewusstes genau weiß, wo Sie sich befinden, kann ihr Unbewusstes mit mir auf Reise gehen. Lassen Sie uns heute nach Japan reisen, in das Land, in dem die Erde bebt, in dem Urgewalten deutlich spürbar sind, in dem wohltuendes Wasser und heilende Erde und energiespendende Wärme an die Oberfläche kommen. Fliegen Sie mit mir nach Tokio und weiter in den Süden nach Kyushu, nach Kagoshima und dann nach Ibuzuki. Dort werden Sie schon erwartet, denn man hat sich spezialisiert auf Menschen mit Rücken- und Nackenproblemen. Dort sind natürliche Urgewalten spürbar. Es gibt den heilenden Sand von Ibuzuki, am dunklen Heilsandstrand. Von oben erwärmt durch die Kraft der Sonne, von unten durch vulkanische Hitze. Ihre Bademeisterin steht schon bereit, und vielleicht wundern Sie sich, warum sie Ihnen ein paar Holzschuhe gibt und einen Baumwollkimono. Doch die Schuhe braucht man, um überhaupt auf diesem Sand laufen zu können. Sie begleitet Sie, führt Sie vorbei an windschiefen Palmen. Das Meer rollt sanft am Strand aus. [Szene für alle Sinne beschreiben.]

Und plötzlich – ein Bild für Götter – überall bunte Sonnenschirme, Menschen, vom Nacken bis zu den Knöcheln im Sand eingebuddelt, tanzende Zehen, die aus dem Sand hervorlugen, und Köpfe, mit Strohhüten bedeckt, an Limonade nuckelnd. Ein Lächeln streicht um Ihre Lippen, doch Sie haben keine Zeit zu staunen, denn die Bademeisterin führt Sie zu einer Kuhle aus schwarzem, vulkanischem, noch dampfendem Sand. Sie kühlt den Sand mit Wasser auf eine angenehme Temperatur herab und bittet Sie, sich hineinzulegen. Anfangs zögernd, dann immer mutiger, machen Sie es sich bequem, und die Bademeisterin deckt auch Ihren Körper von den Knöcheln bis zum Hals mit Heilsand zu. Sie spüren, wie der Sand sich Ihrer Körperform anpasst, wie die einzelnen Wirbel Ihrer Wirbelsäule, am schwersten Punkt beginnend, die Erdwärme in sich aufnehmen, wie diese zum

Nacken aufsteigt, wie der Sand wärmt und trägt und wie sich, wie bei einer Massage, die Muskeln überall, und ganz besonders im Nacken, dieser Entspannung hingeben können. [Nach vorheriger Absprache unterstützt durch meine Hände im Nacken.]

Der Sand erinnert an Spiele in der Kindheit, er trägt, er wärmt, er lädt ein zum Tiefergehen, zum Sichgehenlassen, zum Wohlfühlen, während Füße und Kopf für einen kühlenden Austausch sorgen. [An dieser Stelle abfragen, eventuell per FZ, ob die Temperatur überall richtig ist oder ob mehr Wärme oder Kühle suggeriert werden muss.] Und während der Körper sich mit Urenergien vollsaugt – direkt aus der Quelle –, können der Blick wandern, das Gehör lauschen und die Gedanken schweifen auf der Suche nach etwas, das Sie gerne als Souvenir von dieser Reise in den Alltag mitbringen möchten, ein Bild, ein Gegenstand, eine Idee. Lassen Sie sich Zeit, das zu finden ...

10.5 Stärkung der Immunabwehr: *Fangschirm der Fee* (HA/FB)

Ulrike Gotthardt

Ziel: Abwehrstärkung bei Patienten mit autoaggressiven Immunerkrankungen

Technik: Metapher von der kleinen Putz- und Schutzfee

Nach Hypnoseeinleitung:

»Und so, wie sich Ihre Muskulatur zunehmend entspannt, schaltet auch Ihr vegetatives Nervensystem um auf Erholung und Regeneration ... und so, wie sich Ihre Entspannung zunehmend vertieft, kommen Sie näher und näher hin zu sich und finden Zugang zu inneren Freiräumen, in denen Sie sich neu entdecken und Schätze bergen, die, von der inneren Weisheit wohlgehütet, in Ihnen schlummern. Und ganz in der Tiefe Ihres Unterbewusstseins liegt längst bereit, was zur Genesung hilfreich ist. So kann, an einem lichtdurchfluteten Tag wie heute, überraschend eine zauberhafte Fee auftauchen und Ihnen ganz unerwartet unterbreiten, dass Sie einen Wunsch freihaben, der sich märchengleich erfüllen kann. Und da beginnt es, in Ihnen zu arbeiten, und Sie ringen um den einen Wunsch, und Sie wissen längst, es gibt keinen sehnlicheren, als wieder gesund zu sein und all Ihre Aufmerksamkeit wieder Ihrem Kind (o. Ä.) zu schenken. Und so lassen Sie sich auf das Angebot der Fee ein, und Ihre Skepsis weicht, und Sie fragen sich vielleicht: ›Wie wird die Fee diesen Wunsch wohl erfüllen?‹

Und während sich vor Ihrem inneren Auge das eine oder andere Bild entwickeln mag, arbeitet die Fee schon emsig im Stillen, unbemerkt. Sie ist nämlich völlig damit beschäftigt, sich in dem Strom Ihres Lebens einzuschleusen und in alle Winkel vorzudringen, um überall kleine Schirmchen aufzuspannen, feinen Netzen gleich. Schutzschirmchen, in denen sich alle fremden Stoffe im Strom verheddern, verkleben und untauglich werden. Wie Piraten werden diese in eine Falle gelockt. Und so können die unermüdlich und immer wieder gebildeten Blutplättchen sich wieder frei bewegen und mehr und mehr an der Zahl werden und sich dort sammeln, wo sie gebraucht werden. Wenn es zu Verletzungen kommen sollte, sind sie sofort an Ort und Stelle und dichten nach außen ab und schützen und sichern Sie von innen.

Und ist das nicht wohlverdient, einmal auszuruhen im tiefen Vertrauen auf eine innere Fee, die es versteht, im Handumdrehen so Wichtiges so professionell zu erledigen? Sie wird wiederkommen des Nachts, immer wiederkommen, bis ihre Arbeit sorgsam verrichtet ist. Und sobald Sie sich zum Schlafen legen und ruhiger werden, werden Sie vielleicht sogar spüren, wie die Fee wieder ihre Schirmchen aufspannt und abfängt, was schadet, und wie der innere Fluss bereinigt wird und nach und nach wieder ganz natürlich fließt.«

Epikrise

Entworfen als Fantasiereise für eine 33-jährige Patientin, Diagnose: idiopathische Thrombocytopenie. Im Verlauf der Behandlung mit insgesamt elf Hypnosesitzungen, eingebettet in ein psychotherapeutisches Konzept der Selbstakzeptanz, verändert sich der Thrombocytenwert von 10 000 auf 30 000/µl und bleibt auch ohne sonstige medizinische Maßnahmen wie Cortisongabe bis zum Behandlungsabschluss konstant. Die Patientin selbst ist mit der Behandlung sehr zufrieden und erlebt sich als zunehmend belastbar.

10.6 Heilende Entspannung, Entlastung und neue Perspektiven: *Ballonfahrt, leicht und luftig* (FB/HA)

Athanasios Papathanakis

Ziel: Tiefenentspannung bis zur Schwerelosigkeit für Entlastung, Erfrischung und neue Perspektiven

Technik: ausgefeilte, sehr viel Zeit gewährende, spielerisch-metaphorische, dabei aber direktive Hypnoseanleitung für tiefe Hypnose; viele eingebettete Suggestionen mit ideomotorischer Rückkoppelung bei sich stets verstärkender Trancetiefe; Ebene 1: Badewanne, Ebene 2: Ballon, Ebene 3: Wolke; ausführliche Tranceein- und -ausleitung für die Regeneration und Neuorientierung

Tranceinduktion:

Atmen Sie ruhig ein und aus. Beobachten Sie, wie regelmäßig die Luft ein- und ausströmt. Und bei jedem Atemzug merken Sie, wie die Spannung nachlässt … wie die Spannung von Ihren Schultern abfließt, ein wohltuendes Gefühl. Geräusche von außen sind Nebensache. Sie hören auf meine Worte, und die Geräuschkulisse von außen wird langsam unwichtiger, sie wird abnehmen. Es kann sogar sein, dass die Geräusche das Gefühl der Entspannung noch vertiefen. Atmen Sie ganz ruhig tief ein und aus, und Sie werden merken, wie die Atmung den Körper zur Ruhe kommen lässt und die Entspannung vertieft. Vielleicht mögen Sie sich vorerst vorstellen, Sie befinden sich in der Badewanne. Sie liegen in einem warmen und wohltemperierten Wasser und hören Ihre Lieblingsmusik. Liegen und hören Sie ganz entspannt mit geschlossenen Augen. Sie merken, wie die Spannung von Ihren Schultern, vom Rücken, von Oberarmen, Unterarmen und Händen abfließt … und ein Gefühl des Wohlbefindens und der Erleichterung sich ausbreitet.

Bei jedem Ausatmen wird diese Entspannung größer und tiefer … und die Leichtigkeit nimmt zu. Vielleicht spüren Sie, dass zwischen den Schulterblättern mehr Raum entsteht … und die Schultern absinken möchten. Indem Sie ihnen freien Lauf lassen, können Sie sich dabei ganz von alleine, völlig unwillkürlich, mehr und mehr entspannen. Einfach nachgeben …!

Erlauben Sie sich jetzt für geraume Zeit dieses wohltuend angenehme Gefühl! Sie merken, wie die Atmung tiefer und langsamer wird. Sie wird begleitet von allgemeiner Erleichterung und dem Gefühl, gelassen und nahezu schwerelos dazuliegen. Konzentrieren Sie sich dabei ruhig weiter auf Ihre Atmung … und auf die sich verlierende Spannung … und darauf, dass plötzlich alles leichter und einfacher wird. Gehen Sie so tiefer und tiefer in die Hypnose. Ganz ruhig und gelassen, vollkommen gelöst. Ihr Unbewusstes erhält dadurch die Möglichkeit, für Sie aktiv zu werden, während sich Ihr Bewusstsein schlafen legt und in einen Raum voll tiefer Ruhe sinkt. So kann das Unbewusste für Sie tätig werden, Lösungen finden, Dinge erledigen, die Sie gar nicht verstehen müssen … Und irgendwann, in ein paar Monaten, Wochen oder auch nur Tagen werden Sie merken, wie die innere Anspannung in Ihnen deutlich abgenommen hat. Und während ich zu Ihnen spreche, können Sie tiefer und tiefer in Hypnose sinken. Spüren Sie, ob zwischen den Schulterblättern die Atmung ankommt, dort anklopft – wie ein leises Pulsieren – und Ihnen zuflüstert: »Lass los! Es geht auch einfacher und leichter!« Und während ich jetzt zu zählen beginne, von 1 bis 20, werden Sie in Gedanken eine Treppe mit 20 Stufen hinuntergehen. Und am Ende des Zählens werden Entspannung und sogar Trance ganz intensiv zu spüren sein.

1 … 2 … 3 … 4 … 5 … 6 … 7 … 8 … 9 … 10 … Ihr Geist ist sehr aufmerksam, um meiner Stimme zu lauschen, der Körper währenddessen ist kaum mehr wahrzunehmen, so angenehm müde und gleichgültig. 11 … 12 … 13 … 14 … 15 … 16 … 17 … 18 … 19 … 20 … Sie befinden sich jetzt in einem Zustand der tiefen Entspannung, einem wohltuenden Gefühl der Erleichterung, der konzentrierten Aufmerksamkeit. Viele Menschen empfinden es als angenehm, so ganz entspannt dazuliegen, sich sicher zu fühlen und auf Worte zu horchen, die neue Möglichkeiten eröffnen. Vielleicht verspüren Sie jetzt ein Gefühl der Leichtigkeit, das sich zuerst an den Händen einstellen kann. Eine von Ihren beiden Händen wird besonders leicht. Wie eine Feder, die vom Hauch des Windes nach oben gehoben wird. Ganz von selbst, ohne Ihr aktives Zutun, beginnt Ihre Hand, sich ganz leicht zu heben. Mühelos, schwerelos, als ob an Ihrem Gelenk mehrere Luftballons mit einem Band befestigt wären. Und diese Luftballons ziehen langsam, langsam Ihre Hand nach oben. Sie bewegt sich ganz von selbst … mühelos … Sie beobachten ganz fasziniert diese bunten Luftballon. Und Ihre Hand bewegt sich ganz von selbst in die Höhe. Ja, so ist es gut! Und dieses Gefühl von Leichtigkeit nimmt noch mehr zu. Noch mehr und mehr. Und Ihre Hand bewegt sich wie von selbst. Wunderbar …! Sie befinden sich jetzt in einem wunderschönen Zustand der Entspannung, der inneren Entspannung und auch der körperlichen Entspannung! Genießen Sie dieses wunderschöne Gefühl! Und lassen Sie jetzt Ihr Unbewusstes für Sie aktiv werden. Mag sein, Ihre geistigen Augen beginnen zu wandern, um etwas zu erleben.

Ich möchte Ihren Ja-Finger jetzt darum bitten, ein Zeichen zu geben, damit ich mit Ihrem Unbewussten in Kontakt treten kann. Lassen

Sie sich dabei Zeit ... alle Zeit, die Sie benötigen ... Sie haben so viel innere Zeit, wie Sie brauchen. Geben Sie mir ein Zeichen mit Ihrem Ja-Finger! [FZ »Ja«.] Der Ja-Finger ist der Zeigefinger der linken Hand. Und jetzt zeigt sich der Nein-Finger. [FZ »Nein«.] Sehr gut! Der kleine Finger der linken Hand ist der Nein-Finger. Sehr schön. Atmen Sie tief ein. Ein und aus ... Und gehen Sie weiter in Ihre Trance hinein, wo das Unbewusste für Sie aktiv wird, um die Lösungen, die für Sie stimmig sind, zu finden. Jetzt bitte ich Sie darum, dass Sie sich in der Fantasie auf ein freies Feld begeben ... oder, besser, auf eine Wiese. Stellen Sie sich diesen Ort der Natur vor, wie er vor Ihnen liegt. Schauen Sie sich um. Betrachten Sie die Umgebung. Sehen Sie einen Korb, wie die Gondel eines Heißluftballons? Können Sie das sehen? Ich bitte den Ja-Finger, mir anzuzeigen, wenn Sie den Korb sehen können. [FZ »Ja«.] Sehr gut. Eine grüne Wiese, auf der ein großer Korb steht. Wenn Sie mögen, gehen Sie ganz nah hin. Schauen Sie hin! Sehen Sie den großen Ballon, einen Heißluftballon, der auf dem Boden liegt, ganz schlapp auf dem Boden liegt ...? Gehen Sie hin, und steigen Sie in den Korb ein. Sehen Sie das vor sich? [FZ abwarten.] Steigen Sie bitte ein. Und Sie sehen auf dem Boden des Korbes mehrere leere Säcke.

Ich möchte Sie jetzt für die nächsten Minuten äußerer Zeit bitten, diese Säcke mit den Problemen, Bildern, Worten, Situationen und allen Sachen, die Sie hinter sich lassen wollen oder die sich irgendwie verändern sollen, aufzufüllen. Füllen Sie jeden einzelnen von diesen Säcken und schnüren Sie ihn ganz fest zu. [Pause.] Ich frage die Finger, also das Unbewusste: Haben Sie alles eingefüllt? [FZ abwarten.] Sehr gut! Hängen Sie sie dann als Ballast aus dem Korb hinaus. Der Ja-Finger gibt ein Signal, wenn Sie diese Arbeit beendet haben. Lassen Sie sich dabei Zeit, so viel Zeit, wie Sie benötigen. Nehmen Sie sich die Zeit, die ganze innere Zeit, die Sie dafür brauchen! [Pause – FZ abwarten.] Sie haben nun in diese Säcke alle Belastungen, alle Probleme, die Ihren Alltag bis jetzt beschwert haben, gefüllt. Sie haben die Säcke fest geschnürt und aufgehängt. Und jetzt ist der Zeitpunkt da, diesen Ballon aufzublasen und schweben zu lassen. Sehen Sie den kleinen Brenner mit dem Schalter? Und wenn Sie diesen Schalter drehen, füllt sich allmählich der Ballon, ein bunter, riesengroßer Ballon, mit heißer Luft. Und langsam, langsam füllt er sich an, entfaltet sich. Können Sie sich das vorstellen? [FZ »Ja«.] Jawohl, sehr gut ... [Pause.]

Jetzt, nachdem Sie diesen Heißluftballon, diesen bunten Ballon, aufgeblasen haben, sind Sie bereit, die Reise zu beginnen. Dabei bestimmen Sie sowohl die Geschwindigkeit als auch die Richtung. Indem Sie Luft geben, steigen Sie höher, fliegen schneller ... wenn Sie die Luft abziehen, weglassen, sinken Sie ein wenig ... Und ich frage Ihr Unbewusstes: »Sind Sie bereit zu fliegen, bereit für eine wunderschöne Reise?« [FZ abwarten.] Jawohl, sehr schön! So, Sie geben nun weiter Luft, und der Ballon beginnt jetzt, an der Befestigung zu ziehen. Und Sie lösen die Stricke. Und langsam, langsam, völlig mühelos, wie von alleine, beginnt der Ballon, sich nach oben zu bewegen ... und nimmt den Korb, die Gondel, mit. Und jetzt, wenn Sie sich langsam, langsam immer weiter nach oben bewegen, beobachten Sie alles, was da unten liegt. Sehen Sie, wie alles kleiner und immer kleiner und unwichtiger wird ... Die verschiedenen Sachen beginnen jetzt, anders auszuschauen. Sie verändern sich ... Und alles ist völlig unter Ihrer Kontrolle: die Geschwindigkeit und die Höhe und die Richtung. Sie haben die Kontrolle. Sie bestimmen, wohin die Reise geht und wie schnell. Und Sie steigen weiter hoch. Ein wunderbares Gefühl dort. Erleichterung macht sich breit. Sie merken von da oben, dass alles dort unten viel kleiner und ganz anders ausschaut als vorher. Und wenn Sie so fliegen, zieht ein Schwarm von Vögeln an Ihnen vorbei. Und dieses Spektakel fasziniert Sie. Sie beobachten die Vögel, wie sie ganz mühelos, wie schwerelos – ohne ihre Flügel zu bewegen – von der Luft getragen werden. Und Sie merken auch, wie ein leichter Wind Ihr Gesicht liebkost. Und ein wunderschönes Gefühl der Befriedigung und inneren Ausgeglichenheit erfüllt Sie. [Pause.]

Und die Strahlen der Sonne können Ihr Gesicht mal wärmen, aber auch kühlen, wenn die Sonne wieder hinter den Wolken verschwindet. Und frische Luft fließt in Ihre Lungen hinein. So viel Sauerstoff ... Und der erfrischende Sauerstoff fließt tief in Sie hinein, die Luft erreicht die Lunge und wird von da die Gefäße erreichen und von dort mit dem Blut in jede einzelne Zelle Ihres Körpers transportiert. Und so bekommt jede einzelne Zelle Sauerstoff und fühlt sich ganz lebendig und erfrischt! Und sobald die Zellen den frischen Sauerstoff kosten, kann der Ja-Finger das anzeigen. [FZ abwarten.] Ja, sehr schön. Alles läuft bestens oder, besser, fliegt bestens! Und so, wie Sie jetzt oben fliegen, in der Luft, mühelos, schwerelos, können Sie die verschiedenen Wolken betrachten ... Und jede dieser Wolken hat eine eigene Form, eine eigene Größe. Sie alle unterscheiden sich. [Pause.] Und Sie fliegen weiter. Und Sie kommen näher an diese Wolken ... und fliegen interessanterweise auch durch diese Wolken hindurch ... Und wenn Sie Lust haben, können Sie sogar für eine Weile auf eine Wolke umsteigen. Einfach das Gefühl haben, schwerelos auf einer Wolke zu sein, eine Pause zu machen und schwebend dazuliegen. Vielleicht ein kleines Schläfchen halten? [Lange Pause.] Und dieses Gefühl der Entspannung, der Ruhe ist fast unbeschreiblich ... [Lange Pause.]

Und wenn Sie diese Zeit, Ihre Zeit, auf dieser schwerelosen, weißen Wolke beenden wollen, steigen Sie einfach wieder in Ihren Korb, und nehmen Sie Ihre Fahrt, Ihren Flug, wieder auf. Sie können mit dem Ballon fliegen, wohin Sie wollen ... so weit Sie wollen ... Sie können sogar hinter den Horizont fliegen. Und Zeit spielt keine Rolle ... Sie können neue Horizonte entdecken. Diese Lösung wird Ihr Unbewusstes für Sie finden, ohne dass Sie sich anstrengen müssen, ganz von alleine. Ohne dass Sie wissen müssen, dass sie lernen. Trotzdem lernen Sie. Und finden neue Perspektiven und Lösungen. Lassen Sie sich dabei so viel Zeit, wie Sie wollen ... So viel Zeit, wie Sie dafür benötigen, neue Perspektiven, neue Lösungen zu finden. Ist diese Reise nicht ein schönes Gefühl? [FZ abwarten. – Lange Pause.] Nun, wollen Sie noch ein bisschen da oben verweilen? Wollen Sie sich noch ein wenig Zeit nehmen und dieses Gefühl der Schwerelosigkeit genießen? [FZ »Ja«.] Ja? ... Nehmen Sie sich die Zeit, die Sie benötigen. Genießen Sie dieses Gefühl, schwerelos, mühelos zu schweben. Von oben alles mit anderen Augen, von einem anderen Blickwinkel aus zu betrachten und neue, interessante Perspektiven für sich zu finden. Und mit neuen Augen, mit einer neuen Einstellung beginnen Sie jetzt, die Dinge anzugehen und auch entsprechende Lösungen zu finden! Sie werden selber erstaunt sein, wie leicht Ihnen alles von der Hand gehen wird! [Pause.] Sind Sie jetzt bereit, zurückzukehren? [Bei FZ »Nein«:] Nein? Wollen Sie noch ein wenig da oben verweilen? Braucht Ihr Unbewusstes noch ein bisschen Zeit, um alle Probleme zu klären? ... Dann nehmen Sie sich noch diese Zeit. Ich werde jetzt eine Weile nichts sagen. Und wenn Sie fertig sind, alles abgeschlossen haben, geben Sie mir ein Zeichen mit Ihrem Ja-Finger, dann können wir gemeinsam die Reise nach unten, zurück auf die Erde, beginnen. [Lange Pause. – FZ abwarten.] Sie haben alle innere Zeit, die Sie benötigen, um diese Erfahrungen abzurunden, stimmig zu machen und sehr nützlich zu integrieren. Atmen Sie tief ein und aus. Und jeder Atemzug ist ein neuer Lebenshauch, den Sie einströmen lassen. Ein neues Gefühl, lebendig zu sein, zuversichtlich, optimistisch und Ihr Leben so zu meistern, dass Stress keine Rolle mehr spielt. Und dadurch wird auch Ihr Kopf freier, leichter, vollkommen entspannt. Wollen Sie Ihre Reise abschließen? Sind Sie bereit, wieder zurückzukehren? [FZ abwarten.] Ja, sehr schön. Wenn Sie nach oben in Ihren Heißluftballon schauen, sehen Sie ganz oben eine Öffnung, und daneben hängt eine Schnur. Wenn Sie diese Schnur nach unten ziehen, wird die Öffnung größer. Wenn Sie ziehen, wird die Öffnung größer, und die Luft kann ausströmen. Und somit können Sie selber steuern, in Ihrem Tempo, wie schnell die Reise nach unten geht. Indem Sie die Schnur ziehen, strömt heiße Luft hinaus, und der Ballon sinkt schneller. Auch wenn Sie die Flamme am Brenner entsprechend drosseln, strömt weniger neue heiße Luft in den Ballon, ein komplexes Zusammenspiel. Dadurch sinken Sie zurück zur Erde und kommen ganz langsam, ganz entspannt und erfrischt unten an. [Pause.]

Sie sind erfüllt mit neuen Gedanken, mit neuen Emotionen. Und während Sie die Schnur ziehen und Luft ablassen und dadurch der Ballon langsam, langsam nach unten sinkt, betrachten Sie Ihr Leben auf dem Boden unten mit neuen Augen, neuen Gefühlen. Und ein ganz anderer Blickwinkel entsteht. Sie sind fähig, Ihr Leben, Ihre Probleme mit neuen Lösungsschritten anders zu bewältigen, weil – wenn Sie genau hinschauen – sich an den Säcken, die Sie vor langer Zeit angefüllt hatten, etwas Grundlegendes verändert hat ... Ich werde jetzt von 20 bis 1 zurückzählen. Und bei jeder Zahl wird sich der Heißluftballon immer weiter nach unten bewegen, bis er dann zum Schluss ganz weich, ganz sicher auf den Boden aufsetzt. 20 ... 19 ... 18 ... 17 ... 16 ... 15 ... Atmen Sie tief ein und aus. Genießen Sie noch dieses Panorama. Betrachten Sie wieder mit Ihren inneren Augen alles, was da unten liegt. Und kommen Sie langsam, langsam nach unten mit diesem neuen Gefühl und der Fähigkeit und Zuversicht, selber die Lösungen für Ihre Probleme in der Hand zu haben. 14 ... 13 ... 12 ... 11 ... 10 ... Dieses wohltuende Gefühl wird Sie begleiten. Nicht nur während der Hypnose, sondern auch später noch. Und Sie werden aus der Hypnose aufwachen voller Energie und Elan und Zuversicht ... 9 ... 8 ... 7 ... 6 ... 5 ... Spüren Sie das kribbelnde Gefühl, kurz bevor Sie landen? 4 ... 3 ... 2 ... 1 ... Sie landen ganz sacht, weich und sicher auf dem Boden, auf »neuem« Boden. Jetzt können Sie tief Luft holen und sich recken und bewegen. Und langsam, langsam in Ihrem Tempo kommen Sie zurück ins Hier und Jetzt, sehr frisch, wach und klar.

Fallbericht

Ballonfahrt für schwere Dame mit Migraine cervicale

Die 29-jährige Patientin, Lehrerin an einer Schule für schwerbehinderte Kinder, geb. 1976, leidet nach der operativen Korrektur einer BWS-Skoliose seit ihrem 16. Lebensjahr an wöchentlichen Migräneattacken. Hinzu kommt, dass sie seit der Operation erheblich an Gewicht zugenommen hat. Als Therapiemöglichkeit wurde Akupunktur in Kombination bzw. im Wechsel mit Hypnose gewählt. Die Patientin erlebt sich nach dieser ca. 90-minütigen Hypnose und im Folgenden als erleichtert und weitgehend schmerzfrei.

10.7 Innerer Hausputz: Terrasse mit Ausblick für Colon irritabile (individuelle HA)

Agnes Kaiser Rekkas

Hypnosereise für den »Rätselmann« im »Atelier der Hypnose« (Kaiser Rekkas 2008); Diagnose: Colon irritabile, 4. Sitzung, Musiker, abwertendes System in der Ursprungsfamilie, desgleichen in der jetzigen (Ehekrise), hat große berufliche Probleme durch die Erkrankung.

Hypnosebeginn

Zusammenfassung des Gespräches vor der Hypnose mit positivem Reframing, Patient liegt schon mit geschlossenen Augen auf der Hypnoseliege und achtet auf seinen Atem:

»Es ist einiges in Bewegung geraten über die letzten Wochen. Das hört sich fast so an, als ob Schwerarbeit geleistet wurde, und das fühlte sich – wie Sie mir berichtet haben – auch nicht immer ganz angenehm an. Gerüttelt und geschüttelt wurde am inneren Haus, und da hat sich manches gelöst, ist auch ins Ungleichgewicht geraten, kurz: Es war recht turbulent. Auch die Nächte – gefüllt mit vielen Träumen, aus denen Sie eher angestrengt aufgewacht sind und wobei Sie sich morgens erschöpfter gefühlt haben als am Abend – waren voller Bewegung. Aber das heißt ja nur, dass sich etwas tut und dass das innere System intensiv damit beschäftigt ist, sich für eine aussichtsreiche Zukunft neu zu organisieren.«

Trancevertiefung und Anregung zunehmender Dissoziation:

»Nun, Sie brauchen nichts zu tun und brauchen auch nichts zu verstehen, Sie liegen einfach da und lassen die Sonne Ihren Bauch bescheinen, Sie hören vielleicht das Rauschen eines Baches im Hintergrund und das Zwitschern eines Vogels, vernehmen das Flirren eines Sommertages.

So sinken Sie tiefer und tiefer in Trance ... und ich halte einfach meine Hände hier über Ihre Stirn, über Ihre Augen ... und alle Gedanken, wie es wohl weitergehen kann und ob Ihnen die Hypnose hilft, und alles Weitere können einfach abfließen. Diese Gedanken können Sie aufziehen auf Fäden, wie Perlen einer Perlenkette, und irgendwohin hängen, vielleicht an einen Baum, der in einiger Entfernung steht. Dort klimpern die Perlen im Wind, während Sie zunehmend mehr Ruhe verspüren.«

Tranceutilisation

mit dem Ziel der Umorientierung und Neuintegration, Einführung von inneren Helfergestalten und Metapher der Reinigung des inneren Hauses:

»Und Sie gehen hinein in Ihr inneres Haus und betrachten wertfrei, was sich dort tut und wie es inzwischen aussieht, und wandern von Raum zu Raum. Aber Sie gehen nicht alleine, sondern neben Ihnen ist Ihr weiser innerer Anteil, der Ihnen schon oft geholfen hat und der jetzt, wo er offiziell angefragt wird, tatkräftig für Sie handeln kann und Ihnen beisteht, die inneren Räume zu sichten, die Fenster, die vielleicht sogar noch mit Läden verschlossen sind, so dass es innen ganz dunkel ist, zu öffnen und Licht und Luft hereinfließen zu lassen, damit sich eine neue Zeit einläutet, eine Zeit der Umorganisation, wo man die Schränke öffnet, Altes entrümpelt und entmistet und sich befreit von dem, was nicht mehr taugt für das Heute. Diese alten Einschränkungen und die alten Botschaften und die alten Statements über Sie, dieses ›Du taugst nichts, du kannst nichts, du wirst nichts, du bist falsch‹ – mit Mühe noch durch die Tür gehalten –, poltern beim Öffnen des Schrankes geradezu heraus. Und die vielen kleinen Helfer, die auftauchen, machen sich an die Arbeit, um es schleunigst zusammenzukehren, aus dem inneren Haus hinauszuschaffen und auf den Müllplatz zu bringen oder auf dem Kompost zu entsorgen, je nachdem. Einiges muss sogar in lodernder Flamme für immer vernichtet werden. [Pause.]

Anschließend wandern Sie jetzt in aller Ruhe, Schritt für Schritt, durch die inneren Räume, betrachten, was da noch vorliegt, und wissen mit sicherem Gefühl und sicherem Instinkt, von was Sie sich noch trennen müssen, um innerlich Handlungsspielraum für Ihr Leben zu erhalten. Sie öffnen Raum für Raum, und die vielen kleinen Helfer folgen Ihnen und sind eifrig zur Stelle, um die Schränke von den Wänden zu rücken und zu gucken, was sich vielleicht dahinter noch an Unrat verborgen hat, und räumen und putzen und kehren. So befreien sie das Haus von Unnützem, von sinnlos Belastendem, von altem Dreck und Staub und Spinnweben, und vielleicht muss sogar dies oder jenes an Inventar ganz hinaus, weil der Geruch von Drama und Tragödie so an ihm haftet. Und Sie gehen, soweit es für Sie richtig ist, auch durch die anderen Stockwerke. Mit dem weisen Anteil, der treu neben Ihnen bleibt, treffen Sie kluge Entscheidungen für Ihre Zukunft und für Ihr Leben und geben Anweisungen an die vielen kleinen Helfer. Da gibt es nicht nur einen Dachboden, auch einen Keller, wo erst mal Licht und Luft hereinkommen sollen und wo mit aller Achtsamkeit aussortiert werden muss. Aber nicht alles an einem Tag! Sie haben Zeit! In jeder der kommenden Selbsthypnosen wenden Sie sich einem Detail zu und erledigen Ihre inneren Angelegenheiten mit großem Sachverstand [eingeflochtene posthypnotische Suggestion]. So werden nicht einfach insgesamt alle Archive beseitigt. Die guten Erfahrungen bleiben. Das, was Sie fördert, und das, was Sie nährt, was Sie stabilisiert, darf bleiben. Nur das, was Sie hemmt und kränkt, das kommt hinaus. [Pause.]«

Metapher
der weiten Terrasse mit Ausblick, Begegnung mit der Ehefrau unter neuen Bedingungen (nicht lärmend, streitend, sondern schweigsam):

»Und auf einmal, während Sie durch das Haus gehen, merken Sie, da ist eine große Tür, völlig verrammelt. Sie hatten das noch gar nicht festgestellt, dass da überhaupt eine Tür ist. Vielleicht stand auch da ein Schrank mit so altem Mist drin davor, aber jetzt, wo der schon draußen ist, sehen Sie diese große Tür, und all die kleinen Helfer arbeiten emsig daran, diese Tür zu öffnen. Die Angeln quietschen, weil sie so lange nicht benutzt wurden, aber endlich, es öffnet sich eine Seite der Flügeltür, dann die andere, erst mit Mühe und dann leichter. Sie geben den Weg frei auf eine weite, großzügige Terrasse, auf die Sie nun aufatmend hinaustreten. Bemerken Sie, wie frei Ihr Blick auf die weite Ebene und die Berge und Täler, Bäche und Seen ist? So vielseitig und sehr lebendig und bunt und schön! Das ist wohl

Ihre Zukunft, meinen Sie nicht? Und in ›null Komma nichts‹ haben auch hier die kleinen Helfer die Terrasse gereinigt, die Türen und Fenster poliert. Und wenn Sie am Geländer stehen, dann drehen Sie sich doch mal um und betrachten Ihr Haus, wie es auch von außen saniert, gewienert wird und manche Ecken schon richtig glänzen und der Putz frisch strahlt! Und vielleicht merken Sie jetzt schon, wie es Ihnen bessergeht, der Bauch ruhiger und ruhiger wird und die Seele aus Ihrer Zerknitterung sich entfaltet, während die vielen kleinen Helfer auf der weitläufigen Terrasse einen hübschen Tisch und zwei – ja, warum eigentlich zwei? – Stühle hingestellt haben. Aber Sie denken sich nur: ›Nicht alles ist an einem Tag zu leisten.‹ Und so machen Sie erst mal ausgiebig Pause. Und das ist gut so. [Pause.]

Von der Terrasse führt eine Treppe hinunter in das Land, und zu Ihrer Überraschung sehen Sie auf einmal, dass Ihre Frau zu Besuch kommt. Sie kommt die Treppe herauf und ist ganz hübsch anzuschauen. Sie sehen in ihren Augen, dass sie sich freut, dass auch sie überrascht ist. Ihre Augen sind ganz weit und strahlen. Sie laden Ihre Frau auf Ihrer Terrasse zu einem Tee ein, sie nimmt Platz, und Sie sitzen einfach beisammen und sagen gar nicht viel, vielleicht gar nichts, sitzen einfach, trinken Tee und schauen gemeinsam über das Land. Und die Helfer im Hintergrund ordnen unter weiser Anleitung, sichten, entrümpeln, entmisten, reinigen und sortieren, sanieren alles in eine gesunde Richtung für eine gesunde Zukunft, während Sie genüsslich den Tee schlürfen und einfach in Ruhe neben Ihrer Frau sitzen, vielleicht sogar ihre Hand halten und in die Zukunft schauen. Sie sind zusammen als Paar. Ohne Worte. Nur mit Gefühl. Nach einer Weile hören Sie Ihre Frau sagen: ›Schön bei dir, aber ich gehe wieder, ich sehe, du bist bei der Arbeit.‹ Dann steht Sie wieder auf, geht die Treppen hinunter, winkt noch mal hoch und ruft: ›Ich komme wieder, ich werde immer öfter kommen, und wir werden Tee trinken und zusammen in die Zukunft schauen, und irgendwann werden wir anfangen zu reden.‹ Sie winken zurück, gehen gedankenvoll, aber zuversichtlich wieder hinein in das Haus und schauen sich um nach dem, was jetzt neu ist. Und wenn Sie durch die Räume gehen, werden Sie merken, dass manchmal Ihr Bauch noch reagiert, aber es ist schon anders, und Sie werden einen wunderbaren Raum finden, wahrscheinlich ein Turmzimmer mit einem Strauß herrlicher Rosen auf dem Tisch, mit Ausblick rundum und einer superbequemen Couch, auf der Sie fantastisch in Hypnose gehen können, womit Sie sich beruhigen, zentrieren und auftanken, wann immer Sie möchten. Da finden Sie sich, um sich für Ihre Konzerte einzustimmen, zu denen Sie in Zukunft ganz in Ruhe schreiten werden, ganz gelassen, zuversichtlich und selbstbestimmt. Alles Beengende fällt von Ihnen ab.«

Posthypnotische Suggestion:
»Und jedes Mal, wenn Sie diese Hypnoseübung wiederholen werden, werden sich die Ruhe noch mehr vertiefen und die Stärke wachsen, der innere Freiraum zunehmen und das Leben neue Bedeutung erhalten. Die Beziehung zu Ihrer Frau wird einfacher, schöner, tiefer.«

Hypnoseausleitung:
»Und jetzt nehmen Sie sich alle, alle Zeit, um die Hypnose abzuschließen und ganz gemächlich wieder hierher zu kommen. Die Trance kann weiterhin im Körper bleiben und die inneren Organe besänftigen und heilen, so dass Sie sich besser und besser fühlen werden, wohler und wohler und die ganze Bewegung der letzten Wochen einen Sinn hatte, den Sinn der Genesung und der Weiterentwicklung mit dem sicheren Gefühl: *Ich bin richtig!*«

10.8 Kontrollgang für gesunde Körperfunktion: *Das kleine Spiegel-Ich* (HA)

Rainer M. Arendt

Indikation: Asthma, kardiologische Beschwerden

Technik: Scheinbar plätschernd vor sich hin fabulierend, beschreibt der Therapeut gesunde physiologische Vorgänge im Rahmen eines Fantasienaturgartens. Das Spiegel-Ich patrouilliert durch die Körpereinheiten, schaut nach dem Rechten und regelt. Nach Standardinduktion langsam sprechen und viel Zeit zum Nachvollziehen gewähren!

Tranceinduktion:
... Stufe um Stufe tiefer gehen, in eigene Landschaften. Bei jeder Stufe tun Sie einen Atemzug, atmen Sie ein und aus und gehen tiefer. Vielleicht weitet sich Ihr Blick schon, vor Ihnen tut sich eine breite Wiese auf, es ist Sommer, es ist licht, die Luft ist warm, Sie fühlen den Wind auf der Haut, ein kleines Prickeln und eine leicht erfrischende Note voller Lebendigkeit. Es ist so verlockend, das geschnittene Gras, dass Sie die Schuhe ausziehen und einfach barfuß laufen, so wie in der

Kindheit, und es tut gut, den Boden zu spüren unter den Füßen, das weiche Gras, den elastischen Boden, der uns entgegenfedert. Bewusst die Ferse aufsetzen, der Bewegung nachspüren, über den Mittelfuß abrollen bis zum großen Zeh und wieder und wieder, federnd und hoch aufgerichtet gehen, der aufrechte Gang ist unser Privileg, die Bewegung genießen mit allen Sinnen, im Vollbesitz unserer Kräfte, Sie können ja gehen, Sie können ja laufen. Es geht weiter einen sanften Hang hinunter. Sie kriegen ja Luft und können so tiefer und tiefer gehen und dabei ruhiger werden, Gedanken können auf uns einstürmen und stürmen vorbei. Was wichtig ist, kommt wieder, was wichtig ist, bleibt hängen, was stört, schütteln Sie ab. Sie kommen zur Ruhe, der Gedankenstrom wird schwächer, nur ein Rinnsal, Sie gehen ja hier über diese schöne Wiese, sind ganz eingenommen von Sinneseindrücken. Der federnde Boden, das frischgeschnittene Gras, das duftet, die Sonne, die uns durchwärmt, die Luft auf der Haut, die erfrischt und wohltut beim Einatmen, beim tiefen Einatmen und entspannten Loslassen. Und wenn Sie so weitergehen, den sanft geschwungenen Hang hinunter, sehen Sie unten ein kleines, sprudeliges Wasser, das Sie neugierig macht. Ihr Garten ist voller Überraschungen, voller verborgener Kräfte, die aufzuspüren sind.

Der sprudelnde Quell ist ganz warm und angenehm verlockend, man kann ruhig ablegen, ablegen und an einer flachen Stelle hineingleiten, Füße benetzen, Unterschenkel eintauchen, das Wasser ist ganz warm und perlt an den Beinen hoch, Sie können am Ufer eine Mulde suchen und sich niederlassen, ausstrecken, die Beine unter Wasser, das Becken, der Rumpf gleiten unter Wasser und die Arme schwimmen auf der Wasseroberfläche, als ob sie ganz schwerelos wären. Und den Kopf legen Sie bequem zurück, ganz entspannt, in eine Mulde, spüren das sprudelige Wasser mit Sauerstoff und Nährstoffen beladen, Milliarden kleiner Perlen, die uns tragen, die uns nähren, die uns umhüllen, die uns schützen. Und wenn Sie sich so zurücklegen und vielleicht mit den Ohren wie in der Badewanne untertauchen, können Sie Ihrem Herzschlag lauschen. Dabei merken Sie, dass dieses Wasser, das perlige, warme Wasser, strömt, es bewegt sich sanft, flutet an und ebbt ab, flutet an und ebbt ab, ganz warm flutet es an und ebbt ab … synchron zum Herzschlag, wie die Pulswelle unsere Organe erreicht, flutet das warme Wasser an, reich mit Sauerstoff und Nährstoffen beladen, umhüllt und durchdringt uns. Wärme und Nahrung … flutet an und ebbt ab … von außen wie von innen, als ob unser Herz das Wasser in dem Quell bewegt, und das warme, nährstoffreiche, perlige Wasser flutet an und ebbt ab und umfängt uns wohl und geborgen. Und so entspannt bekommen Sie gut Luft, können durchatmen. Über das Wasser streicht eine erfrischende Brise, beruhigt die Nasenschleimhaut, weitet die Bronchien, füllt die Lungenbläschen mit Sauerstoff. Sie spüren dem Sauerstoff nach, der durch die Lungenbläschen aufgenommen wird ins Blut, mit dem Blut in die Organe, in die Muskulatur, in die Haut.

Hier fehlt es an nichts, hier ist genügend Luft, so viel Sie brauchen. Und wenn wir's brauchen, lassen Sie es etwas schneller gehen, als ob Sie einen Berg hinauflaufen, das Anfluten und Abebben beschleunigt sich, folgt unserem Tun, folgt unserer Vorstellung, schneller und schneller, den Berg hinauf, schneller und schneller, ohne außer Atem zu kommen, flutet es an und ebbt es ab, blähen … entblähen sich die Lungen. Fühlen Sie diese Elastizität, das geschmeidige Zusammenspiel zwischen Herz und Lungen, so wie Sie es brauchen, unter unserer unbewussten Kontrolle, das Anfluten und Abebben, es anfluten und abebben lassen, ein- und ausatmen! Und nach der Beschleunigung kommt die Erholung, kann man zur Ruhe kommen und den Herzschlag langsamer werden lassen und nachspüren, wie das Wasser ganz bedächtig anflutet und abebbt, ganz langsam und ruhig und so, dass es uns an nichts fehlt und das Herz ganz unangestrengt schlägt. Wenn Sie das eine Zeitlang genossen haben, können Sie ruhig aufstehen, sich im warmen Wind trocknen lassen, da braucht es gar kein Handtuch, so angenehm warm ist es und trotzdem erfrischend, der Körper ist warm und der Kopf kühl, grad recht …

Vor Ihnen breitet sich ein Wasser aus, das ganz still und klar steht und die Bläue des Himmels widerspiegelt, das Wasser, in dem wir kristallklar unser Spiegelbild erkennen können. Das ist eine ganz schöne Geschichte, denn das Spiegelbild wird kleiner und kleiner, bis es auf die Größe eines Wassertropfen schrumpft. Und bevor es ganz verschwunden ist, können wir es mit einer schöpfenden Hand aufnehmen, es trinken, uns einverleiben das kleine, gespiegelte Ich und es in unseren Körper aufnehmen, wo es nach dem Rechten schauen kann. Es findet schon die Schwachstellen, wenn wir es aufnehmen, in den Blutkreislauf schleusen, es durch den ganzen Körper streifen lassen: zum Herzen, das sich immer einen Teil des Blutes, das es dem Körper zur Verfügung stellt, vorher abzweigt und schon für sich sorgen kann. Die Kranzgefäße sind weit, der Herzmuskel bekommt genug

Blut, um seine schwere Arbeit zu tun. Und im Blutkreislauf laufen wir mit dem kleinen Spiegel-Ich, um überall mal nach dem Rechten zu schauen. Wo sind denn da Schwachstellen? In den Lungen? Wo die zarten Lungenbläschen den Sauerstoff weitergeben an das Blut, zu den Bronchien, die weitgestellt sind, können wir beruhigend auf unsere Abwehr einwirken, falls eine Entzündung vorherrscht, die wir zurücknehmen, denn da gibt es ja gar keine Schlacht, gar nichts abzuwehren, da können wir die Abwehr zurücknehmen, darf sich die gerötete Schleimhaut beruhigen, abschwellen, ausheilen, es gibt niemanden abzuwehren.

Sicher hilft uns das Spiegel-Ich, beruhigend einzuwirken, Heilung einkehren zu lassen, die Bronchien ganz weitzustellen, die Luft, die wir brauchen, ruhig vorbeiströmen und in der Ausatmung in aller Ruhe wieder entweichen zu lassen. Und es ist schön, mit dem kleinen Spiegel-Ich durch den Körper zu laufen und nach dem Rechten zu schauen. Wir wissen ja, was uns fehlt, und das Unbewusste weiß auch, wie es steuernd eingreifen kann, überschießende Reaktionen zurückfahren kann. Der Körper meint es ja nur gut, zu gut manchmal. Aber hier an den Bronchien gibt es nichts zu tun, kann Ruhe einkehren, kann man ganz weitstellen und die Entzündung abheilen lassen. Es geht ja wie von selbst, das Einatmen, das Loslassen und Ausatmen, das Entweichen der verbrauchten Luft. Die elastischen kleinen Lungenbläschen können an Volumen abnehmen, Rückstellkräfte sind am Werk. Gönnen Sie sich das genussvolle, langsame Ausatmen, um dann gleich darauf im nächsten Moment die Brust wieder zu blähen, die Lungenbläschen zu füllen und dann wieder abnehmen zu lassen, ganz elastisch! Wir sind ein Teil der Natur, und die Natur sorgt für sich.

10.9 Schluckauf-Rap (HA mal anders)

Marion Ettemeyer

Sehr schnell zu sprechen:
Er kommt, und er geht, ganz wie es ihm gefällt,
er tut so, als wär er allein auf dieser Welt,
er nervt, und er nervt, und er hat dich in der Hand,
er ist unverschämt und frech und gemein und penetrant.
Was zu viel ist, ist zu viel, und jetzt schlägst du mal zurück:
Wirst schon sehn, Schluckauf, Biest, du gemeines, freches Stück!

Bedeutungsvoll, immer langsamer zu sprechen, Patient kneift sich leicht in die Nasenscheidewand (Akupunkturpunkt LG 24):
Du greifst deinen Nasenpunkt, und du stellst dir vor:
Helle Sonne, ganz schön heiß, brennt auf dein linkes Ohr …
Schaut der Schluckauf, lugt und lauscht, schnüffelt, staunt und späht,
sieht dich cool, relaxt am Pool, und so faul, wie's geht …

Immer langsamer und langsamer zu sprechen, sehr ruhig:
Rauscht dein Atem wie das Meer
hin und her, hin und her,
her und hin
in dir drin,
wird er müde, faul und schwer,
hin und her,
rollt sich kugelrund
ein wie ein Hund,
oder wird er leicht,
schwebt empor und entweicht?
Schläft und träumt, was ihm gefällt,
oder fliegt er um die Welt?
Wandelt sich und wird ein Lied, wird ein Ton, ein Laut?
Weich und sanft, wunderwarm, golden auf der Haut?
Legt sich einfach dann zur Ruh,
macht die
Augen
zu …

10.10 Symptomauflösung am Originalschauplatz: *Wiener Klassik* (FB)

Tobias Conrad

Der Einsatz von Tönen als Reprocessing-Methode zur bilateralen Hirnstimulation während einer hypnotischen Trance

Es gibt keinen Zweifel darüber, dass verschiedene Geräusche und Musiken unsere Gefühle beeinflussen: Langsame Barockmusik entspannt, das »Et incarnatus est« aus der romantischen Es-Dur-Messe Schuberts kann einen zum Weinen bringen, der Auftakt eines Streichquintetts von Dvořák Gänsehaut verursachen, andere Melodien und Geräusche lassen es uns kalt den Rücken hinunterlaufen, wiederum andere regen an, energetisieren, wühlen auf. Studien bestätigen die Wirkung der Musiktherapie zur Behandlung von Depressionen, Angststörungen, Schlaganfällen, Morbus Parkinson, Morbus Alzheimer, Wundheilung und bei postoperativer Heilung. Außerdem fördert rhythmische Musik die Synchronisation verschiedener Körperprozesse wie Atmung, Herzfrequenz, Verdauung und Hirnströme.

Geprägt durch mein Elternhaus, wo immer mit Freude musiziert wurde, und meine Schulausbildung im musischen Gymnasium (Klavier und Gesang) in Salzburg, die mir meine Liebe zur Musik nicht verleiden konnte, verwende ich auch in meiner Hypnosepraxis Musik und Geräusche als subtiles therapeutisches Agens. Ich nutze einerseits Naturgeräusche wie Regen und Meereswellen, andererseits Klänge und Melodien von Instrumenten mit natürlichen Frequenzmustern (wie Ocean Drum, Trommel, tibetanische Klangschalen, Klavier und Didgeridoo), die Heilung durch Trancevertiefung fördern. Äußerst effektiv ist der Einsatz von Tönen als Reprocessing-Methode für eine bilaterale Hirnstimulation während der Trance. Die hier berichtete Fallgeschichte zeigt die bilaterale Stimulation durch akustische Reize zur Therapie einer traumabedingten Störung.

Bei einem 44-jährigen Patienten, der ursprünglich wegen chronischer gastrointestinaler Beschwerden (im Sinne eines somatoformen Reizdarmsyndroms, RDS) zur Behandlung kam, diente die Hypnose zur Aufarbeitung eines biografischen Ereignisses, das zu Selbstunsicherheit und Schuldgefühlen geführt und sein Leben überschattet hatte. Nach drei Hypnoseeinheiten kam es zur Symptomfreiheit.

Der HIV-positive, aber ansonsten gesunde Patient ist äußerst schüchtern und in unserer Gemeinschaftspraxis mit Schwerpunkt HIV-Erkrankungen seit mehreren Jahren gut und nebenwirkungsfrei auf HAART (*H*ighly *A*ctive *A*nti*r*etroviral *T*herapy) eingestellt. Er klagte nun seit Monaten über stechende, wandernde Bauchschmerzen (»als ob da etwas nicht hingehört«). Mehrere gründliche internistische und radiologische Untersuchungen zeigten keinen erklärbaren Befund, auch eine HAART-Pause brachte keine Symptomlinderung, so dass sich der Patient mit dem Wunsch nach medizinischer Hypnose an mich wandte.

Nach einer ersten, einführenden *Entspannungstrance* mit einem imaginierten Spaziergang am Meer (der Lieblingsgegend des Patienten) im Liegen mit beidseitiger Handlevitation, die er als sehr wohltuend empfand, ging es in der *zweiten Sitzung* in Hypnose konkret um seine Beschwerden. Hier der entscheidende Ausschnitt der Hypnoseintervention:

»Mache ein paar tiefe Atemzüge ... lenke deine Aufmerksamkeit auf deine Beschwerden, erlaube, eine Vorstellung auftauchen zu lassen, die dieses Symptom symbolisiert! Akzeptiere, egal was kommt, und achte auf jedes Detail, achte auf alle Gefühle. Gib dem Symptom eine Stimme, und frag, warum es da ist, was es von dir will, was es von dir braucht und was es versucht, für dich zu tun. Frag es dann, ob es gewillt ist, mit dir zu verhandeln, einen Dialog zu führen, vielleicht sogar wegzugehen, wenn es bekommt, was es braucht. Lass dir alle innere Zeit dabei! Und wenn du so weit bist, dann komm ganz ohne Eile zurück ins Hier und Jetzt, und erzähl mir ein wenig von dem, was du erfahren hast.«

Aus der Trance erwacht, berichtet er, wie er sich plötzlich ertappt gefühlt hat, als er in die Kindheit regredierte und sofort den »Knödel im Bauch« spürte und die Erinnerung kam, dass er alleine, als Siebenjähriger, in Agonie miterleben musste, wie seine geliebte Großmutter, bei der er aufgewachsen war, an einem Schlaganfall verstarb, der angeblich durch einen diabetischen Schock ausgelöst worden war. Von da an hieß es immer für ihn: »Wenn du ihr doch nur ein Stück Zucker gegeben hättest, dann wäre sie jetzt noch am Leben!« Damit er, als Kind, geschont (!) würde, durfte er weder an der Aufbahrung noch am Begräbnis teilnehmen und hatte so bis dato nie Gelegenheit gehabt, sich richtig von ihr zu verabschieden, was er nun verzweifelt weinend bedauerte. Ich versicherte ihm, das sei auch jetzt noch möglich, und wir vereinbarten dafür einen eigenen Termin, bei dem er sich in Trance in einem schönen Ritual von seiner Oma verabschieden und für die gemeinsamen Jahre bedanken konnte.

Dritte Sitzung: Abschiedsritual mit bilateraler akustischer Hirnstimulation

Nach Induktion einer leichten Trance und Altersregression in die belastende Situation der damaligen Zeit beginnt über Kopfhörer das Einspielen dissonanter, unangenehmer Töne mit hoher Frequenz (über 140/Minute), immer abwechselnd links und rechts mit folgender verbaler Anleitung, natürlich in langsamer Schrittfolge (meine Stimme ist trotz der Kopfhörer immer noch zu hören):

»Stell dir bitte jetzt die ursprüngliche Situation und das dazugehörige Gefühl in allen Einzelheiten vor, als wäre es jetzt! Was genau ist passiert? Wie belastend ist diese Situation? Weshalb? Bleibe bitte dabei, und wenn es am Schlimmsten ist und unerträglich wird, dann gib mir bitte ein Zeichen mit einer Hand!«

Sobald das Handzeichen erfolgt, beginnt die Serie der angenehmen, konsonanten Töne (Frequenz 30/Minute), mit der Aufforderung:

»Und nun verhalte dich genau so, wie du dir das wünschst. Du kannst nun alles so verändern, wie es für dich stimmig ist, die Sätze sprechen, die du gerne sagen möchtest, die Dinge tun, die du gerne tun möchtest, die Szenerie genau so verändern, wie sie für dich stimmig ist und zu einer positiven Erfahrung wird.«

Die angenehme, bilaterale, konsonante akustische Stimulation wird so lange aufrechterhalten, bis die jetzige positive Erfahrung in Trance verankert ist. In diesem Fall erlebt der Patient, dass er alles richtig macht, wie ein Kind es halt machen kann, wie er sich von seiner Großmutter verabschiedet, sich bei ihr bedankt und sie ihm noch liebevoll verspricht, ihn vom Himmel aus immer zu begleiten und zu schützen. Von außen sind deutlich sichtbare Zeichen der Entspannung und Zufriedenheit zu beobachten. Es erfolgt ein Lächeln mit bestätigendem Nicken: »Ja, ich bin in Ordnung!« Zur Integration des Geschehenen folgt noch eine kurze Trance mit einer niedrigfrequenten (15/Minute) konsonanten Stimulation, in diesem Fall mit einem angenehmen Wellengeräusch, das stimuliert, einen Spaziergang am Meer zu erleben. Die Beschwerden schienen danach wie weggeblasen.

Ein schönes Beispiel für ein leichtes Drei-Satz-Konzert der Wiener Klassik. So etwas gelingt natürlich nicht immer. Oft genug stellt sich heraus, dass es viel schwieriger ist: Da hat man es mal mit einer Mahler-Sinfonie in fünf Sätzen zu tun. Oder einem komplizierten Streichquintett. Oder gar einer Schönberg-Komposition, an der man verzweifeln möchte. Aber das ist wieder eine andere Geschichte.

10.11 Spontanheilung: *Ordnung im Karton – Kopfweh weg, Seele unnötig* (FB)

Armin Werner

Ein 44-Jähriger, der nichts von »Seelenklempnern« hält, kommt jedoch wegen anhaltender Kopfschmerzen ohne medizinischen Befund in die Praxis. Während einer leichten Trance schildert er, dass er Kisten sehe, die im Weg herumstünden, Kisten, die ihn störten und deren Inhalt ihm aber bekannt sei. Ich lasse ihn durch verstärktes Ausatmen die Trance vertiefen und rege folgendes Bild an: Ein riesig großes Hochregal, in dem man sehr viele Kisten der unterschiedlichsten Art unterbringen kann.

Er nimmt dieses Bild auf, und es entwickeln sich in seiner Fantasie ganz von alleine unterschiedliche, kompliziert gebaute Förderbahnen, auf die er die im Weg stehenden Kisten setzt und zu verschiedenen Stellplätzen fahren lässt. Einige Kisten müssen im Verlauf des Räumens nochmals umorganisiert und an anderen Plätzen als zuerst vorgesehen untergebracht werden. Doch nach einiger Sortiererei hat jede Kiste einen Platz, und der Gang ist frei. Nach diesem für den Patienten »eigenartigen Geschehen«, denn er hält ja nichts vom »Seelenkram«, reduzieren sich seine Kopfschmerzen erheblich.

10.12 Gehirngewitter ableiten: *Blitzableiter* (FB)

Rainer M. Arendt

E-Mail-Kommunikation:

Liebe Agnes,

jetzt habe ich gerade ein knapp zehnjähriges Mädchen behandelt, das seit einem ersten Fieberkrampf vor eineinhalb Jahren trotz verschiedener Antiepileptika alle zwei Wochen einen Grand-mal-Anfall bekommt. Ich habe sie auf dein Schiff [»Schiffchenfahrt«, vgl. Kaiser Rekkas 2007b] geschickt, wo sie bei einem Sturm die ganze Familie gerettet hat, weil sie als Einzige noch die Küstenlinie ausmachen konnte und allen den Weg gewiesen hat. Das war in ihrem Urlaubsland Ägypten. Dafür hat sie in einem Basar eine besondere Zauberlupe geschenkt bekommen, unter der ein Körper durchsichtig wie Glas wird. Sie konnte aus sich hinaustreten und hat den Kopf nach einer elektrisch instabilen Harry-Potter-Narbe abgescannt, aber nichts gefunden. Aber mit einem silberblauen Malstift konnte sie sich einen Blitzableiter links an der Schläfe genau zwischen den Haarwurzeln in die gelbe Kopfschwarte malen. Wenn das nächste Mal ein Gewitter im Kopf losgeht, schlagen die Blitze im Blitzableiter ein, der Kopf kann ganz ruhig und kühl bleiben, sie bleibt wach und steht so sicher auf ihren Füßen wie hinter dem Ruderrad des Segelschiffs. Sobald der Blitzableiter implantiert war, ist sie sehr tief in Hypnose gegangen, aus der sie für nahezu eine Stunde nicht erweckbar war. Das hat mich (ich hab es mir nicht anmerken lassen) und die Eltern erschreckt. Wahrscheinlich ist es sogar gut, aber die Mutter hat die Hand genommen, das Kind gestreichelt, es sanft angesprochen, aber sie war so weit weg. Ist das normal? Einfach cool bleiben, auch wenn's den Eltern unheimlich ist und sie denken, das ist kein normaler Geschichtenerzähler?

Herzlichen Gruß, *Dein Rainer*

Liebe Agnes,

richtig, es war nicht normal. Es war die innere Umwälzung, die Veränderung. Denn die Geschichte mit der kleinen Carol ist noch aufregend geworden. Ihr Vater ist nicht ihr Vater (kümmert sich lieb, aber sie hält nichts von ihm), der leibliche Vater ist krank geworden, als sie viereinhalb Jahre alt war, Hirnblutung bei einer Grippe mit Krampfanfällen (wieso mir die Mutter das nicht erzählt hatte?), vier Jahre zu Hause gepflegt, dann gestorben. Carol hat – so meine systemische Hypothese – versucht, ihm die Anfälle abzunehmen, damit er gesund werden kann. Das hat nicht geklappt. Wir haben den verstorbenen Papa einmal in die Therapie geholt, er hat sich bei ihr bedankt, ihr erklärt, dass er mit der Blutung nicht gesund werden konnte und dass er seine Anfälle mitgenommen bzw. wieder von ihr zurückhaben wolle, um sie endgültig mitzunehmen. Ich bin meistens auf der Liege, sie ist die Therapeutin auf der gesunden Seite, wenn wir allen möglichen Mist wasserdicht in Glaskugeln verpacken und in den Keller räumen. Sie ist viel wacher geworden und seit fünf Wochen ohne Krampfanfall (im Sommerurlaub vor fünf Wochen bei Überanstrengung hatte sie ein Rezidiv, ansonsten seit Behandlungsbeginn krampffrei, früher alle zwei Wochen). Wir haben jetzt die empfohlene Therapieumstellung der Neurologen nicht mitgemacht. Wenn sie krampffrei bleibt, beginnen wir in drei bis sechs Monaten mit dem Ausschleichen des bisherigen Antiepileptikums.

Hoffentlich bis bald, *Dein Rainer*

10.13 Befreiende Spontaneität der Therapeutin: *»Die alte Drecksau!!«* (FB)

Ingrid Klein

Marion, 54 Jahre, sensibel, intelligent und sehr damenhaft, leidet seit über zehn Jahren an einer chronischen Entzündung der Nasennebenhöhlen. Die gesamte Nase ist gerötet, schmerzt und ist sowohl kälte- als auch wärmeempfindlich. Trotz vieler Arztbesuche hat ihr bisher nichts geholfen. Im Gegenteil, sie schildert ständige Verschlechterungen. Selbstmordgedanken, Gefühle von Selbsthass und Selbstvernichtung quälen sie: »Keiner kann mir helfen. Warum soll ich weiterleben?« In einer *Hypnosesitzung* erinnert sie sich spontan daran, dass sie als fünfjähriges Mädchen wiederholt den sexuellen Übergriffen eines 70-jährigen Freundes der Familie ausgesetzt war. Während sie davon erzählt, wird deutlich, dass sie in diesem Moment wie eine Fünfjährige denkt und fühlt und ganz erfüllt ist von den Gefühlen des Ausgeliefertseins und ihrer vermeintlichen Schuld. Spontan rutscht mir, der empörten Therapeutin, heraus: »Die alte Drecksau!« Die Augen der Patientin flackern irritiert. Sie wirkt befremdet ob der vulgären Beurteilung von Seiten ihrer verehrten Therapeutin. Aber sie scheint irgendwie berührt, sie hält inne ... sinniert.

Der – unprofessionelle, aber in der Auswirkung therapeutische – Ausruf klingt offensichtlich in ihr nach. Ohne weitere große Intervention erscheint sie zur nächsten Sitzung mit aufrechtem Gang und betont, dass es ihr bessergehe. Die paar Schritte vom Auto hat sie trotz Minusgraden ohne die sonst übliche Vermummung zurückgelegt. Beim letzten Arztbesuch habe sie eine Creme verordnet bekommen, die ein »voller Treffer« sei. Sie fühle sich gut und plane einen Urlaub auf den Kanaren (die letzten Jahre war sie auch dort nur noch mit einem Schal um das Gesicht in die Sonne gegangen). Die Therapeutin – professionell bescheiden – freut sich mit über die Wundersalbe. Bewusst braucht Marion nicht zu wissen, dass sie endlich freigesprochen ist.

10.14 Weg mit der Erkältung! *HaPoHyp statt Vaporub* (HA)

Andrea Beetz

Harry-Potter-Hypnoseanleitung zur Stärkung des Immunsystems bei einer drohenden Erkältung – für Kinder, Jugendliche und junggebliebene Erwachsene, die von der Harry-Potter-Welt begeistert sind – also, man kann auch einen warmen Schal um den Hals schlingen, gurgeln und Menthol und Eukalyptus schmieren ... aber es gibt Menschen, die sind in der Harry-Potter-Welt zu Hause, am besten in Hogwarts Schloss, wo Wunder möglich sind und Heiler, Hexen, Zauberer und Elfen die unglaublichsten Werke und Taten vollbringen. Diese Leute haben noch eine andere Möglichkeit ...

Einleitung:

Und du selbst weißt am besten, wie man nach einem anstrengenden Tag, an dem man müde und erschöpft in einen Sessel sinkt, spürt, so wie jetzt, dass man dem eigenen Körper zu viel abverlangt hat. Nun heißt es, ihm Hilfe zu geben und Zeit zu widmen, damit er Stärke schöpft und diesen Anflug einer Erkältung gut bekämpfen kann. Denn gesund lebt es sich doch viel angenehmer, noch dazu, wo ein Wochenende (Urlaub) vor der Tür steht. Und es wäre doch schade, wenn man das nicht genießen könnte! Und was bietet sich für jemanden, der mit Harry Potters Welt vertraut ist, Besseres zum Zaubern an, als den Raum der Wünsche im Hogwarts Schloss zu betreten? So machst du dich auf den Weg, mit einem warmen Umhang um die Schultern, nachts in aller Stille, die Gänge entlang, und weißt genau, welche Treppe sich wie verschiebt und wie du Schritt für Schritt die Treppen höher hinaufsteigst, während du tiefer und tiefer entspannst.

Während du mit ruhigen Atemzügen innerlich leise von 1 bis 10 zählst, weiß tief in dir der erfahrene Zauberlehrling schon, was dir im Raum der Wünsche begegnen und deiner Gesundheit helfen wird ... und wo du bei 7 bis 9 auf dem Korridor vor der Wand, an der noch keine Tür zu sehen ist, dreimal auf- und abgehst und bei 9 eine Tür in der Wand erscheint. Und du betrittst neugierig und mit dem Wissen über wundersame Hilfe bei 10 den Raum ... und die Tür schließt sich sicher wieder hinter dir. Dort steht an einem großen Kamin, in dem ein warmes Feuer prasselt, eine gemütlicher Sessel, in den du dich nun hineinkuscheln kannst, dich vielleicht noch mit einer Decke zudeckst ... zunehmend in das Spiel der Flammen versunken ... so sicher und gemütlich, ganz für dich allein ... dein magisches Tier ist bei dir und wacht über dich ... während du in einen heilsamen Schlaf hinübergleitest ...

Erkältungssymptome bekämpfen – selbst zaubern:

Das große Lehrbuch der Gesundheitszauber liegt auf magische Weise vor dir ... und du träumst, wie du selbst als Zauberer einige heilsame

Zaubersprüche daraus ausprobierst. Du spürst deinen Zauberstab, wie er angenehm schwer in der Hand liegt. Und mit gekonnten Bewegungen, ganz locker aus dem Handgelenk, sprichst du Zauberwünsche:

- einen für entspannte Glieder,
- einen, der Schwere, Müdigkeit und Schmerzen aus den Armen und Beinen dahinschmelzen lässt,
- einen, der dich einfach einmal tief durchatmen lässt,
- einen, der die Kehle beruhigt und die Bazillen verjagt.

Und du spürst sofort einen wohltuenden Effekt!

Hilfe beim Hausputz durch die Hauselfen:

Aber noch besser ist es natürlich für einen geschwächten Zauberer, wenn er Unterstützung bekommt ... Und wer wäre für so etwas besser geeignet als der Freund und Hauself Dobby, der auf seine eigene Art und Weise zaubern kann ... vielleicht auch seine Freundin Winkie ... bloß nicht Kreacher, der missgelaunte ... Und Dobby ruft all die kleinen, netten Hauselfen deines Körpers in Bereitschaft, diese kleinen, verhutzelten, aber flinken und dienstbeflissenen Kerlchen mit den spitzen Ohren und ihrer lustigen Sprechweise. Die räumen in deinem Körper auf und putzen und wienern und schaffen die Keime und Bakterien hinaus ... Wie bei einem Frühjahrsschlossputz ... Da werden Virenkobolde, Irrlichter, ja vielleicht sogar ein paar Nargels überwältigt. Jemand, der sich so auskennt mit magischen Kreaturen wie du, weiß am besten, wie man sie wieder loswird ... Und dann kann man sich als netter Zauberer ja bei den Elfen bedanken. Ob du ihnen tatsächlich Kleidung schenken willst, bleibt dir und ihnen überlassen ... Solange du nur keine alten, selbstgestrickten Hüte herumliegen lässt ...

Die Heilerin Madame Pomfrey:

Dann, wenn der innere Hausputz erst einmal fertig ist ... und du kannst dir sicher sein, dass im Stillen noch weitergeputzt wird, auch wenn man glaubt, die Elfen würden schlafen. Du kannst in deinem Sessel vor dem Kamin wohlig den warmen Flammen zusehen ... und einmal nachspüren, was dir noch guttäte, nachdem du selbst schon gezaubert hast ... die Elfen dir geholfen haben ... Die größte Hilfe wäre sicherlich eine Spezialistin in Sachen Heilen und Heiltränke ... und wer wäre schon besser geeignet als die mütterliche, gütige Madame Pomfrey? … die Knochen flicken und wieder wachsen lassen kann, die mit Zaubern und allerlei Zaubertränken Gutes zu bewirken weiß und die dich mütterlich und etwas resolut umsorgt … überlegt, welchen heilsamen Trank sie dir noch bereiten kann, der den Hals beruhigt und abschwellen lässt … die Nase frei macht … und erholsamen Schlaf ermöglicht.

Du trinkst ihr gelartiges, leicht bläulich schimmerndes, kühles Gebräu, das sich wohltuend von innen auf deine raue Kehle legt, es kühlt und entfaltet heilsam seine Wirkung nicht nur dort. Im ganzen Körper dagegen fühlst du eine angenehme Wärme, vielleicht ein ganz sanftes Prickeln, das Heilung verheißt … und dir zur gegebenen Zeit, wenn du heute Abend im Bett liegst, wohligen, erholsamen, heilsamen Schlaf beschert. Schlaf, in dem nicht alles schläft … Im Geheimen kontrollieren immer wieder unbemerkt die Hauselfen die Zimmer und zaubern noch den einen oder anderen Störenfried, der sich gut versteckt hatte, hinaus. Madame Pomfrey wacht persönlich über ihrem Patienten. Du träumst schon vom nächsten Tag. Ein wunderbarer Tag voller Energie und Wohlbefinden, ein guter Tag dafür, um auf dem Besen durch die Lüfte zu reiten, Quidditch zu spielen … oder einen Ausflug auf dem Hippogreif zu machen, um die Zeit mit Freunden zu verbringen. Du freust dich über die Zauberkraft des Raumes der Wünsche … man hat ja doch immer Besseres zu tun, als krank zu sein …

Ausleitung:

Und du machst dich wieder auf den Weg aus diesem Raum, der immer da ist, wenn man ihn braucht. Und unbemerkt von Argus Filch und seiner Katze Mrs Norris gehst du sicher über die Treppen und Korridore zum Ausgang in den Hof … mit jedem Schritt und Atemzug wacher … während du von 10 bis 1 rückwärtszählst … und bei 1 von der Morgensonne im Hof begrüßt wirst, nach einer heilsamen Nacht, die Wärme der Sonnenstrahlen auf deiner Haut spürend und schon bemerkend, wie sich dein Körper besser fühlt …. Und vom Hof aus, durch einfache Apparation, die du wie die Weasley-Zwillinge im Schlaf beherrschst, kommst du wieder im Hier und Jetzt voller Wachheit an und schlägst die Augen auf.

(*Anmerkung:* Bei einem Probanden [natürlich verraten wir nicht, dass es sich hier um den eigenen Ehemann handelte …] waren am Tag nach dieser Intervention die Erkältungssymptome verschwunden, und er konnte sich ohne die sonst für den Urlaubsbeginn bei ihm typische Dreitageerkältung auf den Weg in die wohlverdienten Ferien machen.)

10.15 Das Wespennest – Wo Hypnose wirkt und wo nicht (FB)

Agnes.Kaiser-Rekkas@t-online.de wrote:

Liebste Usha,
bin jetzt in Griechenland und habe mich sehr über Deine Mail gefreut. Ja, Du hast vollkommen recht, man kann enorm viel mit Hypnose bewirken: Als wir vorgestern mit dem Schiff aus Venedig hier ankamen und unser seit Wochen leerstehendes Haus öffneten, machte ich im oberen Stockwerk über der Weinrebenpergola ein Fenster auf, erst das Glasfenster, dann die Holzläden. Natürlich hatte ich vorher nicht bemerken können, dass da, gemütlich geschützt, ein Wespennest klebte. Aufgestöbert aus ihrer idyllischen Ruhe, fielen die Wespen blitzartig in totaler Raserei über mich her. Vor allem im Gesicht und da besonders auf der Nase fühlte ich schmerzende Einstiche. Schreiend flüchtete ich aus dem Haus, die Biester in munterer Hatz hinter mir her. Ich war mir der gefährlichen Situation bewusst. Meine erschreckten Jungs, die gerade akrobatisch auf dem Autodach rumkletterten, um ein mitgebrachtes Möbelstück zu befreien, hatten automatisch eine Schlange in Verdacht und sprangen wagemutig, mit einem Kampfgerät bewaffnet, herbei. Ich erklärte knapp die Sachlage und verlangte nur kaltes Wasser. Mein armer Aeneas erstarrte mit zum Schlag erhobener Holzkiste, Eteokles wollte mich express nach Kalamata in die Klinik bringen. Die aufrichtige Angst, schon auf dem Weg dorthin mit völlig verschwollenen Atemwegen an Luftnot zu krepieren, ließ für mich nur *eine* Option zu. Ich hielt zuerst meinen ganzen Kopf am Brunnen bei den Mandarinen ins kühle Nass. Ausnahmsweise kam Wasser! Weiterhin kühlte ich mein Gesicht und Dekolleté mit einem nassen Waschlappen, trank schnell eine Calziumbrause, becremte mich mit Fenistil.

Inzwischen bretterte schon der von Eteokles in größter Not alarmierte Teocharis auf seinem Traktor an. Aber ich bat alle um mich Besorgten nur flehentlich um Ruhe. Eteokles, ahnend, was ich im Schilde führte, hielt skeptisch-respektvoll Abstand. Mein lieber Aeneas entspannte sich auch ein wenig und griff wie zur Selbstberuhigung zur Gitarre. Ich dagegen setzte mich im Antlitz der Abendsonne über meinem geliebten Mittelmeerdomizil auf einen Regiestuhl, den kaltnassen Lappen auf der Visage, der linke Arm schwebte komisch in der Luft. Geradezu inbrünstig beauftragte ich nun mein Unbewusstes, jetzt alle physiologische Vernunft walten zu lassen: »Kein Anlass zur Panik, keine Aufregung, mein System vollkommen in Ruhe, die Atemwege frei, weit und unbehindert. Die Luft fließt kühl und klar, beruhigt alles. Die ganze Region im Gesicht und Halsbereich normal, ruhig, kühl und glatt! Die Atemwege frei, weit und unbehindert ... die Atemwege frei, weit und unbehindert!« Mir wurde zunehmend friedlicher zu Gemüt. Was, denkst Du, ist passiert? Nach einer Weile hatte ich schlagartig genug von Hypnose, stand auf. Meine Lieben schauten mich befremdet an, als hätte ich mir einen Spaß erlaubt. Tatsächlich, ich konnte im Gesicht und Dekolleté auch nix entdecken. Kein Einstich, keine Schwellung. Im Bereich, für den ich Hypnose praktiziert hatte, also im »Porträtbereich«, war alles o. k. Auch am nächsten Tag hatte ich im Gesicht und mit der Atmung absolut keine Probleme. Aber meine Arme! Die hatte ich nicht mit Hypnose bedacht. Wie ein Michelin-Männchen! Dick, rot und jucken heute schrecklich. Aber sonst geht es mir gut, und die Sonne scheint. Werde gleich ans Meer fahren und Dir mit überaus dicken Armen übers Wasser fröhlich in die Karibik winken,

Deine Agnes

11. Dem Schmerz begegnen – Narkose plus

Den Schmerz entlassen, auf den Spielplatz schicken, ihn verkaufen, aussperren, ihn mit Farbe anmalen, Abstand herstellen, ihn auskristallisieren, in einer Wiege sanft einschlummern lassen, die zelluläre Weisheit über Wohlbefinden aktivieren – so schnell und leichthin wie ein fröhliches, ansteckendes Lachen. Alles ist erlaubt, um die Kralle des Schmerzes zu lockern. – Und in der Narkose, da werden die Karten neu gemischt!

11.1 Schmerzlinderung: *Farbspiel* (GA/HA)

Martina Wittels

Ziel: Intervention für den chronischen Schmerztypus »Alles tut weh« bzw. »Alles ist gleich«

Technik: spielerische Visualisation von Farbveränderung und dadurch Schmerzbeeinflussung, besonders poetisch Schritt 8; auch für Gruppen geeignet

Interventionsschritte:

1. Spüren Sie vorerst den Kontakt der Füße zum Boden, dann den der Oberschenkel, des Gesäßes zur Sitzfläche, all diese Sicherheit, Ruhe, Verlässlichkeit, die Stabilität ermöglicht, gestützt über die Rückenlehne und/oder Armlehne. Dann verfolgen Sie die Atmung – eine Funktion des Körpers, die ganz von alleine, ohne Zutun, restlos selbstverständlich funktioniert, verlässlich und jede Minute des Tages, wie vielleicht viele andere Tätigkeiten und Aufgaben, die unser Körper in jedem Moment hundertprozentig zu leisten vermag und auch leistet, ohne dass man sich dessen gewahr wird, weil es so selbstverständlich ist, wenn etwas gutgeht.
2. Durchwandern Sie nun Ihren Körper im Geiste, auf der Suche nach der Region von höchster Anspannung bzw. höchstem Schmerz, und kennzeichnen Sie die Stelle mit einer Farbe, als würden Sie Ihren Körper bemalen. Welche Farbe passt genau zu dieser Stelle? Wie groß ist die Stelle? Wo beginnt sie, wo hört sie auf? [Pause.]
3. Suchen Sie nun andere Stellen auf, die auch angespannt sind oder schmerzen – aber vielleicht ein bisschen weniger stark. Welche Farbe würden Sie dafür wählen? [Pause.]

4. Und so wandern Sie durch Ihren Körper, suchen und malen so lange, bis Sie keine Stelle mehr finden, die nicht angemalt ist. Wie sieht Ihr Körper jetzt aus? Welche Farben haben Sie den weniger angespannten Stellen gegeben? Hellere, freundlichere, weichere? [Pause.]
5. Wenn es also keine unangemalten Stellen mehr in Ihrem Körper gibt, dann prüfen Sie doch einmal ganz nachsichtig und vorsichtig und liebevoll, ob es Stellen gibt, die sich sogar ganz gut anfühlen! Welche kommt Ihnen als Erste in den Sinn? Grenzen Sie dieses Gebiet genau ein, und wählen Sie nun für diesen Bereich eine Farbe aus, mit der Sie die Stelle weithin sichtbar kennzeichnen. [Pause.]
6. Nun durchwandern Sie Ihren Körper nach weiteren angenehmen Stellen, bemalen diese mit neuen Farben, und versuchen Sie zu spüren, wo die angenehmste Stelle ist. Wie groß ist sie, und welche Farbe hat sie? Wie fühlt sie sich an? [Pause.]
7. Wenn Sie jetzt im Geiste vor einen Spiegel treten, wie sieht die Malerei auf Ihrem Körper aus? Kennen Sie noch die Stellen, die sich gut anfühlen, und jene, die sich angespannt anfühlten? [Pause.]
8. Was wäre, wenn die Farben begännen, ganz leicht ineinanderzulaufen und die angenehmen Stellen ihre zelluläre Weisheit über Wohlbefinden auf die anderen Stellen übertragen würden, so schnell und leichthin wie ein fröhlich ansteckendes Lachen, das alle mitreißt, ganz einfach so, weil es mehr Wohlbefinden in Ihrem Körper gibt, als Sie wissen?
9. Wie würde dann die Malerei auf Ihrem Körper aussehen, wenn das Wohlbefinden sich Raum schaffen würde und über die Spannung siegen würde, ganz spielerisch und leicht, wie ineinanderlaufende Ströme heller Farben, wie Flüsse bergklaren Wassers, wie Strahlen heilenden Lichts? Spektralfarben?
10. Drehen Sie sich noch eine Weile im Spiegel und betrachten das Farbspiel! Ganz gleich, ob Sie heute schon zu Veränderung bereit sind, vielleicht einfach, weil Sie nun einmal hier sitzen und nichts Besseres zu tun haben … [Lange Pause und danach Ausleitung.]

11.2 Hypnoseschlummer für den schmerzenden Körper: *Die Wiege* (HA)

Martina Wittels

Ziel: eine Extremität oder mehrere (Phantomschmerz, Polyneuropathie, Morbus Sudeck = CRPS, Zustand nach Verletzungen) dissoziieren; lernen, die Gefühle aus der Extremität auszuschalten und dafür angenehme Gefühle aus dem Bereich der Extremität ins Bewusstsein zu heben

Technik: Dissoziation, Beruhigung, Bild von Schleusensystem zur Lenkung der Wahrnehmung und Bild der Wiege, in der der schmerzende Bereich oder das amputierte Glied sanft schlafen gelegt wird; je nach Belieben kann auch nur der erste Teil der Hypnoseanleitung mit den Kanälen und Schleusen verwendet werden oder auch nur der Wiegenteil. Empfehlenswert ist mesmersches Streichen über dem schmerzenden (oder fehlenden) Körperteil bzw. das Körperglied bei den einleitenden Suggestionen für Ruhen und Einschlafen (progressive Anästhesieinduktion, Kaiser Rekkas 2007b).

Induktion nach Belieben:

[Hinwendung auf Atmung. Verbindung von Atmung mit Strömen, Fließen, bewusstem Lenken von Aufmerksamkeit.] Wenn Sie sich nun vorstellen, Sie beginnen, Ihren Atem zu dirigieren, bringen ihn ganz bewusst überall dorthin, wo Sie ihn hinlenken wollen, als könnten Sie Teile Ihres Körpers so mit Bewusstheit beatmen. Dann wäre es ja auch vorstellbar, dass in Ihrem Körper Haupt- und Nebenströme entstünden. Manche Teile Ihres Körpers würden Sie bewusster wahrnehmen können, weil dort eine Art Hauptverkehrsader vorbeigeht, und andere wären nur über Nebenstraßen erreichbar, ähnlich einem Kanalsystem, durch das Sie das kleine, sichere Boot Ihrer Aufmerksamkeit lenken. Sie können ein ausgeklügeltes Schleusensystem einrichten, ein intelligentes Kanalsystem, das den Wasserstrom, den Zustrom an bewusster Wahrnehmung, reguliert, genau nach Ihren Bedürfnissen! Nicht mehr nur dem Zufall überlassen. Sie sind hier der Kapitän, der Steuermann. Sie wissen genau, was Sie brauchen, und vor allem, wie viel davon. [Vertiefung der Hypnose durch Einstreuen von Suggestionen der Ruhe, Entspannung; Nachlassen der Aufmerksamkeit für Prozesse, die auch regulär ganz gut von alleine ablaufen.] ... Und unfehlbar, ganz ohne Ihr Zutun, ohne Ihr Wissen, ohne dass Sie etwas können müssen, reguliert sich Ihr Körper immer wieder optimal, ohne dass Sie davon bewusst Kenntnis nehmen. [Konfusion bewusst – unbewusst.] Bleiben Sie mit einem Teil Ihrer Aufmerksamkeit bei der Entspannung, die sich langsam in Ihrer Muskulatur ausbreitet und bemerkbar macht, und mit einem anderen Teil Ihrer Aufmerksamkeit [erstes Angebot, zu dissoziieren] reisen Sie weiter im Inneren Ihres Kanalsystems! Sie wollen sich die Schleusen und Zuflüsse genau einprägen, Sie bemerken, dass manche Kanäle überhaupt erst durch Zuflüsse befahrbar werden und andere trockengelegt werden müssen, weil dort Reparaturen durchgeführt werden. Sie sind der Baumeister und Navigator, Sie wissen genau, welcher Kanal hohen Wassers bedarf und in welchem Arm ... oder Bein ... der Zufluss der Aufmerksamkeit langsam gedrosselt werden sollte. Gleichzeitig atmen Sie weiter ganz entspannt und spüren, wie Sie mit jedem Atemzug tiefer und tiefer in Trance und Entspannung gleiten.

Wir alle vergessen manchmal Körperteile. Wir nehmen sie einfach nicht wahr. Natürlich wissen Sie, dass Sie einen Kopf haben. Aber spüren Sie ihn auch den ganzen Tag? Können Sie zu jeder Tages- und Nachtzeit sagen, wie sich Ihr Kopf gerade anfühlt oder Ihr linker Arm, Ihre rechte Großzehe? Oft wissen wir gar nicht, wo sich all die Körperteile befinden. Wo spüren Sie gerade Ihre zweite Rippe? Sehen Sie! Wir gehen nur davon aus, dass alles da ist, was wir brauchen. Und so ist es ja auch [zweites Angebot, zu dissoziieren]. Und nun lenken Sie das Schiff Ihrer Aufmerksamkeit zu der rechten/linken Schulter/Hüfte, und schließen Sie die Schleuse. Mit einem großen Rad lassen Sie das Schleusentor herunter – das Tor des Bewusstseins [leise gesprochen]. Sie wollen sich ausruhen von Ihrem Arm/Ihrem Bein, und Sie wissen ja auch, dass Sie es über viele Jahre gar nicht als was Besonderes gespürt haben, gar nicht ständig gewusst haben, dass Sie diesen Arm/dieses Bein haben, denn damals haben Sie den Arm/das Bein doch gar nicht so beachtet, er/es war einfach da, irgendwo an Ihnen. Und so erinnern Sie sich, dass Sie damals den Arm/das Bein immer wieder einfach vergessen hatten [drittes Angebot, zu dissoziieren], über längere Zeit vielleicht sogar, und dann war er/es plötzlich für eine Weile wieder da, beim Sporttreiben, beim Musizieren oder weil Sie sich die Nägel lackiert/geschnitten haben. Aber auch da war er/es Ihnen nur kurz bewusst, um gleich danach wieder in den Tiefen des Unbewussten zu versinken ... Sie haben doch viel, viel Wichtigeres zu tun, als sich ständig mit Ihrem Arm/Ihrem Bein zu beschäftigen ...

Wenn Sie das Schleusentor nun ganz hinuntergelassen haben, merken Sie, dass kein Wasser mehr nachrinnt, Sie merken, wie Sie das Interesse an dem Kanal verlieren, denn da können Sie mit Ihrem Boot ja gar nicht mehr umherfahren. Aber es ist was ganz anderes Lustiges geschehen. Der Wasserpegel ist gestiegen, und nun geht es hurtig dahin. Sie lassen Ihr Boot immer schneller, immer wagemutiger durch die Strömung, weg von der Schleuse, treiben, während Sie mit einem Teil Ihrer Aufmerksamkeit immer noch bei der Atmung sind und bemerken, wie Sie sich durch dieses regelrechte Atmen tief und tiefer entspannen. Ihr Boot bringt Sie indessen bald in ruhigere Gewässer, Sie gleiten dahin, finden sich in einer Auenlandschaft wieder und fühlen sich hingezogen zu einem Becken bläulich schimmernden Wassers ... und je näher Sie kommen, desto klarer weiß ein Teil in Ihnen: Das ist die Quelle des Vergessens, die Quelle der Erneuerung ... Und Sie wünschen sich nichts sehnlicher, als dort für einen Augenblick zu verweilen, ganz bei sich, ganz in Stille, ganz dem Vergessen und der Erneuerung hingegeben, wie in einer tiefen Meditation. [Pause.]

Da taucht ein Bild vor Ihrem geistigen Auge auf: Sie sehen eine wunderschöne, weiße, kleine Wiege, eine Wiege, wie man sie aus alten Bilderbüchern kennt, mit dicker, bauschiger Decke und flauschigem Polster, und darin liegt zu Ihrer Überraschung ganz ruhig und sanft eingeschlafen – Ihr Arm/Ihr Bein. Sie sind einerseits erstaunt, aber andererseits ist dieser Anblick auch ganz natürlich – warum sollte sich Ihr Arm/Bein nicht auch Ruhe und tiefe Entspannung gönnen? Wieso nicht? Und da Ihnen das alles nur allzu verständlich vorkommt, beginnen Sie, die Wiege langsam, ganz vorsichtig und sanft zu schaukeln, so, wie Sie sich um ein schlafendes Kind kümmern. Sie wiegen es in den Schlaf, und so ergibt sich ein leichter, ganz gleichmäßiger Rhythmus, in dem Sie die Wiege schaukeln. Sie wissen natürlich mit einem Teil ihres Bewusstseins, dass Ihr Arm/Ihr Bein irgendwie auch bei Ihnen ist, aber ein Teil Ihrer Aufmerksamkeit sieht ihn/es in der Wiege liegen und sieht ihn/es schaukeln und ruhen und sanft in den Schlaf sinken, in eine bewusste Bewusstlosigkeit, in ein tiefes, heilsames Vergessen ... Lassen Sie sich ruhig Zeit, spüren Sie, wie Sie die Wiege schaukeln, merken Sie, wie Sie das ruhig werden lässt, wie Sie selbst durch das Schaukeln auch in ein Schaukeln versetzt werden. Sie schaukeln in gleichmäßig ruhigem Rhythmus, die Wiege schaukelt, das Kind schaukelt, Ihr Arm/Ihr Bein schaukelt, und das ist gut so ...

Während Sie da an der Quelle des Vergessens sitzen, sich und die Wiege wiegen, Ihren Arm/Ihr Bein nur ansehen, ganz ohne Emotionen, wie ein altes, vergilbtes Familienfoto, das schon langsam unscharf wird, wie etwas, das Ihnen sehr vertraut ist und doch für den Moment gar keine, aber auch gar keine Bedeutung hat, weil Sie selbst vielleicht so ruhig und entspannt sind, dass Sie das Gefühl haben, zu schlafen und im Schlaf geschaukelt zu werden wie ein Kind. Und so, in dieser tiefen inneren Ruhe, nehmen Sie sich alle Zeit der Welt und tauchen noch tiefer und tiefer in Hypnose und Entspannung, die sich so köstlich anfühlt wie ein Glas kühles, frisches Wasser, das Ihren Durst löscht. Einfach so. [Zeit lassen, Pause.]

Ausleitung und posthypnotische Suggestion:
Das Bild der Wiege entschwindet wie im Traum ... Sie können auch vergessen, was ich Ihnen erzählt habe, das ist alles nicht wichtig. Aber Sie können unbewusst die Entscheidung treffen, dass Sie Ihren Arm/Ihr Bein noch lange über den Zeitraum dieser Trance bzw. Übung hinaus ganz anders wahrnehmen werden, ob Sie wollen oder nicht ... Sie lenken Ihr Schiff wieder durch die Kanäle ... und beschließen, für heute genug für sich getan zu haben, und kommen langsam mit der Aufmerksamkeit zurück in diesen Raum. Alle Funktionen, die Sie brauchen, um den restlichen Tag sicher und gut zu verbringen, sind wieder verfügbar, und Sie werden sich ganz darauf verlassen können.

11.3 Auskristallisierter Schmerz: *Schneeflocken* (HA/M)

Martina Wittels

Ziel: Reduktion von chronischem Schmerz (auch Schmerz ohne Befund)

Technik: lang andauernde (40 Minuten) tiefe Hypnose, langsam sprechen! Handschuhanästhesie, Metapher

Auf Hypnose einschwingen:
Finden Sie eine bequeme Position in Ihrem Stuhl, so dass die Arme bequem auf den Lehnen aufliegen und die Füße einen guten, sicheren Kontakt zum Boden herstellen, damit der Rücken sich langsam in dieser Stellung entspannen kann, er sich an die Rückenlehne lehnt, und konzentrieren Sie sich auf Ihre Atmung. Beobachten Sie, wie sich Ihr Brustkorb hebt und senkt, in diesem ganz natürlichen Rhythmus. Und Sie können wählen, ob Sie jetzt gleich oder später die Augen schließen, um sich vermehrt nach innen zu wenden. Atmen Sie tief ein und aus – und bei jeder Ausatmung spüren Sie, wie Spannung von Ihren Schultern abfließt, wie sich dadurch auch der Nacken entspannt und auch der Hinterkopf; wie wenn Sie in einer Badewanne sitzen und warmes, angenehm temperiertes Wasser Ihren Hinterkopf umspült, auch den Nacken und beide Schultern, den Rücken entlang-

fließt, auch die Oberarme entlang, die Ellenbogen und Unterarme, die Hände. Und immer fließt dieses warme Wasser nach, wie eine nicht enden wollende Dusche von Wohlbefinden, Entspannung und Erleichterung.

Bei jeder Ausatmung wird die Entspannung größer und tiefer, und die Leichtigkeit nimmt zu. Vielleicht spüren Sie, dass zwischen den Schulterblättern mehr Raum entsteht und die Schultern absinken möchten. Indem Sie sie gewähren lassen, können Sie sich dabei ganz von alleine, völlig unwillkürlich mehr und mehr entspannen, einfach nachgeben. Gut so. Und achten Sie weiter auf Ihre Atmung und die sich verlierende Spannung und darauf, wie plötzlich alles einfacher und leichter wird, und gehen Sie so tiefer und tiefer in Hypnose. Ganz ruhig und gelassen, fast schon gelöst. Ihr Unbewusstes erhält dadurch die Möglichkeit, für Sie aktiv zu werden, während sich Ihr Bewusstsein schlafen legt und in eine zunehmend tiefe Ruhe sinkt. So kann das Unbewusste für Sie tätig werden, Lösungen finden und Dinge erledigen, die Sie gar nicht verstehen müssen. Und irgendwann, in ein paar Monaten oder in ein paar Wochen, vielleicht schon sogar nächste Woche, werden Sie bemerken, dass ganz generell das Wohlbefinden in Ihnen deutlich zugenommen hat. Und Sie können tiefer und tiefer, während ich zu Ihnen spreche, in Hypnose sinken. Unwillkürlich beobachten Sie, bis wohin Sie die Bewegung Ihrer Atmung spüren. Ob Sie die Bewegung auch an den Schultern fühlen und zwischen den Schulterblättern, ob die Atmung dort ankommt, dort anklopft wie ein leises Pulsieren, das sagt: Lass los! Es geht auch einfacher und leichter!

Trancevertiefung durch Zählen:
Und kommen Sie mit mir doch wieder an diese breite, schöne Stiege, die Sie schon einmal mit mir hinuntergestiegen sind. Ich werde für Sie zählen von 1 bis 20, und Sie werden mit jeder Stufe, die Sie tiefer steigen, tiefer und tiefer in eine ruhige, heilende Trance gleiten. Und ich zähle für Sie: 1, 2, 3, tiefer und tiefer in eine heilende Trance, 4, 5, und der Körper legt sich langsam schlafen, Ihre Schultern können Sie kaum noch spüren, so leicht sind sie geworden, so als würden sie hochgetragen durch Tausende von Luftballons – ganz leicht, Sie können sie vergessen, ganz einfach vergessen. 6, 7, und Sie sinken tiefer in Hypnose, 8, 9, 10. Und der Körper wird müde und schläft fast ein. Der Körper ist kaum mehr wahrzunehmen, während Ihr Geist ganz wach meiner Stimme lauscht. 11, 12 – und tiefer und tiefer in diese

heilende Trance, 13, 14, 15, und bei 20 wird Ihr Körper kaum mehr zu fühlen sein, so müde und angenehm gleichgültig wird er sein, während Ihr Geist mir wach und neugierig zuhören wird. 16, 17, 18 – tiefer und tiefer in die ruhige, heilende Trance – und 19 und 20. Ruhe! Der Körper schlummernd, angenehm gleichgültig – und Ihr Geist wach und aufnahmebereit, um etwas Neues zu lernen.

Hervorrufen einer Handlevitation:
Erinnern Sie sich, wie wir einmal schon die Hände leichter werden ließen? So wandern Sie mit der Aufmerksamkeit in beide Unterarme und die Hände und spüren nach, welcher der beiden Arme heute leichter werden möchte. Lassen Sie sich Zeit, ich bin ganz sicher, dass auch heute einer der beiden Arme leichter werden möchte und aufsteigen kann und sich in die Luft heben wird, als wäre ein Luftballon mit einem Bindfaden am Handgelenk angebunden und würde vorwitzig am Schnürchen ziehen und den Arm in die Luft heben.

Bild eines kleinen Mädchens, das für Leichtigkeit, Frohsinn, Verspieltheit steht:
Wie an einem strahlenden Sommermorgen, an dem ein kleines Mädchen einen Luftballon am Handgelenk befestigt hat und so hinausfliegt in den Garten, frei von Angst und Sorge, nur diesem Spiel hingegeben, dem Luftballon am Handgelenk zuzusehen, wie er immer höher und höher steigt und so die Hand immer leichter werden lässt, immer höher schweben lässt. Denn die Hand wird leichter und leichter und beginnt bald zu schweben, gut, wie im Spiel, von selbst einfach. Sie schwebt hinauf, ganz von alleine. In lustigen, ruckartigen Bewegungen schwebt die Hand mit dem Luftballon der Sonne entgegen, höher und höher. Höher und höher. Ganz leicht. Und je höher die Hand schwebt, umso tiefer gehen Sie in eine heilsame Hypnose. Die Hand sucht sich von alleine eine bequeme, stabile Position, im Ellenbogen abgewinkelt, gut abgestützt auf der Armlehne.

Klare Suggestion:
Sie sind jetzt in einer tiefen, heilenden Trance!!

Induktion von Taubheit:
Und diese leichte Hand kann jetzt ein Gefühl von Taubheit empfinden. Sie kann sich erinnern, in eiskaltes Wasser zu tauchen, so kalt, wie sie es manchmal schon beim Salatwaschen erlebt hat, wo sie ganz taub

und unempfindlich wurde. Und die Hand wird durch jeden Wassertropfen, der mit ihr in Berührung kommt, tauber und tauber. Wie eingeschlafen. Kalt, pelzig und unempfindlich. Als würde sie in das klare, eiskalte Wasser eines Bergbaches eintauchen.

Konfusion zur Provokation hypnotischer Anästhesie:
Und bei einer unerwarteten Berührung würden Sie zweifeln, ob die Hand gerade etwas gespürt hat: War da eine Berührung oder nicht? So unempfindlich ist die Hand, und i(I)hr Gefühl wird s(S)ie nicht täuschen, die Empfindungsschwelle und auch die Schmerzschwelle haben sich verschoben, und wo vorher klares Gefühl war, vielleicht auch Schmerz empfunden wurde, da hat sich jetzt etwas ganz Grundlegendes verändert. Man kann gar nicht genau sagen, was geschehen ist, aber die Berührung kann zunehmend weniger wahrgenommen werden. Auch der Schmerz ist zunehmend »unfühlbar«! Und Ihr Kopf wird nicken, wenn sich die Hand als ganz taub empfindet. [Zeichen abwarten!]

Intensivierung der Taubheit:
So kühl und unempfindlich, wie von Eis gekühlt, unempfindlich und kühl und taub. Wenn dieses »Nichtgefühl« nun die ganze Hand erfüllt, kann es weiterwandern, den Unterarm entlang, den Oberarm hinauf, als läge der Arm, von einem tiefen Schlaf eingehüllt, neben Ihnen in einer Wiege. Und der restliche Körper denkt: Wo ist denn der Arm? Ach, der liegt hier und schläft ganz tief und fest, unempfindlich gegen alles. [Pause, dann Suggestion der Bewegung der Hand zum schmerzenden Bereich.] Langsam – wie schlafwandelnd – hebt sich nun der Arm, um die taube Hand an die Stelle am Körper/Kopf zu legen, wo der Schmerz ist. Sie betäubt die Stelle, an der sich jetzt der Schmerz noch befindet. [Eventuell mehrfach die Suggestion wiederholen, damit sich die Bewegung vollzieht, oder die Hand sehr vorsichtig – nach Ankündigung – dahin führen.] Die flache Hand berührt die Stelle. Sehr gut. Sie verströmt Taubheit und Schmerzunempfindlichkeit dorthin. So kann es sich auch dort kühl, schmerzunempfindlich und wohl anfühlen. Gut. [Pause.] Die Hand verweilt dort lang genug, um ausreichend Taubheit hinüberfließen zu lassen, als würde ein türkiskühler Windhauch dorthin verströmen, als wäre nun auch diese Stelle in den Gebirgsbach getaucht.

Metapher
vom Auskristallisieren des Schmerzes:

Seltsam, aber unter zauberhaft eisigem Atmen gefriert nun Schmerz, er kristallisiert und rieselt wie Schneeflocken zu Boden, trocken und geeist. Eine andere Hand wischt nun liebevoll die Schneeflocken von Stirn und Wange (oder welchem Körperteil auch immer), wie einen frisch vom Himmel gefallenen Neuschnee, in dem noch niemand seine Spuren hinterlassen hat. Während Sie äußerlich ruhig und gelassen dasitzen, sehen Sie mit Ihrem geistigen Auge, wie sich zu Ihren Füßen ein Schneehäufchen sammelt; geheimnisvoll erlösend fällt weiter still Schnee von Ihrer Stirne (oder dem entsprechenden Körperteil) zu Boden, so lange, bis tiefe Erleichterung zu spüren ist. [Pause.] Während der Schmerz sich in tauben Schnee auskristallisiert, merken Sie, wie Ihre Stirne (oder was auch immer) immer leichter und entspannter wird, als würde dort ein kleines Licht entzündet, das alles in einem neuen Glanz erstrahlen lässt. Nicht grell, aber glänzend, nicht gleißend, sondern beruhigend, ein Licht, das man sich wie eine Creme in die Haut reibt, und zurück bleibt ein Film aus Schutz und Frische. Und zu Ihren Füßen ist das Schneehäufchen ganz beträchtlich angewachsen und wird irgendwann von einem Windstoß verweht, so dass nichts mehr davon übrigbleibt, nur eine blasse Erinnerung.

Posthypnotische Suggestion:

Sie können wirklich zufrieden sein. Und wann immer Sie es brauchen, wird die Hand Ihre Stirne/Ihren Kopf (o. Ä.) berühren, und wie von Feenhand wird der Schmerz zu Schnee und weggeblasen. Es wird geschehen, obwohl Sie gar nicht wissen, wie.

Tranceausleitung
mit Idee vom lernenden Schmerz, der sich selbständig macht:

Lassen Sie uns nun gemeinsam die Stufen hinaufschreiten von 20 bis 1. Ob Sie wohl bemerkt haben, dass Sie der Schmerz in der letzten Stunde verlassen hat, dass Sie gar nicht wissen, wo er sich während dieser Stunde aufgehalten hat, wohin er entschwunden ist? Vielleicht ist er ja noch fort, wenn Sie die Augen aufmachen werden, vielleicht kommt er wieder, weil er so rasch gar nicht weiß, was er ohne Sie machen soll. Aber mehr und mehr wird er lernen, auch ohne Sie zurechtzukommen, und dann wird er vielleicht immer öfter kleine Spaziergänge unternehmen und Ihnen gar nicht sagen, wohin er geht und wann er wiederkommt. All das könnte ihn ermutigen, immer öfter und länger fernzubleiben. Geben sie ihm einfach die Chance, sich von Ihnen zu lösen! [In langsamem Tempo zurückzählen von 20 bis 1.]

11.4 Distanz zum Schmerz: *Hoch in den Lüften/Stadt der Schmerzen* (HA/M)

Martina Wittels

Indikation: Für chronische Schmerzpatienten, die nur noch ihren schmerzenden Bereich wahrnehmen und dem alle anderen Empfindungen unterordnen. Typ: »Es tut überall weh! Es schmerzt überall und immer! Ich bin ganz Schmerz!«

Ziel: Schmerzlinderung, Selbstbefähigung, Grenzen zu ziehen zwischen dem schmerzenden Gebiet und dort, wo kein Schmerz ist, Abstand (Vogelperspektive) gewinnen, Regulierung lernen (Lichter abschalten, Schmerz ist manchmal leichter, manchmal stärker, nicht immer gleich), Selbstheilung, erhöhte Selbstkontrolle: Möchten Sie weiterreisen? Vielleicht muss nicht alles heute getan werden.

Technik: Fantasiereise für Einzel- wie Gruppentherapiesetting. Im letzteren Fall muss man die Frage nach der Weiterreise weglassen und müsste die Gruppe so weit kennen, dass man sicher ist, es ist niemand darunter, der abhebt.

Hypnoseanleitung:

Nehmen Sie Platz auf Ihrem Stuhl, machen Sie es sich so bequem wie möglich, damit Sie ganz leicht und einfach entspannen können. Sie reisen heute einfach erster Klasse. Sie haben es wirklich verdient, ganz einfach und bequem zu reisen, denn Sie sind hier in dieser Klinik/Therapie, um zu erleben, wie Sie besser mit sich umgehen können. Wenn Sie sich nun Ihrer Atmung zuwenden und dem Atem lauschen, wie er ein- und ausfließt, wie er ein leises, kaum wahrnehmbares Geräusch des Fließens verursacht, werden Sie zu Ihrem Erstaunen bemerken, wie Sie mit jedem Atemzug Leichtigkeit einatmen und so immer leichter und leichter werden, bis es scheint, als hätten Sie so viel an Leichtigkeit eingeatmet, dass Sie die Schwerkraft immer weniger wahrnehmen, hingegen aber ein unglaublich leichtes, angenehmes Gefühl empfinden. So als schwebten Sie sogar ein kleines Stück, genug, um Lust auf mehr zu bekommen und immer mutiger zu werden, noch mehr Leichtigkeit zuzulassen und nun immer besser zu schweben, besser und besser ...

Erlauben wir uns doch einmal etwas Ungewöhnliches!!! Um einen Überblick zu bekommen, empfiehlt es sich, die Vogelperspektive zu wählen. Ganz bequem, ganz leicht, leicht wie ein Vogel aufsteigen, dann sehen wir oft mehr, als wenn sich die Wahrheit schwer und unverrückbar vor uns aufbaut. [Pause und eventuell weitere Suggestionen des Schwebens und der Distanzierung von dem schmerzenden Körper.] Nehmen Sie nun aus dieser Perspektive ganz genau Ihren schmerzenden Bereich wahr! Seien Sie dabei bitte ganz pingelig, vergessen Sie keinen Teil, und sei er auch noch so klein! Sie können die neugewonnene Fähigkeit des Schwebens nutzen, um besser beurteilen zu können, wie weit der Bezirk wirklich reicht. Dann umgrenzen Sie ihn sehr, sehr sorgfältig, so dass nachher ganz klar ist: Hier ist der Schmerz drin, und da bin ich draußen und sehe ihn mir an. Machen Sie die Grenzen zwischen sich und diesem Gebiet ganz scharf und deutlich sichtbar!!

Metapher der schmerzenden Stadt:

Sind Sie schon einmal über eine Stadt geflogen, mitten in der Nacht? Wissen Sie, wie schön das aussieht, all die Lichter von oben? Und man sieht genau: Da ist die Stadt, und da hört sie auf, weil dort keine Beleuchtung mehr ist. Malen Sie sich doch mal aus, Ihr schmerzender Bereich ist eine nächtlich illuminierte Stadt. Alle Schmerzhaushalte haben ihre Häuser hell erleuchtet, die Schmerzverbindungsstraßen sind ebenfalls hell mit Straßenlampen beleuchtet, alle sind wach und wollen sehen und gesehen werden, ganz viel Strom, eine grelle, ja geradezu schmerzhafte Helligkeit. Sie kennen das gut. Da unten schmerzt es, aber von hier oben sieht es nicht uninteressant aus. Obwohl Sie immer noch fest Ihre Füße auf dem Boden spüren, heben Sie sich hoch in die Lüfte. In Hypnose ist alles möglich. Mit einem sicheren Flugkörper – oder einfach frei wie ein Vogel in seinem Element – steigen Sie höher und höher und können immer besser diese Lichter sehen, die ganze schmerzende Stadt, dieses gesamte Gebiet können Sie jetzt gut überschauen. Höher und höher steigen Sie. Spüren Sie, wie sich das anfühlt, wenn Sie mehr Überblick haben?

Dann sind Sie endlich so hoch oben, dass Sie die Grenzen der schmerzenden Stadt exakt sehen können. Sie wissen jetzt genau, wo sie aufhört: dort, wo keine Lichter mehr zu sehen sind. Rundherum liegt das Land, dunkel und verschlafen. Sie müssten da oben schon ausharren bis zur Morgenröte, um zu erkennen, welche wunderbare Natur sich da verbirgt. Sie könnten doch so lange dort oben bleiben, bis die Sonne über den Horizont kriecht und die ersten schrägen Strahlen auf die Stadt und ihre dahinter verborgene Landschaft schickt. Wäre das eine Reise wert? Nicht nur die schmerzende Stadt gesehen zu haben, sondern auch die Natur rundherum? Sie haben die Wahl, Sie können weiterreisen und den Rundflug über die Stadt fortsetzen, um auf die Sonne zu warten, oder Sie können entscheiden, dass es genug war, die Grenzen der schmerzenden Stadt gesehen zu haben und zu wissen, dass dahinter eine Landschaft liegt, die ganz gesund ist. Wenn hier Schmerz ist und da keiner, dann wäre es doch aber auch sinnvoll, einmal einen Ausflug in die Landschaft ohne Schmerz zu machen und zu spüren, wie sich das anfühlt? Aber Sie müssen das nicht alles heute erleben. Geben Sie mir ein Zeichen [Kopfnicken oder Ja-Finger], wenn Sie weiterreisen wollen, um noch etwas mehr über sich selbst zu erfahren.

[Wenn Zeichen »Ja« erfolgt, geht's weiter, sonst Ausleitung – aber auch mit Auslöschen der Lichter, Schmerzhaushalte legen sich schlafen, drehen die Lichter aus, die Straßenbeleuchtung wird herunterreguliert etc.] Schauen Sie sich Ihre Stadt wieder und wieder gut an, und beobachten Sie, wie nun die Lichter erlöschen, weil in den Häusern alle schlafen gehen. Einfach, weil es endlich an der Zeit ist. So wie bei schmerzkranken Menschen Schmerzzellen oft äußerst munter sind, dann aber auch einfach mal die Lichter wieder löschen und sich schlafen legen. Da tritt tiefe, wohltuende Ruhe ein ... Erholung ... Schlaf. [Lange Pause.]

Allmählich bemerken Sie, dass der Saum des Himmels im Osten ein wenig heller wird, die Stadt lässt schon Konturen erkennen. Doch was Sie offensichtlich viel mehr zu interessieren beginnt, ist die Landschaft drum herum, die langsam auch Gestalt annimmt. Sie können schon erahnen, dass sich hinter der Stadt die naturbelassene Landschaft erstreckt mit all ihrer Schönheit und dem Reichtum an Früchten, gesundem Getreide, mit Bäumen und Wiesen, Flüssen und

Seen, bewaldeten Hügeln und saftigen Tälern. Sie beginnen, darüber nachzusinnen, wie diese Stadt bisher so unbeeinflusst davon lebte, wo doch so viel Gesundheit um sie herum ist. Sie beachten mehr und mehr das gesunde Umland und spüren, wie sich *das* anfühlt: ein gesundes Herz, ein gesundes Ohr, eine gesunde Hand oder auch eine Stelle an Ihrer Körperoberfläche, die sich wohl anfühlt. Ihre Stadt ist vielseitiger, als Sie meinen, die Natur rundherum sorgt für sie, damit sich das Ökosystem reguliert. In glänzender Morgensonne liegt nun alles da, ruhig und noch frisch und kühl von der Nacht, die Stadt eingebettet in die Natur. Eine perfekte Harmonie, wie Natur und Straßen ineinanderfließen, wie sich die Häuser an die Hügel schmiegen. Und es öffnen sich die Fenster und Türen, die Menschen erwachen langsam aus erholsamem Schlaf, schauen in den wolkenlosen Himmel und atmen ganz frei durch. Schön ist der Tag heute! [Ausleitung.]

11.5 Anästhesie, verfeinert mit Hypnose: *Die Karten werden jeden Tag neu gemischt* (FB)

Elisabeth Lamm

Frau F. soll ambulant an der Schulter arthroskopisch operiert werden. Sie ruft mich an, um mit mir das Narkoseaufklärungsgespräch zu führen. Nach der Anamnese ergibt sich mir das Bild einer jungen, gesunden Frau ohne erkennbare Risiken. Auf meine Frage, ob es bei früheren Narkosen Besonderheiten gegeben habe, die wir berücksichtigen müssen, fängt sie an, sich zu entschuldigen, und berichtet mir, sie habe schon fünf oder sechs Narkosen gehabt. Jedes Mal sei sie am Morgen operiert worden, habe aber als letzte Patientin den Aufwachraum verlassen, und das auch nur, weil der Aufwachraum am Abend geschlossen wurde. Eigentlich war sie jedes Mal kaum in der Lage, aufrecht zu gehen, und außerdem habe sie sich ständig übergeben müssen. Dieser Zustand hielt dann zwei Tage an. Sie wolle die jetzt anstehende Operation aber ambulant durchführen lassen, und ihr Mann habe sich auch schon zwei Tage Urlaub genommen, um sie zu betreuen. Ich erzähle ihr dann, dass ich die Erfahrung gemacht habe, dass »jeden Tag die Karten neu gemischt werden« und ich mir sehr gut vorstellen kann, dass sie diesmal die Superkarten ziehen wird. In jedem Fall würden wir für sie da sein und sie gut und sicher betreuen.

Am Operationstag: Meine Mitarbeiter versuchen, bereits bei der Vorbereitung zur Narkose allen Patienten ein Gefühl von Ruhe, Sicherheit und Entspannung zu vermitteln. Ich bereite die Patientin noch darauf vor, dass ich während der Einschlafphase etwas länger mit ihr sprechen werde, anders, als sie es vielleicht bisher erlebt hat. Im OP-Saal stelle ich zuerst die Mitarbeiter und die Geräte vor, die dem Operateur und mir helfen, die Patientin gut und sicher zu betreuen. Bei der *Narkoseeinleitung* fange ich mit den Worten an:

»Ich möchte Sie dazu einladen, heute Ihre Narkose ganz neu zu erleben. Seien Sie offen und neugierig, und folgen Sie einfach nur meiner Stimme, die Sie während der Operation begleiten wird. Vielleicht können Sie unsere kleine Reise mit ein paar tiefen Atemzügen beginnen … Und Sie müssen sich jetzt um nichts mehr kümmern, wir passen gut auf Sie auf, während Sie sich jetzt erlauben, sich zu entspannen und sich auszuruhen.

Und Sie spüren Ihre Beine sicher aufliegen und Ihre Hände … und Ihren ganzen Körper … und Sie spüren den regelmäßigen Rhythmus der Atmung … und alles geht ganz von alleine … Und wenn Sie möchten, können Sie, die Augen vielleicht schon geschlossen, die Geräusche aufnehmen, die Sie umgeben und die jetzt immer unwichtiger werden und nur noch *einen* Sinn haben, Ihnen die Sicherheit zu geben, dass wir Sie begleiten und alles Erforderliche tun für Ihre Heilung … der sichere Rahmen, um nachzulassen, loszulassen und woandershin zu gehen, in eine andere Zeit und einen anderen Ort. Vielleicht können Sie diese Ruhe, die sich einstellt, für sich selbst nutzen, um all die Kraft zu tanken, die so wichtig ist für die Heilung. Konzentrieren Sie sich jetzt nur auf Ihre Atmung, ganz ruhig einatmen und wieder ausatmen … und vielleicht merken Sie schon bei jedem Ausatmen, wie entspannend es sein kann, wenn all der Ballast, der Sie vielleicht jetzt noch beschäftigt, von Ihnen abfällt.«

Hier beginnt dann in der Regel mein langsam über Perfusor verabreichtes Schlafmittel schon zu wirken, so dass die Patienten die Entspannung wirklich spüren:

»Und Ihr Körper weiß, wie er sich entspannen kann … und beginnt, dieses Wohlgefühl zu genießen … und alles geht ganz von alleine … Und wenn Sie wollen, dürfen Sie es sich erlauben, jetzt in Gedanken an den Ort zu gehen, wo Sie sich besonders wohl- und gut aufgehoben fühlen, meine Stimme wird Sie dorthin begleiten, so dass Sie immer sicher sein können, dass wir bei Ihnen sind. Kann sein, dass

Sie es sich jetzt in Ihrem Liegestuhl bequem machen und das wirklich angenehme Gefühl genießen, sich um nichts kümmern zu müssen und es sich so richtig gutgehen zu lassen. Und Sie spüren vielleicht schon die wohlige Wärme der Sonne auf Ihrer Haut, Sie riechen den Duft von Urlaub, und Sie schmecken vielleicht das frische, kühle Wasser in Ihrem Mund. Und Sie wissen, Sie können jetzt die Energie und die Kraft eines ganzen Urlaubs tanken, die Sie so dringend für Ihre ganz persönliche Heilung benötigen. Nachdem die Operation zu einem guten Ende gebracht sein wird, werde ich Sie mit meiner Stimme wieder aufwecken, wie nach einem erholsamen Schlaf ... Und Sie werden sehen, wie angenehm das sein wird. Und vielleicht werden Sie auch überrascht sein, wie viel Kraft und Energie in Ihrem Körper sein wird, bereit, sich den neuen Aufgaben zu stellen.«

Die Patientin ist jetzt eingeschlafen, der weitere Verlauf der Narkose ist wie erwartet völlig problemlos. In der Aufwachphase, die Patientin schläft noch, atmet aber bereits spontan, setze ich die Hypnose fort:

»Vielleicht gönnen Sie sich jetzt, bevor ich Sie mit meiner Stimme wecke, noch einen Augenblick der Ruhe und Entspannung, indem Sie Energie und Kraft eines ganzen Urlaubs tanken. Eines Urlaubs, in dem Sie es sich so richtig gutgehen ließen, und Sie können vielleicht die ganze Energie mitnehmen ins Hier und Jetzt, weil Ihr Körper das in den nächsten Tagen gut gebrauchen kann. Und wenn ich Sie jetzt aufwecke, spüren Sie vielleicht, wie glücklich Sie sind, die Operation gut und sicher überstanden zu haben, und Sie wissen, dass Sie jetzt auch die Kraft haben, sich ganz Ihrer Gesundung zu widmen. Und Sie dürfen es sich auch erlauben, dieses gute, angenehme Gefühl mitzunehmen, das sich einstellt, nach einem erholsamen Schlaf, frisch gestärkt und voll Energie, bereit, die neuen Aufgaben leicht zu erledigen.«

Die Patientin macht die Augen auf, sichtlich überrascht, dass die Operation schon vorbei ist. An einen Traum kann sie sich nicht erinnern, aber sie hat sehr gut geschlafen und fühlt sich richtig erholt. Dieses gute Gefühl hält auch im Aufwachraum an, essen will sie zwar nichts, aber das ist in Ordnung. Nach einer Stunde bittet sie uns, ihren Mann anzurufen, weil sie jetzt nach Hause gehen möchte. Die Patientin verlässt dann die Praxis ohne Kreislaufprobleme, ohne Übelkeit und ohne wesentliche Schmerzen. Am Abend rufe ich sie an, um mich nach ihrem Befinden zu erkundigen. Sie berichtet, es gehe ihr super. Ihr Mann hat für sie gekocht, sie hat gegessen und fühlt sich wohl, mit den Schmerzen kommt sie gut zurecht. Ich freue mich mit ihr und erzähle ihr noch, dass sich Ihr Körper auch bei künftigen Narkosen an dieses gute Gefühl erinnern wird. Sie verabschiedet sich mit den Worten: »Ich weiß nicht, was Sie gemacht haben, aber es wirkt.«

Natürlich hat mich diese Erfahrung wiederum bestärkt, Hypnose vermehrt in mein Konzept zu integrieren. Wie ich kurz darauf leider einmal kläglich gescheitert bin, schildere ich in 17.6 (»Zum Kotzen«).

11.6 Arbeite bei Schmerzpatienten entlastend, arbeite ideomotorisch! (GA)

Agnes Kaiser Rekkas

Nutze dafür Redewendungen mit impliziter Suggestion. Sie setzen sich zusammen aus:

1. einer zeitlich oder kontextorientierten Einführung:
   »Sobald …«
2. der impliziten Suggestion, die eine unbewusste Suche im Patienten auslöst:
   »… Ihr Unbewusstes Wege findet, wie es Ihnen bessergehen kann …«
3. und der suggerierten körperlichen Reaktion, die anzeigt, dass die implizite Suggestion zur Wirkung kam:
   »… wird sich Ihr Finger heben/wird Ihr Kopf nicken/wird sich Ihr Arm senken/etc.«.

Beispiele:

»Sobald Sie anfangen, sich wohler zu fühlen, werden sich Ihre Augen ganz von selber schließen, und das Unbewusste kann sich einer besonderen Arbeit widmen.«

»In dem Maße, in dem Sie sich nun zusehends behaglicher fühlen, kann sich Ihr Bewusstsein zur Ruhe begeben. Wenn Ihr Unbewusstes beginnt, auf seine Weise das Symptom zu erörtern, wird Ihr Kopf nach vorne sinken.«

»Und wenn eine wichtige oder interessante Verbesserung in Ihr Bewusstsein/Gefühl tritt, werden sich, während Sie alles sorgsam überdenken, Ihre Augen von alleine öffnen. Dann werden Sie mir so viel davon mitteilen, wie ich wissen muss, um Ihnen weiterzuhelfen.«

»In dem Moment, wo sich in der Tiefe der Schmerz aufzulösen beginnt, kann von alleine ein tiefer, befreiender Atemzug erfolgen.«

Redewendungen mit impliziter Suggestion verkoppeln auf suggestive Weise eine unwillkürliche körperliche Reaktion mit einem unbewussten therapeutischen Vorgang. Der Patient fühlt sich begleitet, weil der Therapeut mit vermeintlich telepathischen Fähigkeiten anspricht, was gerade passiert. Außerdem ist er über seine (vom Therapeuten suggerierte) ideomotorische Reaktion verblüfft. Die damit einhergehende Konfusion vertieft die Hypnose und schafft vorübergehend eine Öffnung für neue Ideen bzw. erweitert den Bezugsrahmen. Der Zugang zu Ressourcen, die nicht der willentlichen Kontrolle unterliegen, wird ermöglicht. Damit wird das Problem der Befreiung vom Schmerz, das der bewusste Verstand nicht zu lösen vermochte, durch permissive und nichtdirektive Formulierungen der unbewussten Verarbeitung überantwortet.

12. Lächelnd beim Zahnarzt

Weder Val- noch Morph-, nein, Hypnium befreit von Angst und Pein. (Und der Zahnarzt kann endlich in Ruhe ans Werk gehen.)

12.1 *Der morsche Zahn* (HA/M/FB)

Irene Eichmeier-Hetzel

Der Rat des Sokrates für Charmenides lautet: Wenn dir die Augen schmerzen, musst du den gesamten Kopf therapieren, wenn du den Kopf behandeln willst, musst du auch den ganzen Körper therapieren, wenn du den Körper behandeln willst, musst du auch die Seele therapieren. Denn wenn die Seele heilt, heilt der Körper, dann auch der Kopf, dann auch der Rest.

Ziel: Hypnose zur Zahnextraktion eines tief zerstörten Backenzahnes

Technik: tranceinduzierende Beruhigung und Fokussierung auf die Atmung, Anästhesie durch Kühlesuggestion, Erzählen vom Fällen eines Baumes, was für diesen Patienten, von Beruf Forstarbeiter, gut nachvollziehbar ist

Tranceinduktion:
Während Sie es sich hier so langsam bequem machen ... und die Augen vielleicht schließen ... und den Atem spüren ... können Sie beobachten, wie sich Ihre Brust langsam ... gleichmäßig und stetig ... immer wieder hebt und senkt ... Und ich möchte Sie jetzt zu einem Waldspaziergang einladen: An einem kühlen Spätnachmittag gehen Sie einen Waldweg entlang ... nehmen die Gräser und Blumen am Wegesrand wahr ... während Sie immer tiefer und tiefer in den schattigen Laubwald hineingehen ... unter Ihren Füßen rascheln verwelkte Blätter ... Ruhe macht sich breit ... das eine oder andere Geräusch einer fernen Straße tritt immer mehr in den Hintergrund ... während Sie ganz bei sich sind, Ihren Atem spürend. Immer tiefer ... und tiefer ... gelassener und gelassener gehen Sie in den Wald hinein ... und mit jedem Schritt, den Sie gehen ... entfernen Sie sich immer mehr ... und mehr ... von den äußeren Dingen. Langsam bemerken Sie auch die zunehmende Kühle

im Schatten des Waldes, die Ihre Haut im Gesicht immer kühler ... und kühler abkühlen lässt. Dabei fühlt sich die dem kalten Luftzug zugewandte Seite noch mal deutlich kühler an als die andere ... man könnte sie auch irgendwann als völlig gefühllos beschreiben ... Auch wenn sich die letzten Sonnenstrahlen durch die Bäume auf ihrem Gesicht spiegeln [Lampe wird eingeschaltet], bemerken Sie trotzdem nur die gefühllose Kühle auf Ihrer Gesichtshälfte.

Langsam ... ruhig und gleichmäßig atmend, kommen Sie so auf einer Lichtung an. Auf der Lichtung sehen Sie einen Ihnen bestens bekannten alten Baum, der sehr krank ist und unbedingt noch heute von Ihnen gefällt werden muss, damit seine Nachbarn wieder besser wachsen und sich in Ihrer vollen Schönheit ausbreiten können. Den kalten Atem durch den Mund ruhig und gelassen ausatmend ... den Mund leicht geöffnet und ganz entspannt ... machen Sie sich sogleich ans Werk ... Zuerst überprüfen Sie den Stamm noch mal ... dazu schaben Sie etwas an der Rinde [Oberflächenanästhesie wird aufgetragen] ... und stechen in den Stamm hinein, um seine Morschheit zu überprüfen [Injektion]. Nochmals einige Male tief und gelassen ... ruhig und ganz bewusst ... ein- .... und ... ausatmend ... sammeln Sie sich noch mal ... breiten Ihr Werkzeug aus ... und beginnen ... [Extraktion beginnt] ... langsam ... ruhig ... und doch voller Kraft und Konzentration die Rinde vom Baum zu entfernen ... und sich die Stelle am Stamm zu markieren, in die Sie eine Kerbe ... gleichmäßig und gelassen atmend ... mit Ihrer lauten Motorsäge schneiden. [Bohrer: Zahn wird getrennt.] Sie hören bereits die ersten morschen, lauten Knackgeräusche ... So machen Sie sich ganz gelassen ... und ruhig ... mit tiefem Ausatmen ... mit einer Axt weiter ans Werk und entfernen immer mehr von dem Bauminneren ... Immer wieder knackt der morsche Stamm, aber dieses Geräusch macht Sie immer sicherer, gleich am Ende Ihrer Arbeit zu sein ... tief ein- ... und ausatmend ... immer noch die Kühle spürend ... so dauert es nicht lange ... und schon ... fällt der Baum fast unbemerkt in sich zusammen ... noch schnell werden die letzten Baumfasern entfernt. [Wunde wird gesäubert.]

Die ganze Umgebung heilt komplikationslos aus. Die Erde füllt sich auf und glättet sich, ein ganz schöner, gesunder Waldboden, federnd und mit satter Farbe, von der Natur wunderbar mit gesundem Quellwasser versorgt, gleichsam mit Sonnenschein und frischer Waldesbrise klärend durchlüftet und heilsam durchblutet. Alles heilt, gesundet, wird ganz glatt und gesund. Dem Wald kann es wieder richtig gutgehen. Und schon machen Sie sich glücklich und zufrieden ... leichten Schrittes nach getaner Arbeit auf den Heimweg, um zügig, schnell und munter, die Anstrengung bereits vergessend, wieder auf dem Weg aus dem Wald hinauszutreten ... und auf einer sonnigen Wiese mit schönen, gutduftenden Blumen anzukommen ... Und Ihr Gesicht kann die Kühle so lange gespeichert halten, wie es guttut. Sie als Person aber strecken und recken sich der Sonne entgegen und kommen wach und munter hier wieder an.

12.2 Warum denn würgen? (Th/GA)

Barbara Lingener

Das mit dem Würgereiz beim Zahnarzt ist so eine Sache, die allgemein gefürchtet wird. Ich habe die Erfahrung gemacht, dass erwachsene Patienten, die dieses Problem meist schon lang mit sich herumtragen, eine regelrechte Angst davor entwickeln, nicht normal zu sein. Dies führt zu einer Kette von Vermeidungsverhalten: nicht in der Öffentlichkeit essen, wegen des Zähneputzens nicht mit anderen verreisen, nicht zum Zahnarzt gehen, daher schlechte Zähne und noch mehr Rückzug. Und vor der Zahnarztbehandlung immer der selbsterzeugte Druck: Bloß nicht würgen! Dadurch, dass der Patient versucht, es nicht zu tun, provoziert er es natürlich erst recht, er erlebt eine vorprogrammierte persönliche Niederlage und bestraft sich oft selbst mit: »Wusste ich's doch, da gehe ich auch nicht mehr hin, ich kann es ja eh nicht.«

Was also tun? Das Naheliegendste: Die große Spielwiese der Suggestionen betreten:

- Z. B. Vorannahme: »Sie dürfen ruhig würgen, das tun ganz viele Patienten, das ist normal, eher ungewöhnlich, wenn Sie es nicht tun.«
- Nüchtern erklären, dass der Würgereflex ein angeborener und vor allem ein lebensnotwendiger Schutzreflex ist, ohne den der Mensch vor allem beim Zahnarzt Gefahr laufen würde, Dinge zu aspirieren oder zu verschlucken, und dass dieser Reflex daher erwünscht ist, wenn eine Behandlungssituation ihn erfordert. Natürlich nur dann!

- Würgereiz wird oftmals auch durch ein Schmerzempfinden oder durch die Furcht vor Schmerz ausgelöst, wichtig ist daher eine Musterunterbrechung, die ein Sich-ausgeliefert-Fühlen ausschließt und eine Möglichkeit eröffnet, effektiv und sofort nach Bedarf die Behandlung mit einem Zeichen zu unterbrechen.

Ablenken (Distraktion)

(a) Fokus weg von Mund und Rachen, hin auf die Gliedmaßen

- Fuß hoch, gegenseitiger Arm hoch etc.
- Schwebevogel (bei uns heißt er »der Helfer« – wir sagen vorher: Er hat noch NIE NICHT geholfen!): Erwachsene kriegen den Adler, Kinder die Möwe auf den Finger und balancieren sie in Sichthöhe. Dies erzeugt eine Armkatalepsie.

(b) Sinneseindrücke weg von der Kinästhesie

- Watterolle mit Alkohol unter die Nase.
- Etwas Unerwartetes zeigen, was mit dem Arbeitsschritt nichts zu tun hat.

Wenn das Würgen bei Abdrücken passiert, umsetzen, Füße fest auf den Boden, Kopf nach vorne beugen, gegebenenfalls aufstehen etc.

Abdruckmaterial auf Finger und sagen lassen, wann es fest ist, oder Fingerabdruck machen, der später in Gips ausgegossen zurückkommt.

Grifftechniken

Grifftechniken können sehr erfolgreich an Energiepunkten des Kopfes dafür eingesetzt werden, solche »Rückkopplungen« wie Würgereiz zu unterbrechen.

- Die linke Hand des Behandlers liegt auf dem höchsten Punkt des Kopfes, mit leicht nach vorne abgespreizten Fingern. Mit der anderen Hand kann der Behandler den Abdrucklöffel oder das Röntgenbild halten. Dieser Griff schafft eine hervorragend wirkende Würgereizunterbrechung und eine Sensibilitätsverminderung im Oberkiefer.

- Der Handteller des Behandlers liegt zwischen den Augenbrauen (auch drittes Auge genannt) des Patienten, ebenfalls mit leicht abgespreizten Fingern. Auch dieser Griff schafft eine Sensibilitätsverminderung im gesamten Mundbereich.
- Der Daumen der ebenfalls wieder abgespreizten rechten Hand des Behandlers liegt locker auf der Grube zwischen Unterlippe und Kinn, ein hervorragender Punkt dafür, den oft hinderlichen Speichelfluss abzustellen (mit einer entsprechenden Suggestion fast immer wirksam).

Akupunktur

(a) KG 24, (b) Pe 6, (c) LG 20. Pragmatische Zahnärzte sprühen Oberflächenanästhesie auf die Rachenwand.

Atem lenken

- Erst sanft; wenn Würgereiz aufkommt, extrem direktiv: ein/aus, anhalten ..., das alles paradox mischen.
- Üben, durch die Nase zu atmen.
- Hand des Patienten oder des Behandlers auf Bauchnabel, mit jedem Ausatmen einen imaginären Luftballon aufblasen lassen. Dies verstärkt die Bauchatmung, dient – da Fokussierung weg von Mund – der Tranceinduktion sowie der Konzentration auf den Atem.

Hypnose

- Ruhe- und Entspannungshypnosen dienen zwar der Vertrauensbildung, helfen im akuten Geschehen des Würgens jedoch nicht wirklich, aktive Hypnosevisualisationen von Reiten, Fallschirmspringen manchmal.
- Bei Patienten wie oben beschrieben ist natürlich die Ich-Stärkung wichtig.
- Arbeiten mit Teilen: Was will der Würgeteil? Schutzmechanismus, Aufmerksamkeit?
- Dem Würgeteil einen Namen geben.
- Innere Helfer aktivieren, diese ankern.
- Mit Hilfe ideomotorischer Fingerzeichen Zieldefinition für den Zahnarztbesuch.
- Zielvisualisierung: Wie werde ich aussehen, wie wird mein Leben nach dem Würgen und der Zahnbehandlung/der Zahnsanierung sein (prima dazu die Technik »Kristallkugeln«)?

Vorsicht! Bei Verdacht bezüglich traumatischen Hintergrunds wie Missbrauch, Zwang, etwas essen zu müssen, Erstickungsangst, Flashback bzw. Erinnerung an extrem schmerzhafte bzw. invasive Intervention in einer vergleichbaren Situation durch Eltern oder Zahnarzt sowie bei Vertrauensbruch: die Hypnose psychotherapeutisch einsetzen. Sehr effektiv ist die Technik: Kino – Dissoziation – Verändern der Erinnerung. Aber immer sehr gut abwägen, ob man den Patienten nicht besser in gute psychotherapeutische Hände gibt, weil man als Zahnarzt mit einer tieferen psychischen Problematik leicht überfordert sein kann.

13. Ich-Kontrolle, Ich-Stärkung, Selbstwertaufbau, zugewandte Abgrenzung

Nach klaren Interventionen für Schutz, Ich-Kontrolle und Stärkung tanzen Elfen, lädt der Seevogel zum Rundflug für neue Perspektiven ein, ergießt der Regenbogen seine Farbenpracht, und kleine, blaue Schmetterlinge im südlichen Buchenwald lassen die Vergangenheit in anderem Licht erscheinen. Selbst der dusselige Leuchtturmwärter lernt dazu.

13.1 Aktive Dissoziation zur besseren Ich-Kontrolle (GA)

Agnes Kaiser Rekkas

Ziel: Kontrolle über plötzlich ungewollt auftretendes traumatisches Material, das in kritischen Situationen wie z. B. Arbeitswechsel, Verlust, Prüfung, Stress, Trennung spontan reaktiviert wird

Technik: Lehren, bewusst und willentlich zu dissoziieren

Interventionsschritte

- Aufklärung über den Mechanismus der Dissoziation und Hinweis, dass man sie auch bewusst als Ressource nutzen kann, wann immer man will.
- Einüben der Kontrolle mit dem Therapeuten: Zunächst stellt man Fragen zur Lebensgeschichte und fordert auf zu beobachten, wann Angstempfindungen bzw. unangenehme Sensationen einsetzen.
- Sobald bei einer Frage Unwohlsein eintritt, soll der Ü/P seinen Geist einen Augenblick lang schweifen lassen (in Trance gehen) und dann wörtlich sagen: »Darauf möchte ich jetzt nicht antworten.«
- Verwenden der aktiven Dissoziation im Alltag: Als Hausaufgabe soll der Ü/P immer, sobald er auch nur leichte Angst spürt, einige Augenblicke den Geist schweifen lassen und den oben angegebenen Satz sagen. Kurz darauf widmet er sich wieder seinem normalen Tagesablauf.
- Spontan auftauchendes traumatisches Material und damit verbundene Angstreaktionen sollen von nun an auf diese Weise »weggeschickt« und in einem robusten imaginären Tresor verschlossen werden, der so lange außerhalb der bewussten Wahrnehmung bleibt,

bis aktiv entschieden wird, ihn (z. B. in der Therapiestunde) wieder zu öffnen.

- Suggestion: Von nun an wird das Unbewusste Arbeit im Stillen leisten und das »Material« (neutrales Wort, um Distanzierung zu ermöglichen) wie in einer Bibliothek ordnen. Zum rechten Zeitpunkt wird es dann vernünftig »in kleinen Dosen« freigesetzt, damit es gut zu bewältigen ist.
- Im geschützten Rahmen der Therapiestunde kann die traumatische Erfahrung in dosiertem Maß therapeutisch betrachtet, dargestellt und bearbeitet werden, z. B. nach der Technik »Arbeit am Kindheitstrauma« (Kaiser Rekkas 2007b).

13.2 Stärke durch Dankbarkeit (HA)

Ines Lissina-Ristau

Indikation: Depression, Traumatisierung, Unzufriedenheit, aber auch diffuses Unglücklichsein

Ziel: Stimmungsaufhellung, Stabilität und Gefühl von Eingebundensein, Wiederentdeckung guter Lebenserfahrungen; nach Seligman (2002), *University of Pennsylvania, Positive Psychology Center*, vermittelt der Ausdruck von Dankbarkeit gegenüber einer Person ein sehr lang andauerndes, stabil positives Gefühl.

Technik: geführte Altersregression, Auffinden einer wichtigen Person und Erweisen von Dankbarkeit; eventuell die einzelnen Schritte individuell anpassen und ausführlicher gestalten

Nach Hypnoseinduktion:

Und wenn Sie jetzt so ganz in sich versunken sind, können wir das Unbewusste bitten, nach einem Menschen Ausschau zu halten, den Sie irgendwann einmal in Ihrem Leben getroffen haben – sei es auch nur für einen kurzen Augenblick – und der damals sehr, sehr wichtig für Sie war, vielleicht weil er Sie in der Not beschützt hat ... vielleicht weil er schon sehr zeitig Ihre Fähigkeiten und Talente erkannt hat ... vielleicht weil er einfach nur da war und Ihnen zugehört hat. Während Sie nun eine wirklich angenehme Hypnose genießen, kann das Unbewusste durch Ihre Vergangenheit schweifen und diese Person wiederfinden. Es durchwandert dabei alle Zeiten ... alle Räume ... Und wenn es sie entdeckt hat, bitte ich den Ja-Finger um ein Zeichen. [Pause, FZ abwarten.] Sehr schön! Diese Begegnung lebt jetzt noch mal richtig in Ihnen auf, als ob es heute wäre. Alles, was dabei wichtig war, wird auf einmal ganz präsent. Nehmen Sie wahr, wie Sie sich fühlen … und welche Stimmung Sie erfüllt. Und wenn Sie das ganz lebendig in sich spüren, kann uns der Ja-Finger ein Zeichen geben. [Pause, FZ abwarten.] Das ist sehr gut so! Und da Sie diesen Menschen jetzt wiedergefunden haben, kann es sein, dass ein dringendes Bedürfnis in Ihnen erwacht, sich bei ihm zu bedanken … mit einem Besuch … einem Telefonanruf … einem Brief … oder einem Geschenk … Ist das so? [Pause, FZ abwarten.]

Ja, das ist ganz folgerichtig und wird auch Ihnen guttun. In der Tiefe im inneren Dialog teilen Sie nun diesem Menschen auf Ihre ganz persönliche Weise mit, wie wichtig er für Sie damals war … was er für Sie bedeutet hat … wie er Sie gestärkt hat … und wie er vielleicht Ihren ganzen weiteren Lebensweg beeinflusst hat. Bedanken Sie sich aus vollem Herzen bei diesem Menschen. Lassen Sie sich alle Zeit dafür, finden Sie die richtigen Worte und Gesten. [Lange Pause.] Und während Sie tiefer und tiefer in eine sehr befriedigende Hypnose sinken, erleben Sie, wie Ihre Dankbarkeit dem anderen guttut. Völlig überraschend erhält diese Person den Brief, oder Sie stehen ganz plötzlich nach so vielen Jahren vor ihr, die schönen Blumen, das Geschenk in den Händen. Wie schaut sie/er? Wie fühlt sie/er sich, wenn Sie ihr/ihm mitteilen, wie wichtig gerade *sie/er* für Ihr Leben gewesen ist? Was wird sie/er denken, was Ihnen antworten? Wie wird die Geschichte weitergehen? Einen anderen Menschen beglückt zu haben, ist das nicht schön? Genießen Sie das nun in aller Ruhe … und genießen auch Sie selber die tiefe Dankbarkeit!

13.3 Quelle der Kraft (M/HA)

Ulley Rolles

Indikation: Antriebslosigkeit, depressive Verstimmung

Technik: Metapher einer reinigenden, stärkenden Quelle, individuell ausmalen und anpassen

Nach Hypnoseinduktion:

Sie haben sich ein bisschen Zeit genommen für eine ganz besondere Reise: eine Reise zur Quelle der Kraft. Und schon spüren Sie, wie zunehmend Ruhe einkehren kann. Nichts tun müssen, nichts denken müssen, einfach nur geschehen lassen ... In Ihrer Vorstellung kann eine schöne Almwiese auftauchen, mit saftigem, grünem Gras und bunten Blumen. Und Sie machen es sich hier auf der Wiese bequem und spüren die Sonne mit ihren wärmenden Strahlen auf Ihrer Haut. Die Sonne taucht alles in ein angenehmes Licht, und der Himmel ist blau mit einzelnen kleinen, weißen Wolken. Und wenn Sie sich umschauen, können Sie vielleicht auch Schmetterlinge sehen und Sträucher entdecken und weiter weg auch Bäume ... und mit Ihren Händen können Sie durch das frische Gras fahren und die einzelnen Grashalme spüren, wie sie durch Ihre Finger gleiten ... Und da entdecken Sie auf einmal in der Nähe eine Quelle ... nun hören Sie auch das Sprudeln des Wassers ... und Sie stehen auf und gehen zu der Quelle hin. Ganz frisch und klar quillt das Wasser hervor, und Sie gehen näher hin, halten die Hände hinein ... und vielleicht auch die Arme, und wenn Sie wollen, tauchen Sie auch das Gesicht ins erfrischende Nass ... und lassen sich vom Wasser absprühen ... und Sie spüren, dieses Wasser hat eine besondere Kraft.

Es ist imstande, Dinge wegzuschwemmen, abzuspülen ... [Langsam, mit Pausen dazwischen, je nach Problem, zum Beispiel:]

Es spült Unruhe ab und lässt stattdessen Ruhe einkehren ... ... Es spült Schwindel ab und gibt stattdessen Stabilität ... ... Es spült Schmerzen ab und gibt stattdessen Wohlbefinden ... ... Es spült das ständige Grübeln und Nachdenken ab ... ... und gibt stattdessen Mut, sich den Dingen des Lebens zu stellen ... ... Und Sie spüren, dass es auch die Müdigkeit des Tages abspülen kann ... ... und stattdessen Ihren Körper mit Dynamik und Kraft erfüllt ... ... Ja, das Wasser ist imstande, Ihnen Leben zu geben. Leben in allen Facetten, mit all der Buntheit und Lebendigkeit, in den guten und weniger guten Tagen. Sie merken, wie Ihnen das Wasser guttut, und Sie bleiben noch eine Weile bei dieser sprudelnden Quelle und nehmen davon so viel auf, wie Sie im Moment brauchen. Und vielleicht möchten Sie von dem Wasser auch trinken, es schmecken und in sich aufnehmen. [Lange Pause.]

Und irgendwann werden Sie für heute genug von der Kraft der Quelle getankt haben, weil Sie das Bedürfnis bekommen, die Übung abzuschließen ... Und Sie gehen noch einmal zurück auf Ihren Platz auf der Almwiese, setzen sich hin und lassen sich von den warmen Strahlen der Sonne trocknen ... Und Sie wissen, Sie können jederzeit wieder an diesen Ort kommen, zu dieser Quelle, wann immer Sie auftanken möchten ... Und dann geht es Schritt für Schritt, ganz in Ihrem Tempo, wieder hierher zurück, mit ein paar tiefen Atemzügen. Sie können sich ein bisschen bewegen, die Finger, die Zehen ... ja, mal kräftig durchatmen, sich dehnen und strecken ... und langsam wieder ganz aufwachen, die Augen öffnen und wieder ganz hier sein, erfrischt und klar im Kopf.

13.4 Selbstwertzuwachs, märchenhaft: *Elfenreigen* (metaphorische HA)

Gerta Kröner

Ziel: Belebung, Aufmunterung, Ich-Stärkung, Bestärkung, den eigenen Weg zu gehen bzw. der inneren Stimme zu folgen

Technik: romantisches Märchen, vorzugsweise für zarte Mädchen oder mädchenzarte Frauen

Nach der Hypnoseinduktion:

Eine kleine, traurige Elfe begibt sich nach langem Hin und Her endlich auf Wanderschaft: Das Leben ist so trist geworden, so einsam; nichts scheint zu gelingen, alles nur »grau in grau«. Und das Schlimmste an allem: Die kleine Elfe kann sich selbst nicht ausstehen, so hässlich, dick und plump, sich selbst so fremd, alles nur »grau in grau«! Und so irrt die kleine, traurige Elfe – schweren Herzens, missmutig und ängstlich – viele Wochen ziellos durch die Lande. Nachts sucht sie in kleinen Erdlöchern oder Baumhöhlen Schutz.

Aber eines Nachts ist es ihr, als würde sie träumen: Ein kleiner, im hellen Mondlicht schimmernder Vogel – oben in einer alten, knorrigen Eiche – singt ein wundersam berührendes Lied. Er singt von der Freude, den eigenen Weg zu gehen und dem funkelnden Diamanten zu folgen. Die kleine Elfe reibt sich verträumt die Augen ... sie spürt den kraftvoll frischen Wind, den strömenden Regen ... und dann die wohlig wärmenden, liebevollen Strahlen der Sonne. Beschwingt und leichten Schrittes macht sie sich ganz frühmorgens auf den Weg und folgt nun bergauf einem kleinen, verwunschenen Pfad. Die leuchtend bunten Blumen am Wegesrand scheinen ihr zuzulächeln, die Vögel begleiten sie mit ihrem munteren Gezwitscher. Nach recht beschwerlichem Aufstieg gelangt die kleine Elfe bald auf eine noch nebelverhangene, sich dem erwachenden Sonnenlicht öffnende Zauberwiese: ein verzauberndes Blütenmeer ... leuchtende Farben ... liebliche, sinnenbetörende Düfte ... das friedliche Summen einer kleinen Hummel ... ... geräuschlose Stille – tiefe Ruhe – heilsamer Frieden.

Und ganz in der Mitte der Wiese, auf einer kleinen Anhöhe, erstrahlt im goldenen Sonnenlicht ein magischer Brunnen aus glänzend weißem Marmor. Hier lässt sich die kleine Elfe nieder; müde vom Wandern, aber glücklich, denn sie fühlt, sie ist am Ziel. Und gedankenversunken betrachtet sie ihr Spiegelbild tief unten im Brunnen ... Ganz versonnen beginnt sie zu träumen, wie so schön es sein kann ... ... und die Sonne durchflutet die Tiefe des Brunnens. Unzählige kleine, sich spiegelnde Lichtpunkte des Himmels scheinen das Dunkel mit Leben zu füllen. Sternenkindern gleich, tanzen sie fröhlich im Elfenreigen, die träumende kleine Elfe in ihrer Mitte. Und ein besonders strahlender kleiner Lichtpunkt – wie ein funkelnder Diamant – berührt die kleine Elfe tief im Herzen, erleuchtet sie mit seinem Licht. Und beschwingt tanzt sie auf der Wiese ...

13.5 Selbstwertaufbau: *Der Seevogel – Junge, bin stolz auf dich*! (HA, fallbezogen)

Agnes Kaiser Rekkas

Ziel: einer Krise gestärkt begegnen; Bestätigung des Therapieerfolges in den bisherigen elf Sitzungen, Stärkung von Selbstrespekt, Selbstwert und Selbstvertrauen

Technik: Fantasiereise mit stärkenden Suggestionen

Tranceinduktion:

... Sie gehen in Hypnose, was Sie bestens können. Und 'ne Menge Leben um Sie herum, jetzt hier in der Situation. Wenn Sie später zu Hause die CD hören oder woanders, ist es vielleicht ruhiger. Hier sind die Handwerker, die bauen da irgendwie an dem Haus rum. Bauen Dachwohnungen aus, Balkons dran – aber das kann alles weiter wegrücken, sich entfernen, ganz weit draußen, wenn Sie jetzt mit jedem Atemzug mehr nach innen gehen, alle Antennen einziehen, zu sich kommen, bei sich sind, sich spüren und die Sensibilität innerlich so richtig ausfahren lassen ... in jeden kleinen Winkel ... bis in die Fingerspitzen ... und die Zehenspitzen ... ganz lebendig und fließend ...

Und lebendig war ja Ihre Zeit wirklich! Welche Turbulenzen haben Sie da durchgemacht!

Und das ist heute das Erste, dass Sie sich dafür eine große, dicke Anerkennung geben, dieses: »Junge, das hast du gut gemacht – bin stolz auf dich!«

Und – wir haben manchmal einen Mechanismus, Komplimente nicht richtig aufzunehmen, sondern eher das zu hören, was an Kritik vorgebracht wird. Aber jetzt, dieses Kompliment – und das ist ja nicht nur ein Kompliment, sondern das ist eine wahrhaftige Anerkennung, die lassen Sie mal richtig in sich hineinsinken: »Junge, das hat du gut gemacht ... erwachsen und reif und gut überlegt ... und mit Gefühlsstärke hast du schwierige Situationen und turbulente Zeiten gemeistert! Ich bin so stolz auf dich!« Ihr Leben war ja wirklich in Erschütterung geraten, in komplette Veränderung, aus der Sie herauskommen, gestärkt und gekräftigt. Und Sie spüren und wissen in der Tiefe, wenn Sie *das* gemeistert haben, dann sind viele andere Dinge in Ihrem Leben nur noch Kleinigkeiten ... Und es ist schön, zu merken, wie Sie ein Modell sind für Ihre Kinder ... dafür, wie man vorwärtskommt im Leben ... Krisen meistert ... mit Selbstrespekt. Und im richtigen Ausbalancieren von abgrenzen ... und Nähe genießen ... und gut für sich sorgen liegt Ihre Stärke. Und wie Sie tiefer ... und tiefer ... in Hypnose gehen, kann das schöne, starke, sichere Gefühl sich in jeder Zelle niederlassen ... und Sie mit Spannkraft erfüllen ... auch für die kommenden Aufgaben, die Sie mit Freude und Engagement erledigen werden.

Aber vorher ist's auch gut, sich einfach eine Pause zu gönnen ... und von dem hohen Energieniveau zurückzusinken ... sich Ruhe zu gönnen ... sich an schöne Erlebnisse zu erinnern ... und zuversichtlich in die Zukunft zu schauen. Und vielleicht gibt es dafür gerade ein Bild in Ihnen: gestärkt – gekräftigt – gereift – erwachsen! So sind Sie da in Ihrer ganzen Kraft ... und sehen sich vielleicht irgendwo an einer Küste spazieren gehen. Die frische Luft ... der Seewind ... der auch durch Ihre Gedanken pustet ... und so manche alten Bilder ... alten Gedanken einfach umstürmt und dann hinausweht ... weil jetzt Neues da ist ... und sich die *Bilder ändern* ... und dadurch auch die *Gefühle* ... und dadurch auch die Gefühle in Bezug auf *sich selbst.* Mit dem Wind kommt ein Vogel angeflogen ... ein Seevogel ... fliegt in Ihre Richtung ... fliegt tiefer und landet vor Ihren Füßen ... ein stolzer

Vogel mit schönem Gefieder. Und er wird größer ... und lädt Sie ein, für einen Flug auf seinem Rücken Platz zu nehmen. Und Sie sehen sich aufsteigen ... und die Arme um seinen Hals schlingen ... wie er seine Schwingen ausbreitet ... und abhebt ... und mit Ihnen einen Flug macht ... wohin Sie wollen.

Die Küstenlinie entlang ... sanft aufs Meer hinaus ... womit Sie jetzt einfach eine geraume Zeit alles hinter sich lassen ... einfach nur abheben ... fliegen. Und der Vogel hat die Verantwortung ... trägt Sie sicher, trägt Verantwortung für Flug und Bewegung ... für Zeit ... und Raum. Und Sie genießen einfach ... tiefer und tiefer in Trance gehend ... und wissen: Sie leben ... und das Leben ist schön! Und Sie sind fähig ... allen Seiten des Lebens zu begegnen ... und aus allem gestärkt hervorzugehen. Und Sie überlassen sich dem Flug ... und der Bewegung ... betrachten die Dinge von oben. Und Sie wissen, dass Sie auch auf anderen Gebieten Ihres Lebens aktiv werden und sich beruflich besser präsentieren können. Sie sind gut, und Sie werden das auch zeigen ... aber, wie immer, eins nach dem anderen. Und wenn's für Sie innerlich so weit ist ... das werden Sie selber merken ... dann lassen Sie den Vogel wieder zurückkehren an die schöne Stelle. Genießen Sie vorher aber erst mal ausgiebig den weichen Flügelschlag ... das Getragenwerden in der Luft ... ... bevor Sie sicher wieder landen werden ... gestärkt und gekräftigt!

13.6 Freude, Vitalität, Weiblichkeit: *Kleine, blaue Schmetterlinge* (HA, fallbezogene Trainingseinheit)

Agnes Kaiser Rekkas

Erinnerungen an Armut und (sexuelle) Gewalt prägen die Lebensgeschichte dieser tapferen Frau, die nach Deutschland floh, die Universität absolvierte und heute als Ärztin tätig ist. Sie kommt mit dem Ziel, besser auf ihre Bedürfnisse zu achten, inneres Gleichgewicht zu finden und ihrer Tochter Rosalba zu helfen. Diese hat eine Anorexie entwickelt, wofür die Mutter sich schuldig fühlt, weil sie meint, ihr kein gutes Modell als Frau gewesen zu sein. Der Buchenwald ihrer südländischen Heimat aber ist ihr ein lichtes Bild geblieben. – Beispielhafte Hypnoseanleitung für eine einmalige Intervention nach kurzem vorangegangenem Telefonat.

Trainingseinheit

Entdecke bei jeder Zahl die hinter der Formulierung liegende hypnotherapeutische Intention (siehe dazu das Ende dieses Abschnitts):

1 Sie haben heute diese weite Reise (250 Kilometer) hierher gemacht. Und Sie haben sich vorbereitet für diesen Tag. Und wir haben eine ganze Zeit zusammen gesprochen und uns kennengelernt. Und Sie haben mir viel von sich erzählt. Und Sie möchten etwas verändern und glauben auch daran, dass Sie etwas verändern können ... und das ist wichtig.

2. Und ich habe eine Menge Kraft in Ihnen beobachten können. Viele Fähigkeiten, einen starken Willen, Disziplin. Und auch viel Liebe zum Leben und für die Menschen. Und für die Menschen, die Ihnen ganz nah sind. Ihr Mann ... Rosalba.

3. Und jetzt brauchen Sie überhaupt nichts mehr zu tun und nichts zu verstehen. Hypnose geht nur ohne Anstrengung.

4. Vielleicht ist es aber auch schön, sich einfach vorzustellen, durch Ihren Buchenwald zu wandern. Da riecht es ganz besonders. Da ist so ein besonderes Flirren in der Luft, von Licht und Schatten. Und es gibt ein bestimmtes Geräusch beim Gehen.

5. Und während Sie einfach so atmen und hier sind und auch woanders, gehen Sie ganz von alleine mehr und mehr in Entspannung ... und wundern sich vielleicht, wie auf einmal die Last, die Sie gerade noch auf den Schultern getragen haben, leichter wird und abfließt, bei jedem Ausatmen mehr. Bei jedem Ausatmen werden Sie ruhiger. Alles um Sie herum ist unwichtig. Sie brauchen mir nicht einmal zuzuhören. Ihre Ohren sind offen und nehmen das auf, was für Sie wichtig ist, um zu lernen, ohne wissen zu müssen, dass Sie lernen. Sie können vielleicht auch einfach stehenbleiben, sich die Sonne auf das Gesicht scheinen lassen, gerade da, wo die Sonne ihre Strahlen durchschickt, zwischen den Stämmen, Ästen und den Blättern.

6. Und Sie *sind* einfach nur. Dieses Gefühl: »Ich bin.« Ich bin bei mir. Ich bin da. [Die Patientin räkelt sich.] Mhm, da kann man sich auch noch mal anders hinlegen. Das ist ganz gut. Und ich berühr Sie noch einmal ganz leicht an den Schultern. Die können so richtig schön zurücksinken. Mhm. Die Hände können wärmer werden. [Die Hände fühlen sich kühl an, als ich sie kurz darauf berühre.] Die Hände werden auch von der Sonne beschienen, warm. Gut ...

7. Sie können jederzeit auch reden oder was fragen, aber Sie können auch so verbleiben ... und mit Verwunderung verspüren, wie sich die Hände langsam leichter anfühlen ... und immer noch etwas leichter werden. Leichter, leichter, wie wenn die Hände die Schwerkraft vergessen ... und leichter werden, während Sie da ganz woanders sind ... Sie können mal mit dem inneren Auge hinschauen zu den

Händen und stellen vielleicht mit Verwunderung fest, dass an eine Hand ein Bändchen gebunden ist, mit Luftballons dran. Und Sie schauen, welche Farben die Luftballons haben und welche Formen. Und die Luftballons nehmen die Hand beim Handgelenk, ganz zart, so dass die Hand anfängt, in die Luft zu schweben ... und sich höher und höher zu heben, während Sie tiefer und tiefer, ganz angenehm, ganz sicher, in eine geschützte Hypnose gleiten. Und das ist nett, das zu erleben, wie sich etwas tut, ohne dass man etwas dafür macht. Leichthändig. Leichter und leichter. Leichter und leichter. Mhm.

8. Da sind jetzt nur noch die Luftballons, da ist der Wald und der Geruch des Waldes. Die Geräusche und auch die Ruhe und Zuversicht. Da kann die Hand in diesem Waldwindhauch von alleine schwebenbleiben. Mhm, mhm, wunderbar! Und ein Finger kann sich von alleine bewegen, um ein »Ja« zu signalisieren. Ein Finger dieser Hand kann sich von alleine heben [Der Daumen hebt sich.], ja, der Daumen. Und es passiert von alleine. Und dann brauchen wir einen Finger für die Antwort »Nein«. Mhm. [Der Zeigefinger bewegt sich.] Sehr gut, der Zeigefinger. Und einen Finger für die Antwort »Ich will nicht antworten«. [Erfolgt nicht.]
9. Na gut, wir haben »Ja« und »Nein«, das ist auch gut. Jetzt würde ich als Erstes mal fragen: Geht es Ihnen gut? Das heißt, ich frage die Finger: »Geht es Ihnen gut jetzt?« [FZ »Ja«.] Frag ich Sie mal auf der bewussten Ebene: »Geht es Ihnen gut?« [Klientin: »Ja.«]
10. Lustig mit der Hand, gell? Wie viele Luftballons sind es? [Patientin: »Ganz viele.«]
11. Ganz viele, ja. Ich berühre jetzt mal Ihre Hand leicht, da kann sie ihre Haltung ein wenig ändern, damit sie in einer bequemeren Position ist. Und jetzt haben wir sogar ein Antwortsystem auf der unbewussten Ebene. [Ich streiche leicht über die Finger, welche Zeichen geben.] Wir haben hier einen Finger für »Ja«. Da kann das Unbewusste mit »Ja« antworten. Und hier einen Finger für »Nein«.
12. »Ich will nicht antworten« ist dann einer von den dreien. [Der kleine Finger bewegt sich doch noch.] Da haben wir den Kleinen, wunderbar.
13. Und nun kann ich nämlich mal das Unbewusste fragen, ob es schon weiß ... und da frag ich mal direkt: Weiß das Unbewusste schon, was zu tun ist, damit Rosalba gesund werden kann? [FZ »Ja«.] Wie schön, es weiß es!
14. Ist es auch fähig, die dafür notwendigen Schritte einzuleiten und Ihnen zu helfen, damit Sie Ihren Teil dazu beitragen, dass Rosalba gesund wird? [FZ »Ja«.]
15. Gut. Und ist Ihr Unbewusstes auch willens, das zu tun? [FZ »Ja«.]
16. Und ist es im Inneren auch erlaubt, das zu tun? [FZ »Ja«.] Gut. Wunderbar!

17. Gehen Sie nun einfach ein bisschen tiefer in Hypnose. Einfach mehr in diese Ruhe. Und seien Sie ganz offen. Und das Unbewusste betrachtet die Lage, die Situation … und organisiert neu … und systematisiert … und korrigiert … und heilt … und entwirft einen neuen Plan, so dass Sie freier sind …
18. … und Rosalba diese Freiheit spürt und sich auch freimacht, so dass der Zwang, so dass die alten, unglücklichen Bande sich lösen: für eine schöne, gesunde Entwicklung.
19. Und wenn das Unbewusste beginnt, jetzt eine besondere Arbeit zu tun, kann der Ja-Finger das deutlich anzeigen. [FZ »Ja«.]
20. Mhm. Und wenn mehr und mehr Freiraum kommt – und Altes, was schon längst bearbeitet wurde und längst der Geschichte angehört und geklärt ist, verweht –, kann auch die andere Hand leichter werden, wie wenn ein Tor sich aufmacht, um Licht und Luft und Sonnenstrahlen hereinzulassen. Und das Gute bleibt, das Stärkende auch.
21. Und nicht *ich* hebe die Hand, und nicht *Sie* heben die Hand. Die Hand hebt sich von alleine. Mhm. Das Unbewusste weiß genau, was zu tun ist. Auch wenn ich es nicht in Worte fasse. Damit Sie weiterkommen mit der inneren Erlaubnis, glücklich zu sein. Und dieses Glück zu erleben und zu genießen, gerade weil das in Ihrer Geschichte und für Ihre Vorfahren nicht selbstverständlich war. Mhm.
22. Die andere Hand, die linke, kann sich nun heben. [Der linke Unterarm hebt sich ruckartig.]
23. … Glück, Freude, Vitalität, Frausein …
24. Mhm. Und wenn sich etwas Grundlegendes verändert, kann der Finger für das Neue, es sind noch zwei übrig, der Mittelfinger, der Ringfinger, sich ganz von alleine bewegen. [Der Ringfinger streckt sich.] [FZ »Der Neue«.] Mhm, mhm. Fantastisch!
25. Und die Hand kann da stehenbleiben oder auch sich auf den Körper herunterlegen. Sie werden spüren, wie es sich richtig anfühlt. Es wird immer ein Zeichen von einer tiefen, unbewussten Arbeit sein, von der Sie vielleicht nur sachte ahnen, was sie innerlich zu verrichten mag.
26. Und Sie können auch reden, wenn es irgendetwas mitzuteilen gibt. Sie können jederzeit reden. Mhm. Die Hand legt sich herunter, und es ist, wie wenn die Hand den Körper neu spürt. Und der Körper die Hand neu spürt. Mhm … LIEBE … Mhm.
27. Ein guter Atemzug. [Die Klientin atmet tief durch.] Mhm. Und es verändert sich etwas. Und irgendwann, vielleicht erst schemenhaft … Ein Luftballon hat sich gelöst und wird ganz durchsichtig und wird größer … und wenn Sie genau dahin schauen, sehen Sie ein Zukunftsbild. Ich weiß nicht, von welcher Zukunft. Ob es in ein paar Monaten ist oder Wochen …

28. Und Sie sehen sich und Ihre Familie, und es ist anders, irgendwie leichter: freudvoll, gesund, natürlich, vital. Und Sie haben im Zustand der Hypnose besondere Augen. Sie können auch die Ausstrahlung sehen, so froh und unbeschwert und genau die richtige für die gesunde Entfaltung von jedem von euch. Und die Entwicklung hat schon begonnen, und sie wird weitergehen. Tags im Wachen und nachts im Schlafen und in den Träumen wird therapeutische Arbeit vor sich gehen, so dass das gesamte System heilt. Mhm. Das System heilt, wird gesund: seelisch und geistig und körperlich. Und in den Träumen kann auch noch einiges bearbeitet werden. Und der Ja-Finger kann anzeigen, wenn das Unbewusste bereit ist, diese besonderen Träume zu träumen. [FZ »Ja«.]
29. Schön! Träume, damit Sie weiterkommen und sich vielleicht selber überraschen und wundern, was Sie alles bewirken können und wie gut Ihnen das tut. Vielleicht morgen oder auch heute schon, wenn Sie nach Hause kommen, werden Sie sehen, dass irgendetwas anders ist. Und das gibt Ihnen Mut.
30. Und vielleicht haben Sie jetzt schon eine zarte Vision, wie Ihre geliebte Tochter anders ist, vielleicht lachend auf Sie zukommt.
31. ... und die Trauer kann sich verflüchtigen, und Leichtigkeit erhält Raum.
32. Und jetzt frag ich mal die Finger – vielmehr das Unbewusste: Können wir das einfach so für heute belassen? [FZ »Ja«.]
33. Ich frage vorsichtshalber noch einmal andersherum: Gibt es heute noch etwas Wichtiges zu tun? Gibt es noch etwas zu tun für uns? [FZ »Nein«.]
34. Nein. Nun ist es gut, wenn das Unbewusste noch alles, was übrig ist, in ein sicheres Gefäß verschließt. Gut und sicher, so dass es Sie nicht belastet, sondern einfach darin ruht, gut verwahrt, so dass Sie unbeschwert gehen können. Und was ein andermal noch zu tun ist, können wir uns aufheben, bis wir uns wiedersehen werden, oder vielleicht erledigt es sich sogar von alleine. Es ist erstaunlich, was manchmal passiert ...
35. Und jetzt nehmen Sie sich vielleicht noch zwei Minuten äußerer Zeit, das ist eine ganz andere innere Zeit, um dann sehr erfrischt und sehr entspannt und sehr zuversichtlich und sehr hell wieder hierher zu kommen. Wach und ausgeruht, mit der Ahnung, dass etwas geschehen ist, was irgendwie sehr wichtig für Sie und für Ihre Familie ist. Und ich bin jetzt einfach still, und Sie lassen sich die Zeit, die Sie brauchen.

Über die ganze Zeit der Hypnose hat sie sie gesehen: die kleinen, blauen Schmetterlinge. Sie waren leicht, luftig, beschwingt, schillernd-schön. So, wie sie selber gerne sein möchte. Nicht düster-ernst-bedrückt. Beglückt ist sie gegangen, und ich habe ein Dreivierteljahr nichts von ihr gehört. Nachdem ich ihr eine kleine Karte geschrieben hatte, rief sie mich, erfreut über mein Schreiben, ganz nett an. Sie erzählte, dass sie mit der Familie letzten Sommer eine Reise in ihre alte Heimat gemacht hat, wo sie Wanderungen unternahmen. Nicht ganz leicht sei das gewesen, aber heilsam. Der Tochter geht es besser. Irgendwann will sie noch mal zu mir kommen.

Trainingseinheit:
Bitte nimm ein Blatt Papier, überlege bei jeder Zahl, was der Sinn dieser Intervention oder Suggestion ist bzw. was gerade bezweckt werden soll, und notiere stichpunktartig. Tausche dich aus mit deinen Übungspartnern bzw. Kollegen.

Die zutreffenden *Antworten* finden sich unter 18.3.

13.7 Abgrenzen lernen: *Der Leuchtturmwärter* (HA/M)

Ulrike Patalla

Indikation: Co-Abhängigkeit im Sinne von »Jedem alles recht machen wollen« bis hin zur Vernachlässigung seiner selbst

Ziel: lernen, sich adäquat abzugrenzen

Nach der Tranceinduktion:
Du sitzt am Strand, schon eine ganze Weile. Du hörst den Wellen des Meeres zu. Bis zum Horizont kannst du sehen. Dein Blick wandert weiter, den Strand hinauf. Ein Leuchtturm, hoch, schlank und weiß steht er da. Du betrachtest die große, gläserne Kuppel. Langsam beginnt es zu dämmern. Plötzlich siehst du das Leuchtfeuer, es beginnt, in rhythmischen Abständen zu blinken, ganz ruhig und verlässlich, so wie dein Atem: ein und aus, ein und aus. Und vielleicht erinnerst du dich, wie vor langer Zeit die Leuchtfeuer der Türme noch mit Öl betrieben wurden und der Leuchtturmwärter die Aufgabe hatte, rechtzeitig das Öl nachzugießen. Und er hatte viel Öl, ein riesiges Fass voll, und er lief täglich treppab und treppauf, um das Öl nach oben zu schaffen und damit das Feuer in der Nacht zu entfachen. Dass es hier Öl gab, wussten auch die Menschen im Dorf. Und in einem nicht enden wollenden grau-kalten Winter, dort an der Küste, kam eines Abends ein

Mann zum Leuchtturmwärter. Seine Frau sei krank, und sie könnten nicht heizen. Ob nicht vielleicht der Leuchtturmwärter ein wenig Öl abzweigen könne? Der Leuchtturmwärter war nett. Sehr nett. Und er konnte den Mann gut verstehen. Also gab er ihm ein Kännchen von dem Öl, und der Mann ging.

Einen Tag später kam ein altes Mütterchen, gebeugt, von der Kälte ganz steif. Sie habe gehört, dass der Leuchtturmwärter vielleicht etwas Öl übrig habe, es sei so furchtbar kalt bei ihr. Und der Leuchtturmwärter gab ihr Öl. Natürlich. Er hatte doch Mitleid. Am nächsten Tag kam ein anderer Mensch aus dem Dorf, die Kinder hätten Hunger, man könne nichts zu essen kochen, ob nicht der Leuchtturmwärter von seinem Öl etwas abgeben könne, nur ein klein wenig. Und der Leuchtturmwärter gab ihm Öl. Natürlich. Der Winter war hart. Inzwischen kam jeden Tag jemand zu ihm, mit kleinen und großen Problemen. Unser guter Leuchtturmwärter konnte niemandem das kleine bisschen Öl verwehren. Alle kamen, nie konnte er »Nein« sagen. Eines Tages, als er wieder hinunterging zu seinem Vorratsraum, erschrak er heftig. Das Ölfass war fast leer. Schnell lief er zum Postamt, um zu telegrafieren, er brauche sofortigen Nachschub. Dann lief er zurück durch den kleinen Ort, außer Atem, aufgelöst, er zitterte. An seiner Tür stand wieder jemand, der Öl wollte. Es fiel ihm schwer, aber dieses Mal musste er »Nein« sagen. Es fiel ihm unsagbar schwer. Aber er schaffte es. An diesem Abend warf er mit dem kleinen Rest des Öls, das ihm geblieben war, wieder das Leuchtfeuer an. Er betete. Er beobachtete. Es hielt. Genau bis zum Morgen. Dann ging es aus. Er trat vor den Spiegel, aschfahl, im grauen Licht der Morgendämmerung konnte er seine Augen sehen. Mitleidige Augen. Zu mitleidig. Und er erkannte, dass dieses Mitleid ihm fast zum Verhängnis geworden war. Ihm und den Seeleuten da draußen. Und mit einem Mal wusste er, er hatte Verantwortung. Aber nicht für alle. Verantwortung für seine eine Aufgabe. Und Verantwortung für sich selbst. Und als am Abend der Nachschub für das Öl kam, hatte sich etwas in ihm verändert. Und er wusste plötzlich, dass er die Dringlichkeiten besser sortieren würde, auch wenn es am Anfang noch ungewohnt erschien.

Du sitzt am Strand und beobachtest den neuen, modernen Leuchtturm. Der Leuchtturmwärter von damals scheint ganz weit weg. Die Zeiten haben sich geändert. »Dringlichkeiten besser sortieren – und du ganz weit vorne«. Gute Idee. Du stehst auf und gehst langsam zurück, leicht, federleicht, und ein tiefes inneres Wissen bestärkt dich, dass sich auch in dir etwas verändert.

13.8 Sicher und klar für die Prüfung: *Unterm Regenbogen* (HA)

Agnes Kaiser Rekkas

Ziel: Ich-Stärkung für ein Examen, Angstbewältigung, geistige Klarheit

Technik: metaphorische Bilder und posthypnotische Suggestionen, um die Verwirrung durch Gefühle mit Hilfe des Wortes »interessant« aufzulösen und damit Abstand und Kontrolle zu bekommen

Prolog

mit Wiederholung der Zielsetzung für diese Hypnose:

»Palmenstrand und Wärme« ... das waren deine Worte, das ist dein Wunsch für heute. So spürst du noch mal nach, ob du wirklich ganz gut liegst, ganz gemütlich, ganz warm ... ... so dass das *deine* Hypnose wird, die dich sowohl beflügelt als auch erdet, damit du alles, was ansteht, gut schaffst, gut meisterst und damit du zufrieden bist ... und du hast eine Menge Erfahrungen gesammelt mit Prüfungen, und du weißt, es gibt solche und solche Prüfer, und du kannst gut sein, und jetzt tun wir was dafür, dass, egal wie es kommt, du gelassen, souverän in der Prüfung bist und nicht verhypnotisiert in irgendeinen komischen Sog kommst, sondern dass du bei dir bleibst und immer weißt, was du wert bist, was du kannst ... und dass du in Ruhe überlegen kannst, ganz geordnet die Dinge darstellen wirst, zur Zufriedenheit der Prüfer, aber vor allem zu deiner eigenen Zufriedenheit.

Hypnoseinduktion:

Du kannst Hypnose und gehst einfach mal mit einigen befriedigenden Atemzügen tiefer und tiefer in diesen veränderten Bewusstseinszustand ... mit jedem langsamen Ausatmen tiefer, alles um dich herum wird unwichtig, nur noch bedeutungsvoll, dass es dir gutgeht, dass du in dir bist, mit dir und bei dir ... dein Körper warm durchblutet und du mit deinem Körper in Kontakt bis in den äußersten Winkel, bis in den kleinen Zeh ... kleinen Finger, bis in die Kniekehle und die Armbeuge. Und alle Gedanken, die noch durch deinen Kopf flitzen, können sich auf einen Faden aufreihen wie Perlen. Gedanke zu Gedanke, Perle zu Perle: runde, eckige, lange, dünne, dicke Gedanken, bis eine lange Kette entsteht, die du irgendwo an den Ast eines Baumes hängst, was ganz lustig aussieht, weil sie jetzt ganz andere Formen annehmen und im Winde klimpern.

Angebot der Dissoziation:

Und im pfeilschnellen Flug, wie die Schwalben, kannst du woanders hinfliegen, bis du dich wiederfindest an einem Strand mit weißem Sand, warm, die Luft mild und weich die Atmosphäre, so ganz anders, der Himmel ganz anders, es ist einfach die gleiche Zeit – nachmittags gegen vier Uhr –, wo es richtig angenehm ist am Strand in den Tropen, weil die Sonne nicht mehr im Zenit steht, sondern tiefer, weil sie um sechs Uhr untergehen wird – und wo der Himmel immer schöne Wolken hat, die ganz anders sind als hier: richtige dicke Wattebäusche, die, weil sie mit mehr Feuchtigkeit getränkt sind, so viel plastischer aussehen und dicke, runde Bäuche haben. Man könnte fast meinen, dass man sie vom Himmel nehmen und umarmen und sich in sie hineinlegen kann ... Und du wanderst an diesem Strand entlang, und du siehst in die Sonne ... und irgendwo regnet es auch. Und was da den Himmel färbt, ist ein wunderbar prächtiger Regenbogen ... und wenn du ihn entdeckst, nickst du ein wenig mit dem Kopf und gehst auf ihn zu.

Fantasiereise mit Suggestionen, guten, versteht sich:

Und weil es ein besonderer Strand ist, ist es auch ein besonderer Regenbogen ... der nicht wegweicht, wenn du näher kommst, sondern der stehenbleibt, so dass du ganz natürlich, als ob es das Selbstverständlichste der Welt ist, zu dem Regenbogen hingehst, der sich auf einmal wie ein riesiger Himmelsbaldachin über dir wölbt und seine einzelnen Farben auf den Boden wirft. So hat der Strand diese Farben. Da gibt es einen Streifen Rot, in Rot getauchten Strand ... ... in Gelb getaucht, in Grün, in Blau ... und so wanderst du vor und zurück und wählst die Farbe, die dir gerade guttut ... ... badest dich in der einen ... und der anderen ... und so wie das Blaue die Kühle vermittelt, die Ruhe, die Klarheit ... schenkt dir das Gelb des Regenbogens die Lebendigkeit, die Heiterkeit, die sonnenblumige Frohheit ... während das Grün nüchtern, beruhigend wirkt ... und das Rot energetisierend und das Impulsive und Direkte und Lebhafte steuert ... so dass die Kraft richtig rauspulsieren kann – wie dieser Hubschrauber, der gerade in den Himmel aufsteigt [Hubschraubergetöse über dem Haus] – und alles Wissen an den Tag legt, mit aller Energie und Forschheit ... und keiner kann dir die Kraft dieser Erfahrung nehmen!

Versteckte Suggestionen für Sicherheit und Klarheit:

Und so wanderst du in deinem eigenen Schritt und Tempo von Farbe zu Farbe und bestrahlst dich und nimmst dir, was du brauchst ... und das Unbewusste leitet dich und nimmt dich unsichtbar bei der Hand und sagt: »Hallo, hier noch ein bisschen Violett ...« – das haben wir ganz vergessen, die Zwischentöne sind auch wichtig – »... oder Türkis oder Orange!« So gehst du auf deinem Regenbogenstrand dahin und dorthin und lässt dich nieder und saugst alles auf ... tanzt wirbelnd herum ... und wenn du Pirouetten drehst, fliegt alles weg, was du nicht brauchst, all die unnötige Angst, all die unnötigen Zweifel und all die schlechten Suggestionen ... ... und du bleibst immer im Lot, den Kopf in der Luft, die Füße auf dem Boden. Und eingehüllt in das Farbenspiel des Regenbogens, fällt dir ein, wie du Situationen gemeistert hast, einfach natürlich, klug und gut, so wie auch in dem Gespräch, wo ein Herr »Frau Kollegin« zu dir sagte ... und du hast dich wunderbar unterhalten können ... [Hier wird eine Situation aus dem Gespräch von vorher aufgegriffen.] Aber auch in anderen Situationen, wenn dein Gegenüber nicht ganz so kulant ist, weniger freundlich, ja sogar miesepetrig, eigensinnig oder unangenehm, du ruhst bei dir, du hast deinen Regenbogen, der immer die richtige Farbe auf dich strahlt, dich einhüllt und schützt. Du beobachtest mit Abstand, interessiert. Interessant!

Direkte Suggestionen:

Du weißt, wer du bist, du weißt, was du kannst, und du weißt: Du bist richtig! Und die eine Farbe vermittelt dir: »Du bist richtig!« Das ist das Blau. Das Gelb, das heitere, sonnenblumige, sagt: »Schön dass du da bist!« Das Rot: »Du kannst es!« Und das Grün, das Gelassene, verleiht Souveränität, betrachtet mit Abstand, knipst den wassergrünklaren Verstand an und denkt: »Interessant!«

Sammlung:

Wenn du genug aufgetankt hast von deinem Regenbogen, kannst du weiterschlendern, und vielleicht erlischt er auch so ein bisschen, um ein anderes Mal wieder ganz stark zu leuchten. Und du gehst weiter, findest Muscheln, Korallenstückchen, und die Sonne steht tiefer jetzt. Ein ganz schönes Spiel ... Sonnenstrahlen, die im Meer baden. Du bringst Ruhe in dich, Friedlichkeit. Diese Prüfung wird eine Herausforderung an dich sein, der du mit Spannung und Neugierde entgegengehen wirst, mit einem Kämpfergeist im positiven Sinne.

Endlich kannst du zeigen, was du alles weißt und kannst und wer du bist .... Du lässt dich nicht aus dem Konzept bringen, du behältst dein Konzept. Du hörst aufmerksam die Fragen und kombinierst klug die Antworten, du bleibst am Ball ... Du machst das Richtige, im richtigen Maß der Zeit, genau, da kann sich die Hand wieder herunterlegen. [Die Handlevitation löst sich auf.]

Posthypnotische Suggestionen:
Nimm von dem Strand eine schöne Muschel mit, die, wenn man sie ans Ohr hält, etwas sagt: »Snnn, Snnn, Sann.« Sand, Sand? Komisch, »Inter ... Interessant, Interessant! Interessant!!« Aha, und jedes Mal, wenn du es brauchst, kannst du innerlich diese Muschel ans Ohr führen, und du hörst: »Interessant!«, und das beruhigt dich sofort wieder. Du bist ganz bei dir, ganz im Lot, ganz in Ruhe, ganz klar. Die Zeit verläuft in ruhigem Maß, du spürst deinen Körper, du bist so alt und erwachsen, wie du bist, mit dem Wissen, das du hast, verbunden mit deinen ganzen Fähigkeiten. »Interessant!« Du machst die Prüfung gut, du hast die Muschel *Interessant!*

Gut, lass dir alle Zeit, das zu tun, was für dich wichtig ist, und das Unbewusste weiß, was. [Pause.]

Ausleitung:
Jetzt aber ist es an der Zeit, wach und angenehm und ausgesprochen ausgeruht wieder hierher zu kommen, klar im Geist, kühl im Kopf und sehr bei dir.

Nachgespräch: In wallendem, rotem Kleid tanzte sie unter dem Regenbogen.

Ergebnis: Das Examen? Mit Bravour!

13.9 Kontrollzwang, gut gegen Flugangst: *Pilotenschein* (FB)

Harry Leon Grossmann

Ziel: Flugangst bewältigen

Technik: Nutzen von Kontrollbedürfnis als positive Ressource

In der Nähe zum Rhein-Main-Flughafen praktizierend, erhalte ich viele Nachfragen bezüglich einer Hypnotherapie gegen Flugangst.

Die Behandlung von Flugangst als isoliertem Symptom wird von mir in fünf Hypnotherapiesitzungen behandelt, meine Erfolgsquote liegt bei ca. 90 Prozent. Da manche Patienten erst vorstellig werden, wenn ein konkreter Flug in kurzer Zeit bevorsteht, bleibt oft keine Zeit, die komplexen, bewussten und unbewussten Zusammenhänge zu eruieren und zu bearbeiten, aber aus dem Problem kann – wie wir wissen – auch unerwartet ein hilfreicher Verbündeter werden.

Die hier dargestellte Patientin suchte mich auf, nachdem sie dreimal mit einem Flugticket in der Hand am Flughafen umgekehrt war und damit die ganze Familie gegen sich aufgebracht hatte; der schöne Urlaub war vorbei, bevor er angefangen hatte, von den Kosten ganz abgesehen. Im *Erstgespräch* stellte sich heraus, dass die Patientin außer an einer massiven Flugangst an Kontrollzwang bzw. Angst vor Kontrollverlust leidet. Mit ihrer Angst: »Es ist was Schlimmes passiert, oder es wird was Schlimmes passieren«, terrorisiert sie die ganze Familie: mehrfache tägliche Kontrollanrufe bei ihrem Ehemann, Kontrollanrufe bei den Kindern, Kinder zur Schule bringen und abholen, alles im Haus peinlichst genau ordnen usw.

Intervention

Da bis zum nächsten geplanten Flug nur noch eine Zeitspanne von vier Wochen verblieb, war nicht nur die Patientin unter Erfolgsdruck. Nach Durchführung von wenigen Suggestibilitätstests stellte ich fest, dass die Patientin im hohen Maße suggestibel ist und keine Mühe hat, in Trance zu sinken. Deshalb habe ich zunächst in drei Therapiesitzungen versucht, Loslassen und ein in sich selbst ruhendes Gefühl von Sicherheit und Selbstwert als Leitbilder und -motive in den Mittelpunkt des Erlebens und Fühlens während der Trance zu stellen. Hierfür habe ich Bilder und Gefühle von ihrem Sicheren Ort wie »Strand am Meer« mit Ruhe, Geborgenheit und Entspannung zusammen mit der Familie induziert. Die Familie sollte sich im Trancegeschehen zuerst für nur eine Minute, dann zunehmend für fünf, zehn usw. Minuten entfernen und wiederkommen, danach die Patientin umarmen und sich freuen. Ein anderes Bild war, die Wellen des Meeres mit dem Gefühl der Unsicherheit zu koppeln, und so wie die Wellen immer kleiner und flacher werden, bis sie sich in Nichts auflösen, sollte auch das Gefühl der Unsicherheit und Angst schwinden und verschwinden. – Nach drei Sitzungen gab es im Blick auf den in Kürze bevorstehenden Flug keine Besserung. Die Patientin schlief kaum noch, dachte ständig an eventuelle Flugzeugabstürze oder sonstige Katastrophen, wurde zunehmend unruhiger und ängstlicher. Kurzfristig entschloss ich mich, einen ganz anderen Weg in der Therapie einzuschlagen: Bei der nächsten Sitzung ließ ich die Patientin ihren »Kontrollzwang« ausgiebig in Trance ausleben, und die Suggestionen hatten das Leitmotiv: »Sie haben alles zu 100 Prozent unter Kontrolle«:

»Auf dem Weg zum Flughafen fahren Sie das Auto, im Flughafen checken Sie für alle ein und bestimmen genau, wie die Sitzordnung im Flugzeug zu sein hat. Sie kontrollieren das Flugzeug mehrfach, nichts entgeht Ihnen, alles wird minutiös mehrfach überprüft und für gut befunden. Beim Einsteigen werden Sie von der Stewardess ins Cockpit geleitet, und Sie selber nehmen den Platz des Kapitäns ein. Sie starten die Turbinen so, als ob Sie Ihr Auto starteten. Sie heben ab. Sie kontrollieren alles und jedes im Flieger ... jetzt sind Sie in der Luft ... ganz toll machen Sie das! Sehr, sehr gut!«

Die Patientin »flog« die Maschine sicher und angstfrei bis nach Barcelona. Sie ließ den Steuerknüppel nie los und war sogar in der Lage, schöne Links- und Rechtskurven zu fliegen und eine perfekte Landung hinzulegen. Nach dem »Flug« erhielt sie viel Lob von der Familie und den anderen Passagieren und war zu meiner Überraschung während des ganzen »Fluges« entspannt und ruhig. Am Flughafen in Barcelona standen laut ihrem Bericht Hunderte von Bekannten und Freunden und klatschten Beifall. Es war für mich erstaunlich, wie sicher und ruhig die Patientin nach dieser Hypnose wirkte. – In der fünften Sitzung »flog« sie ganz alleine und ohne Anzeichen von Panik oder Angst – obwohl ich einige »Turbulenzen« eingebaut hatte – den ganzen weiten Weg zum Ziel der Urlaubsreise, bis nach Florida. Ihr in der Therapie gefundener Leitsatz: »Ich bin in Sicherheit, denn ich habe alles unter Kontrolle«, half ihr dabei. Mit diesem formelhaften Satz sollte sie weiterhin in Trance gehen, was in den letzten zwei Sitzungen eingeübt worden war. Die Patientin erhielt als therapeutische Hausaufgabe, dreimal täglich mit diesem Satz eine Autohypnose von 15-minütiger Dauer einzuleiten. Dabei sollte sie meine Stimme hören und selbständig ein Flugzeug zu einem Ort ihrer Wahl fliegen, wobei sie die Streckenlänge selber bestimmen konnte.

Therapieergebnis

Meine »Pilotin« rief mich in der Folgewoche aus Florida an und erzählte mir, dass sie, sobald sie im Jumbo saß, die Augen geschlossen hatte und meine Stimme imaginierte. Sie habe dann das Flugzeug mit Unterbrechungen, in denen sie schlief oder aß, gesteuert. Sie sagte, der Flug sei absolut problemlos verlaufen, und sie freue sich, in zwei Wochen wieder nach Hause zu fliegen. Ich bat sie aber, auch dem Piloten und Co-Piloten eine Möglichkeit zu geben, ihren Beruf auszuüben, sonst würden sie bald arbeitslos, worauf sie lauthals lachte. – Dies war für mich eine sehr erfolgreiche hypnotherapeutische Intervention ganz ohne Aufrühren, Berühren oder Bearbeiten des sicher unbewussten Grundkonfliktes. Das primäre Ziel der Patientin war: »Ich will nach Amerika fliegen«, und dieses haben wir erreicht. Ob die anderen, aus Sicht des Therapeuten wichtigeren Probleme und Ziele früher oder später behandelt und erreicht werden, kann nur sie selbst entscheiden. Eine offene Tür hierfür wird sie bei mir immer finden.

13.10 Ressourcensammlung: *Das Schatzbuch* (GA)

Renate Schulz-Weiling

Ziel: Änderung der Symptomfixierung bzw. Fokussierung durch:

- Aufmerksamkeitsfokussierung auf positive Gefühle, Inhalte und Ziele.
- Förderung der Selbständigkeit. Kleine Fortschritte werden wahrgenommen, was den Therapieerfolg stabilisiert.
- Ressourcensammlung – in schlechten Phasen kann man sich an gute Zeiten erinnern und daran, was man dafür getan hat, um einen guten Zustand zu erreichen.
- Positivere Stimmung, Entspannung, besserer Schlaf vor allem durch abendliches Schreiben.
- Herstellen eines Bindegliedes zwischen Patient und Therapie und/oder Therapeut.
- Nach Beendigung der Therapie kann das Schatzbuch weiter Halt geben.
- Und nicht zuletzt: Sammlung wahrer Schätze für die inhaltliche Gestaltung von Hypnoseanleitungen.

Anleitung:

Ich möchte, dass Sie sich heute noch, am besten gleich, wenn Sie aus der Therapiestunde kommen, ein Schatzbuch zulegen. Ein Schatzbuch ist ein kleines Heft in etwa Postkartengröße, das Ihnen gefällt und das Sie immer bei sich tragen können. Im Gegensatz zu einem Tagebuch gehören in ein Schatzbuch nur positive Dinge, und zwar aus drei Kategorien:

1. Kategorie: Ich habe mich über etwas gefreut, das von außen kam, wie z. B. ein nettes Gespräch, eine Anerkennung, das gute Wetter, die Sonne, die Natur o. Ä.
2. Kategorie: Ich habe gut für mich gesorgt, z. B. Pausen gemacht, genügend getrunken, gut gegessen, ausreichend geschlafen, Sport gemacht, mir Zeit für Selbsthypnose genommen, mir etwas gegönnt (eine Tasse Tee, ein Bad oder einen Spaziergang o. Ä.).
3. Kategorie: Ich bin auf dem Weg zu einem meiner Ziele ein Stück weitergekommen.

Sie brauchen nicht viel zu schreiben. Ein Satz reicht oft. Sie sollten einfach wissen, worum es geht, wenn Sie es später wieder lesen. Es soll hilfreich sein und keine große Mühe machen. Wichtig ist, dass Sie jeden Tag drei positive Dinge aufschreiben. Es muss auch nicht jeden Tag etwas aus allen drei Kategorien sein. (Manchmal passt etwas in Kategorie zwei *und* drei, und natürlich freuen Sie sich auch darüber. Die Kategorien sind nur Anhaltspunkte.) Dieses Schatzbuch hat ganz viele Wirkungen und wird für Sie voller Überraschungen sein. Bringen Sie es bitte zu jeder Therapiestunde mit. Ich bin sehr gespannt, was Sie für sich herausfinden und mir in der nächsten Stunde erzählen werden.

Wichtig: Nachfragen und sich ab und zu vorlesen lassen, was so im Schatzbuch steht. Bei Fortschritten: »Haben Sie das in Ihr Schatzbuch geschrieben?« Oder: »Das ist etwas für Ihr Schatzbuch!«

Da Therapeuten all das, was sie vom Patienten verlangen, auch selbst ausprobiert haben sollten, schlage ich vor, zumindest eine Weile lang selbst so ein Schatzbuch zu führen und die Wirkung zu verspüren.

Nachbemerkung: Sehr schön war, dass mir eine inzwischen 70-jährige ehemalige Patientin, als ich sie nach Jahren wiedertraf, erzählte, sie habe nach der Therapie weiter mit dem Schatzbuch gearbeitet und mit 62 Jahren noch den Führerschein gemacht. Wir hätten ja in der Therapie darüber gesprochen. Zwar hätten ihr alle abgeraten, aber jetzt sei sie überaus glücklich über die Erweiterung ihres Radius, der nun bis in die Schweiz und nach Frankreich reicht.

14. Kinderwunsch? Da braucht es drei

Auf knappen Bericht aus der Praxis vom Dominoeffekt der Hypnose folgen umwerfende Suggestionen für Empfängnisbereitschaft: … nektarreich vollsaftige Fruchtbarkeit … entfaltet wie eine Knospe … in allen üppigen Farben des Lebens erblüht … Blüte um Blüte der Freude … sehr nektarreich … an denen sich die Bienen gütlich tun … voll prachtvoller femininer Lebendigkeit …

14.1 Kinderwunsch? Da braucht es drei – Suggestion in der humangenetischen Beratung (FB)

Elisabeth Gödde

Ein türkisches Paar, seit zweieinhalb Jahren verheiratet, hat seitdem einen unerfüllten Kinderwunsch. Beide sind in zweiter Ehe verheiratet. Er ist 52 Jahre alt, hat vier erwachsene Kinder. Seine erste Frau verstarb vor vier Jahren im Alter von 45 Jahren plötzlich an den Folgen eines Schlaganfalls. Sie ist 37 Jahre alt, geschieden. Ihr 18 Jahre alter Sohn, zu dem sie kaum Kontakt hat, lebt beim Vater in der Türkei. Nach zwölf Monaten Ehe verliert sie das erste gemeinsame Kind (die erste gemeinsame Schwangerschaft) in der zehnten Schwangerschaftswoche. Obwohl beide nur wenig Deutschkenntnisse haben (sie noch weniger als er) und mit Absicht ohne Dolmetscher kommen, ist es ihnen ein Anliegen, zu erklären, dass sie sich beide zwar körperlich gesund, durch ihre Lebenssituation aber seelisch belastet fühlen.

Um sie aus ihrer Verantwortung für die Erfüllung dieser Ehe herauszuführen, beginne ich, eine Geschichte zu erzählen, nachdem ich den Mann beauftragt hatte, sie seiner Frau genau zu übersetzen:

»Um den Kinderwunsch zu erfüllen, braucht es drei: eine Frau, einen Mann und ein Kind, das zu ihnen kommen will. Die Kinder sitzen in den Wolken [draußen vor dem Fenster waren reichlich] und suchen sich ihre Eltern aus.«

Er versteht, erzählt seiner Frau. Nach wenigen Sätzen fängt sie an zu lachen, sieht zum Fenster hinaus in die Wolken … er redet – sie lacht … er redet – sie lacht … er redet – sie lacht … wesentlich länger, als ich gesprochen habe! Ich komme gar nicht mehr zu Wort. Entspannt verlassen beide nach offensichtlich intensivem Gespräch, begleitet von fröhlichem Lachen, die Praxis. Sie werden für fünf Wochen in Urlaub in ihre Heimat fahren. Leider gibt es keine Fortsetzung zur Geschichte. Ich habe mit dem Frauenarzt telefoniert, dort ist die Patientin nicht wieder gewesen. Dann habe ich die Handynummer, die die Patienten angegeben hatten, angerufen: »Diese Nummer ist nicht vergeben!« Das war's – leider!

14.2 Kinderwunsch erfüllen – kinderleicht (HA)

Cordula Leddin

Ziel: Baby (na, natürlich die innere Einstellung, Ruhe und Öffnung dafür ...); eventuelle psychogene oder organische Faktoren für unerfüllten Kinderwunsch sind hier nicht berücksichtigt und müssten fallweise in die Hypnose eingebaut werden

Technik: nach Tiefenentspannung Beschwören fruchtbarer Weiblichkeit in allen Facetten, liebevoll-direktiv

Tranceinduktion:

Sie machen es sich äußerlich und innerlich bequem und atmen ruhig und gelassen ... Sie atmen ein und spüren Ihre Einatmung, tief und stärkend ... Sie atmen aus und spüren Ihre Ausatmung, tief und lösend ... Sie atmen ein und nehmen Kraft in sich auf ... Sie atmen aus und lassen die Kraft sich verinnerlichen ... Sie atmen ein und verspüren tiefe Gelassenheit im Inneren ... Sie atmen aus und lassen gelassene Tiefe sich vertiefen ... Sie atmen ein und kommen mehr und mehr in Kontakt mit Ihrer inneren Stärke ... Sie atmen aus und kommen mehr und mehr zu sich selbst ... bei sich an ... tiefer und tiefer in das innere Erleben, so wie es heute genau richtig für Sie ist ... und für Ihr werdendes Kind ... genau richtig ... einfach kommenlassen, was kommt ... sich einfach treibenlassen in restloses Wohlgefühl und innere Harmonie ... in Zuwendung zu sich selbst ... Und alle überflüssigen Gedanken und Zweifel, alle überflüssige äußere Kontrolle fließen von Ihnen ab ... alles überflüssige Festgehaltene perlt von Ihnen ab ... weg, fort, vorbei, vorüber, vergessen ... und stattdessen strömt intuitive Kontrolle, inneres Gespür und weiblicher Instinkt in Sie herein, warm und wohlig ... Sie lassen Ihr weibliches Gespür in sich wachsen und sich angenehm ausbreiten ... mit jedem Einatmen ... überallhin ... bis ins Innerste ... so angenehm stärkend ... und Ihre unbewussten Kräfte atmen auf ... und nehmen sich endlich wieder mehr Raum, um zu wirken und Sie zu unterstützen, mit jedem Einatmen mehr ...

All ihr instinktives weibliches Wissen über Empfangen, Austragen und Gebären, das Sie wie alle Frauen in allen Zeiten in allen Kulturen in sich tragen, immer, überall, diese jahrmillionenalte ureigene weibliche Weisheit wird in Ihnen jetzt aktiviert ... natürlich und intuitiv ... all Ihre fraulichen Bedürfnisse, die sich seit Ihrer Pubertät zurückgehalten haben, um Ihnen erst einmal so viele andere Erlebnisse und Ziele zu ermöglichen, erwachen jetzt wieder kraftvoll. All ihre mütterlichen Möglichkeiten werden machtvoll munter, all Ihre weiblichen Reflexe regen sich reckend, Ihre Fruchtbarkeit entfaltet sich wie eine Knospe, die sich öffnet und in allen üppigen Farben des Lebens erblüht, Blüte um Blüte der Freude, nektarreich ... an denen sich die Bienen gütlich tun ... voll prachtvoll femininer Lebendigkeit. So leicht und lebendig ... Und Sie entspannen sich mehr und mehr, in Hinwendung zu der weiblichen Weisheit Ihres Körpers, in Hinwendung zu dem fraulichen Gespür Ihrer Seele, in Hinwendung zu der femininen Klugheit Ihres Geistes ... und all diese Prozesse geschehen weniger bewusst, mehr unbewusst – und dadurch umso kraftvoller ... und in Ihrem Inneren entstehen die richtigen Bilder, Gedanken, Gefühle, Veränderungen und Körperprozesse ganz von selbst, um Sie zu stärken, um alles bereitzumachen für Ihr werdendes Kind ... so einladend und gemütlich und gesund. All Ihre inneren Kräfte wachsen, um Ihr Wohlbefinden zu stärken und im Inneren alles noch wohliger und wärmer werden zu lassen ... ganz in der Blüte ihres weiblichen Seins. Und heilende Fantasien entfalten ihre fantastische Kraft ... Ihr Kopf und Ihr Herz und Ihr Bauch finden mehr und mehr Ihr Gleichgewicht, wie eine Blume im nachlassenden Windhauch, die erst noch schwingt, pendelnd, und dann ruhiger wird, gelassener und gelassener, mehr und mehr zur Ruhe kommt, zur Mitte hin, ihre Mitte findet ... ruhig, ausgewogen im Zentrum sein, ausgewogen, gelassen ... Ihr Körper findet seine wahre weibliche Harmonie ... alle Körperprozesse werden stabiler, gesünder und ausgewogener, alle weiblichen Hormone im Gleichgewicht, so wie es für Sie momentan goldrichtig ist, für die entstehende Empfängnis neuen Lebens in Ihnen, im Innern ... mehr und mehr in Einklang, in Wohlklang mit Ihrem weiblichen Sein, weil neue Saiten in Ihnen erklingen dürfen, feinklingend, schwingend, leicht, locker ... eine neue Stimme erklingt in Ihnen, wohlklingend, fraulich, mit neuem Text und neuen Botschaften, zuversichtlich und freudig:

Mein Körper ist ein großes Gefäß, gefüllt mit Achtsamkeit, Stärke, Wissen, Freude, Weiblichkeit, Intuition und Leben … – Ich liebe meinen Körper und vertraue ihm und meinen weiblichen Instinkten … – Ich bin im Fluss mit meiner Mütterlichkeit und meinem Körper … – Ich weiß, dass sich mein Weg von allein aufzeigt, wenn ich loslasse und ihn mit Vertrauen beschreite … – Ich vertraue der Weisheit der Natur und meiner Weiblichkeit, die mich lenken werden … – Mein Glaube an mich wandelt Möglichkeit zu Wirklichkeit und führt mich zu dem, was ich ersehne … wenn die Zeit da ist … – Ich lebe mein Leben ab jetzt mit Leichtigkeit, Liebe, Lockerheit, Licht und Lachen … –

Und Sie genießen mit allen Sinnen freudvoll Ihr Leben, im Hier und Jetzt, ab jetzt … mit all den Facetten der Freude und der Buntheit des Lebens, all den schönen Erlebnissen, dem Glück der kleinen Dinge … weil Sie Ihrem Unbewussten vertrauen, das es gut mit Ihnen meint und schon jetzt sehr genau weiß, welcher Weg wann und wie richtig, welcher Moment wann und wie goldrichtig für Sie ist, für Sie selbst, für Ihren Partner und Ihr Kind … voller Wohlgefühl und Harmonie und liebevoller Offenheit … Und Sie spüren schon, wie Sie mit Ihrem Kind mit dem goldenen Band der Liebe verbunden sind, so nah, so liebevoll, so willkommen … Ihre Gedanken, Ihre Gefühle und Ihre Körperprozesse freunden sich miteinander an, Hand in Hand, und setzen sich füreinander ein und für Ihr werdendes Kind … und ganz im Inneren wird es leichter und lockerer, lockerer und leichter. Liebevoll alles laufenlassen, kinderleicht …

Ich vertraue meinen inneren Kräften, leicht und locker … – Ich vertraue auf den richtigen Zeitpunkt für mein Ziel, denn was lange währt, wird endlich gut … wird endlich gut … und ich bin bereit für dich, mein Kind. Du bist willkommen!

Und Sie werden immer wieder, wenn Sie Ihre Hände auf Ihren Bauch legen, ganz liebevoll goldfarbene Wärme und Kraft und Liebe in sich hineinsenden und einwirken lassen. Und es wird nach innen strahlen, warm, liebend, geborgen, entspannend, lösend, goldfarben, immer wenn Sie Ihre Hände auf Ihrem Bauch ruhen lassen … Und nachts in Ihren Träumen werden sich heilende Fantasien entfalten, süße Träume, verheißungsvoll, verlockend, die Sie stärken … Träume, in denen Sie Ihr Kind jetzt schon in Ihren Armen halten, warm und liebevoll, und es wiegen und stillen, mit aller mütterlichen Liebe, so instinktiv richtig, so natürlich und liebend … mit Ihrem Partner, voller Vaterliebe, stark und beschützend … In der Sprache der Träume werden Sie jetzt schon miteinander sprechen und sich umarmen … und das goldfarbene Band der Liebe zwischen Ihnen wird stärker und stärker … Und vielleicht werden Sie im Traum Ihr inneres Kinderzimmer durchlüften und gemütlich machen, mit farbenfrohen Stoffen und gemütlichen Möbeln, damit Ihr Kind so richtig Lust bekommt, darin heimisch zu werden, weil es so einladend ist … und fröhlich … und lebensfroh … und die Tür steht einladend offen, die Sonne scheint herein, hell und warm und strahlend … so hübsch, so gemütlich, so farbig und fröhlich.

Und nachts, wenn der Mond aufgeht und sein verzaubertes Strahlen Ihr inneres Haus erhellt, magisch … da fliegen schöne Störche darüber, elegant und gutgelaunt. Aber Sie schlafen so tief und fest, mit erholsamen Träumen, die Sie stärken und regenerieren, von innen heraus, und in denen Ihre inneren Kräfte wirken … Und morgens, wenn es an der Zeit ist, wachen Sie auf, mit einem Lächeln im Gesicht, voller weiblicher Intuition, ganz in Balance, ganz fröhlich Sie selbst, und bereit für einen wundervollen Tag und eine wunderbare Gegenwart und wundervolle Entwicklungen … frisch, locker, fröhlich, frei!

15. Bildschön mit Hyp-Rose

Fotos »vorher – nachher« belegen: Ob Mann, ob Frau, nach einer entspannenden Hypnose sieht man einfach besser aus. Weshalb? Ruhe, Verinnerlichung, schöne innere Bilder befrieden unser Gesicht, entkrampfen und tonisieren den Körper. Ja, Hypnose entspannt nicht nur die Züge, sie klärt den Teint, liftet, lässt das Auge funkeln, Körper und Seele straffen sich. Und das alles ganz ohne Chemie, ohne Kosten (bei Selbsthypnose) und nicht invasiv. Man sollte sie sich öfter genehmigen, die Vorher-nachher-Wellness-Schönheits-Hypnose, die Vertiefung in das Antlitz der Rose. Denn eine frischgesundschöne Erscheinung erhöht Wohlbefinden und Ausstrahlungskraft, stärkt Selbstbewusstsein und bewirkt eine positive Resonanz im gesamten Umfeld.

15.1 Warzen-weg-Hypnose: *Die alte Frau unter der weißen Bettdecke* (FB)

Kerstin von Studnitz

Für meine elfjährige Tochter Annabel war es bisher schwierig, »offiziell« in Trance zu gehen. Als sie jedoch ein richtiges Problem hatte – nämlich vier bis fünf kleine Warzen um ihren Mund herum –, wollte sie unbedingt, dass ich ihr mit Hypnose helfe. Sie erfuhr nämlich nach einem Ausbildungswochenende von mir, wie ein Kollege seine zahlreichen Warzen an den Händen zum Verschwinden gebracht hatte.

Die *Induktion* klappte sehr gut. Auch das Etablieren der *Fingerzeichen* funktionierte unglaublich leicht und überzeugend. Hinterher sagte sie mir, die Finger hätten sich wirklich von alleine bewegt, sie konnte es gar nicht verhindern. Ich fragte sie über die ideomotorischen Signale (FZ), ob ihr Unterbewusstsein bereit ist, ihr zu helfen. FZ »Ja«. Ist es bereit, ein Bild zu schicken? FZ »Ja«. Ein kurz darauf erfolgendes Nicken zeigte mir das Auftauchen eines Bildes an. Ich bat sie, es zu beschreiben. Annabel erzählte: »Es ist eine alte Frau, die auf einem Bett sitzt.« Ich war etwas irritiert, weil ich überhaupt nicht verstand, was das Bild mit den Warzen zu tun haben sollte. Meine Tochter wusste aber sofort etwas mit dem Bild anzufangen: »Die Warzen werden verschwinden, sowie die alte Frau unter der Bettdecke verschwindet.« Mich berührte die Kraft dieses Bildes sehr, und ich vertiefte es hypnotisch. Zum Schluss fragte ich noch, ob sich etwas Neues etabliert habe. Der Ja-Finger zuckte wieder. Dann wollte ich noch die Dauer wissen, also bis sie verschwunden sind. Die ideomotorische Antwort: vier Wochen. Danach führte ich sie aus der Hypnose wieder zurück ins Hier und Jetzt.

Die Warzen sind innerhalb von vier Wochen ohne jegliche weitere Maßnahme tatsächlich verschwunden. Sie sind abgetrocknet und abgefallen.

15.2 Duft der Rose (HA)

Viktoria Werner

Nach der Induktion:
Irgendwann, irgendwo, wenn die Zeit ihrer Zeit selbst beraubt wird, wandern Sie auf einem besonderen Weg. Er führt tiefer und tiefer in einen wundervollen Rosengarten. Wie Sie nun beginnen, diesen Garten zu durchstreifen, zeigen sich erst die ganze Vielfalt und Schönheit. Jede Rose ist anders, manche Blütenblätter sind wie Samt, andere wieder wie zerknitterte Seide. Und welch Farbspiel! Üppige Kontraste, vielseitige Facetten. Die Bewegung der zierlichen Blütenblätter im lauen Sommerwind, die ihre wohlriechende Schönheit noch liebenswerter macht, verursacht ständig neue Farbnuancen im Sonnenlicht. Vielleicht haben Sie nie daran gedacht, dass dieser Anblick so viel Freude auslösen kann! Blütenblätter tanzen in der Luft, wie verspielt.

In eine auffallend schöne Blüte sehen Sie nun mit Ihrem wohlwollenden Auge ganz tief hinein: Die duftende, zarte Blüte, der hell begrünte kleine Stempel, der umrankt ist von vielen, vielen braunen Samenkügelchen ... steht einfach da ... jetzt ... zeitlos ... ohne Wissen ... schlicht ... lebendig ... eingebettet in den Duft der himmlischen Blütenblätter ... zart ... vergänglich ... voll von Schöpfung in jedem Detail ... In dieser Schönheit strahlt die Tiefe des Geistes ... Mit jedem Atemzug fühlen Sie stärker und stärker, wie diese prachtvollen Blumen mit Ihnen in Verbindung treten, so als wollten sie Ihnen ihr Geheimnis offenbaren: das leichte Zerbrechliche, das Samtige wie das Robuste, die Dornen wie die Blätter, alles Teile, die in der Ganzheit die Tiefe ihrer Schönheit ausmachen.

Womöglich haben Sie noch gar nicht bemerkt, dass Sie gleichsam in einem Meer von Rosenblüten baden. Der wunderbare Duft der Blüten breitet sich über Ihr ganzes Wesen aus, bis Rosenduft sie vollkommen umhüllt. Blütenblätter schneien zärtlich über Sie, bis Sie damit seidig bekleidet sind. Ich weiß es nicht, Sie vielleicht schon: Was unterscheidet Sie noch von der Königin der Blumen? Und wenn Sie einfach aufstünden und diese Blüten nähmen, um sie zu Ihrem Unbewussten zu bringen? Denn dort ist der Raum der wahren Schönheit, des Friedens und der Liebe. Sie brauchen nichts zu verstehen und nichts zu wissen, nur füllen Sie einfach alles dort an mit Schönheit und herrlichem Duft. Ganzheit und tiefer innerer Frieden tun so gut, ist es nicht so?

Teil II: Der Therapeut im Fokus – Hypnotherapie beschwingt

16. Spielregeln zur Qualitätssicherung

- Motto: Wie fange ich ein Krokodil, ohne es zu verletzen?
- Lernziel: Hypnose mit minimalem Einsatz und höchster Effektivität
- Voraussetzung: Toleranz, Zurückhaltung, Gewährenlassen, Vertrauen in unbewusste Fähigkeiten, große Ressource an verschiedensten Hypnosetechniken und persönliche Erfahrung in Selbsthypnose und möglichst vielen Hypnoseinterventionen

16.1 Der kritische Patient: Rollenspiel (GA)

Agnes Kaiser Rekkas

Ziel: Selbstbehauptungstraining für den angehenden Hypnotherapeuten

Typische Fragen von Seiten des Patienten fordern vor allem den Anfänger heraus. Die Übungseinheit »Rollenspiel«, die natürlich beliebig variiert werden kann, bereitet auf kritische (Pseudo-)Fragen vor – eine Art »Bühnenhypnose«, die für die »Zuschauer« der Ausbildungstruppe immer sehr ersprießlich ist.

Übungseinheit Rollenspiel:
Drei Teilnehmer wählen aus, wer Therapeut, wer Patient und wer Supervisor spielen mag. Der »Patient« merkt sich die im Folgenden beschriebenen Klagen, Fragen, Einwände und erfindet ad hoc im Spiel weitere. Der »Therapeut« antwortet sachlich aufklärend – ohne sich in Details zu verlieren – auf die typischen Fragen, Einwände etc. von Seiten des »Patienten«.

Welche Antworten sind die besten auf folgende Fragen, Einwände und Reaktionen?

Vor der Hypnose:
- Was ist der Vorteil von Hypnose für mich (... im Unterschied zu anderen Therapien)?

- Was kann mir in Hypnose (schlimmstenfalls) passieren?
- Können Sie mir mit Hypnose wirklich helfen?
- Ich bezweifle, dass Sie mich hypnotisieren können.
- Ich kann sicher nicht in Hypnose gehen, ich bin dazu zu kritisch.
- Weshalb reicht nicht eine oder zwei oder drei Sitzungen, und das Problem ist weg?
- Weshalb soll ich Selbsthypnose machen, wo Sie doch die Macht über mich haben?
- Ich habe sowieso keine Zeit für Selbsthypnose.
- Werde ich nach der Hypnose sicher wieder aufwachen?
- Werde ich von mir etwas erzählen, was mir danach peinlich sein könnte?

Innerhalb der Hypnose:
- Frau/Herr Doktor, mir wird so schwindlig! (Was sagen oder machen Sie als Therapeut, wenn Gefühle des Unwohlseins oder der Angst, Trauer, Wut auftreten?[1])
- Ist mir aber jetzt kalt!
- Ich muss mal!
- Ich sehe nur eine schwarze Wand.
- Oder: Patient liegt reglos stocksteif und hebt dann mechanisch die Hand für eine seiner Meinung nach gelungene Handlevitation. Was machen Sie?

Nach der Hypnose:
- (In vorwurfsvollem Ton:) War das schon alles?
- Ich habe Sie aber immer noch gehört!
- Ich war aber nicht total weg!
- Ich habe Sie nicht immer verstanden.
- Das habe ich mir aber anders vorgestellt!
- War *das* denn schon Hypnose?
- Erklären Sie mir jetzt mal genau, weshalb das so und so war und warum ...!
- Wie soll ich das verstehen?
- Wie kann ich das nachher meiner Freundin/meinem Mann erklären?
- Was ist denn nun eigentlich der Unterschied zwischen Hypnose, Meditation, Kinesiologie und Focussing?

1 Die Hypnose niemals einfach abbrechen! Dem Patienten aber positiv bestätigen, versichern, dass man bei ihm ist, zum Durchatmen auffordern; die hochgekommenen Gefühle in einen sicheren inneren Tresor verschließen, um sie in der nächsten Therapiesitzung (oder bei einem spezialisierten Fachkollegen) in therapeutischem Kontext genauer zu betrachten und zu bearbeiten.

Beim Hinausgehen, die Türklinke schon in der Hand:
- Meinen Sie wirklich, dass Hypnose das Richtige für mich ist?

16.2 Umgang mit dem *Sehrbestimmtauftretenden-hypnosewollendenselbstzahler*

Hallo, Agnes,

kannst Du mir bitte einen Tipp geben, wie ich meinen eigenen Druck loswerde, wenn Patienten mit hohem Erwartungsdruck (mit Burn-out, Gewichtsproblemen o. Ä) speziell wegen Hypnose anfragen bzw. zum Erstgespräch kommen? Bei den normalen VT-Patienten setze ich Hypnose überwiegend spontan und nur dann ein, wenn ich den Eindruck habe, dass das gerade in dem Moment passt. Ich kenne dann ihre Lebensgeschichte, das Umfeld und habe eine stabile Grundbeziehung und ein Gespür für sie entwickeln können. Hypnose ist für die ein »Leckerchen«. Die Sehrbestimmtauftretendenhypnosewollendenselbstzahler lösen einen massiven Erfolgsdruck auf mich aus: Hypnosestandardprogramm? Spezifischer Zuschnitt? Ich denke, dass ich die Lösung auch schon weiß, bin aber momentan komplett im Vollnebel.

Ganz lieben Dank, *Y*

Liebe Y,

wie wir wissen, braucht die Entwicklung der Seele Zeit, und Druck ist meistens nicht förderlich. Lehn Dich zurück, atme durch, sei Dir bewusst, dass Du gute Arbeit leistest. Biete einfache Interventionen an, und bestätige dem Klienten/Patienten, er reagiere prachtvoll. Atme gut durch! Pace seine ruhigen Atemzüge, sein friedliches Gesicht, seine hervorragende Handlevitation. Atme gut durch! Bring Ruhe in den Prozess! Atme gut durch! Du bist eine fabelhafte Therapeutin! Atme gut durch! Glaube an dich!

Ich finde es empfehlenswert, von vorneherein über die Wirkweise der Hypnose und die Gestaltung der Stunde aufzuklären, damit nicht falsche Vorstellungen herrschen. Hier als Beispiel [siehe Abschnitt 16.3] meine eigene Information und der Therapiekontrakt, also das, was ich dem Hypnoseinteressierten per Mail oder am Ende der ersten Stunde aushändige. Bis auf Passagen, die mich persönlich beschreiben, kann das in modifizierter Version sicher allgemeingültig übernommen werden.

Liebe Grüße, *Deine Agnes*

16.3 Klarheit schaffen: Info und Therapievertrag

Agnes Kaiser Rekkas

Dr. rer. biol. hum. Agnes Kaiser Rekkas
Diplompsychologin, Psychologische Psychotherapeutin
Klinische Hypnose, Hypnotherapie, Systemische Therapie
Approbation, Ärzteregister-Nr. 63/10267
Dozentin, Supervisorin und Leiterin des Ausbildungszentrum Süd
Deutsche Gesellschaft für Hypnose und Hypnotherapie (DGH)
Chorherrstr. 4
81667 München
Tel.: 089–448 40 25
E-Mail: Agnes.Kaiser-Rekkas@t-online.de
USt-befreit nach § 4 Ziff. 14 UStG bzw. § 4 Ziff. 21 a Buchst. bb UStG

Information und Therapievertrag

Sehr geehrte Frau/Sehr geehrter Herr,

Sie sind an einer Therapie mit Klinischer Hypnose bzw. Hypnotherapie interessiert. Die Hypnose ist auf Grund internationaler Forschungsergebnisse als Therapiemethode wissenschaftlich anerkannt und von den Ärzte- und Psychotherapeutenkammern zugelassen. Über die Möglichkeiten der Hypnose und ihre Anwendung speziell bei Ihnen werde ich Sie mündlich aufklären. Falls Sie zur Geschichte und Wirkungsweise der Hypnose etwas lesen möchten, werde ich Ihnen gerne auf Sie zutreffende Literatur sowie seriöse Internetseiten empfehlen. Natürlich können Sie sich auch gerne in meine eigenen Publikationen und Fachbücher (Carl-Auer Verlag) vertiefen.

Die *Hypnotherapie* ist reich an vielfältigen Verfahren und bietet durch die direkte, fast spielerische Arbeit auf der unbewussten Ebene deutliche Vorzüge. Die Therapiesitzungen zeichnen sich durch große Dichte und ein hohes Energieniveau aus. Dazu benötigt der Therapeut bzw. die Therapeutin profunde Kenntnisse der Psychodynamik, hochgradige seelische Präsenz und Erfahrung, der Patient bzw. die Patientin muss Engagement aufbringen. Aus diesem Grunde werden bei qualifizierten Hypnotherapeuten schon in wenigen Sitzungen gute Ergebnisse erreicht, die es in den nachfolgenden Sitzungen zu stabilisieren gilt. Die therapeutischen Erfolge basieren auf dem kooperativen Zusammenspiel von Therapeut und Patient sowie der aktiven Mitarbeit in Bezug auf »therapeutische Hausaufgaben« wie die Ausübung von Selbsthypnose. Dafür erhalten Sie von mir unentgeltlich meine

CDs, persönlich für Sie besprochene Hypnoseanleitungen und für Sie verfasste ausgedruckte Anleitungen, die Ihnen Anregungen für die therapeutische Arbeit zu Hause geben. Da ich systemisch orientiert arbeite, werde ich die Einladung des Menschen, der Ihnen nahesteht, in Erwägung ziehen.

Sie haben sich mit mir an eine Therapeutin gewandt, die die spezialisierte Methode der Hypnose in Deutschland seit 1984 weiterentwickelt und lehrt und Mitglied des wissenschaftlichen Beirates der Deutschen Gesellschaft für Hypnose und Hypnotherapie (DGH) ist. In München habe ich im Rahmen der DGH ein eigenes Lehrinstitut zur Ausbildung von Ärzten, Zahnärzten und Psychotherapeuten aufgebaut, arbeite aber auch in anderen europäischen Ländern als Dozentin für Hypnotherapie und habe in den letzten 20 Jahren Hunderte von Ärzten und Psychotherapeuten ausgebildet. Weiterhin wurden von mir vielfache Publikationen und Fachbücher geschrieben und therapeutische CDs verfasst.

Für eine Therapiesitzung nehme ich mir bis zu 90 Minuten Zeit. Manchmal reichen auch die üblichen 50 Minuten einer klassischen Therapiestunde. Unbewusste Prozesse darf man aber nicht forcieren, und Freiheit in Zeit und Raum sind wichtige Kriterien für inneres Wachstum. Ich persönlich halte die therapeutische Arbeit mit Hypnose für eine Kunst, und diese braucht, wie Sie es wahrscheinlich selber erfahren werden, Muße.

Mein *Honorar* für eine Therapiesitzung lehnt sich an den Tarif der Privatkassen für Psychologische Psychotherapeuten mit Approbation an: GOP 870 VT (Einzelbehandlung), mindestens 50 Minuten (... €, Faktor ...), ... €, zuzüglich GOP 845, Behandlung mit Hypnose (... €, Faktor ...), ... €.

Gesamtsumme für Privatversicherte: € ... pro Sitzung.

(Die Begründung meiner Honorarforderung hängt nicht davon ab, in welcher Höhe die Krankenkassen und Beihilfestellen mein Honorar und meine Auslagen für erstattungsfähig halten bzw. welche Anteile aus meiner Rechnung Ihnen tatsächlich vergütet werden.)

Für Selbstzahler beträgt das Honorar pro Sitzung € ... und ist zum Ende der Therapiestunde in bar zu zahlen. In Abständen erhalten Sie eine quittierte Rechnung.

Die *Termine* werden gemeinsam abgesprochen und flexibel, dem therapeutischen Prozess angemessen, vereinbart. Falls Sie mir einmal absagen müssen, tun Sie das bitte 48 Stunden vorher. So kann ich diesen Termin anders verplanen und muss Ihnen die ausgefallene Zeit nicht in Rechnung stellen.

Liegt eine somatische Symptomatik/Erkrankung vor, bitte ich um die Kopie des ärztlichen Befundes. Körperliche Beschwerden, die nicht medizinisch abgeklärt sind, werde ich nicht behandeln.

Sie erhalten dieses Papier in doppelter Ausfertigung. Sollten Sie mit den darin enthaltenen Voraussetzungen für die Therapie einverstanden sein, füllen Sie bitte eines der Exemplare aus, unterschreiben und händigen es mir aus.

Alle noch offenstehenden Fragen werde ich gerne mit Ihnen erörtern. Ebenso wie Sie bin ich an einer schönen und erfolgreichen Zusammenarbeit interessiert. Die Faszination der Entwicklung und Entfaltung der Seele und der Heilung des Körpers unter dem Einfluss einer einfühlsamen Therapie wird mich immer leiten.

München, den ...
Ihre Agnes Kaiser Rekkas

Name:
Geburtsdatum:
Adresse:

Tel.:

E-Mail:

....

(Ort, Datum, Unterschrift)

16.4 Ermutigung: Hypnose kann so einfach sein ... (FB)

Christoph Kornacker

Im Stil einer anekdotischen Fallgeschichte möchte ich über einen 63-jährigen, beruflich äußerst erfolgreich gewesenen, stets gutgelaunten, äußerlich stattlichen und meist braungebrannten Herrn berichten, dessen Problem sich krisenhaft zugespitzt hatte. Es bestand hoher Leidensdruck mit dringendem Wunsch nach Änderung, beste Voraussetzungen für eine Hypnotherapie.

1) Zielsetzung

Die Ziele waren bei einem derart differenziert denkenden Menschen rasch formuliert: schnell weg mit der ihn lähmenden, sich panikartig steigernden Angst und den störenden körperlich-vegetativen Begleitsymptomen, so z. B. beim Autofahren, Fliegen oder bei großen Menschenansammlungen (wobei auch schon die kleine Gruppe Kunstinteressierter bei einer Museumsführung Auslöser war). Wie konnte ihm, der frei sprechend Tausende von Mitarbeitern begeisterte und mehr als 30 Jahre beruflich ständig mit dem Flugzeug unterwegs war, »so etwas« passieren?

2) Eine weitverbreitete Mär: Je schlichter das Gemüt ...

... desto besser »funktioniert« Hypnose. Das Gegenteil ist häufiger der Fall.

Nun noch drei ihn stärkende (positive) und drei ihn schwächende (negative) Dinge erfragt, um sie in späteren Interventionen geschickt und »positiv reframed« einzubauen, und die Kennenlernhypnose kann beginnen. Aber stellen sich nach einem kräftezehrenden Praxisalltag die dem Patienten Heil bringenden Interventionen »einfach so«, intuitiv, ein? Mal mehr, mal weniger. Hilfreich sind 15 Minuten eigene innere Einkehr vor der Therapiesitzung, die die Beschäftigung mit den vom Patienten formulierten Therapiezielen beinhaltet. Auch das Stöbern z. B. im *Atelier der Hypnose* (Kaiser Rekkas 2008) oder in anderen liebgewonnenen Fachbüchern kann durchaus inspirierend wirken. Nachzulesen, das ist sicher nichts Ehrenrühriges, dennoch gilt es über die Zeit, seinen eigenen Stil zu entwickeln. Wenn etwas – von Sitzung zu Sitzung unterschiedlich – gut gelingt, zeigt es, wie in diesem Fall geschehen, der Patient an: »Ihre Sprachmelodie hat mich getragen. Wie ein Boot auf den Wellen haben meine Gedanken im selben Rhythmus geschwungen ... wunderbar!« Und ganz nebenbei wurden bereits in der ersten Sitzung ideomotorische Fingerzeichen installiert.

3) Ein klar formuliertes Therapieziel ...

... gute (wenn auch erst einmal angelesene) Interventionen im »therapeutischen Köcher«, rasches Installieren ideomotorischer Signale und eine gute Portion situativ bedingter authentischer Intuition ... und die Hypnotherapie wird sogar für den Therapeuten zur Entspannungstherapie.

Zurück zum Fall: Die Technik der »Drei Zauberworte« (ebd., S. 69 ff.) offenbarte drei typische norddeutsche Orte, die mit Gefühlen des ersten gemeinsamen Urlaubs mit seiner zweiten Frau, des größten beruflichen Erfolges und des »ersten liebevollen Miteinanders« verknüpft waren. Ihre Visualisierung und lautes Vorsprechen dienten als Anker in angstauslösenden Situationen und immer wieder als Induktion in den folgenden Therapiesitzungen. Höchstmöglicher Nutzfaktor!

4) In Trance »geborene« sinngebende Worte ...

... wirken heilsam und sind selbst wieder beste Induktion. Entsprechend der beklagten Angstsymptomatik kamen die Techniken zur »Auflösung der Symptomtrance« (ebd., S. 127 ff.), das »Sammeln und Loslassen« und »Die Nacht mit dem Wunder« (ebd., S. 102 ff.) zur Anwendung – immer als Inspiration genutzt, die jeweiligen Formulierungen der Situation angepasst und – wenn sinnvoll – durch ideomotorische Signale bestätigt.

5) Offen sein für kleinste Signale ... oder: Die Kunst der subtilen Beobachtung

Die Lieblingsübung dieses Patienten war offensichtlich die sogenannte Kristallkugeltechnik (»Purple Rose of Cairo«, ebd., S. 118 ff.), eine ausgezeichnete Anleitung zum spontanen Erleben der kurz vorher in Hypnose erfahrenen Lösungen zum eigenen Problem. Mit verblüffendem Ergebnis! Während er in tiefer Trance in die neue, besonders schöne Kristallkugel einsteigt und dieses neue Gefühl (der Angstfreiheit) in seinen ganzen Facetten erlebt, legt er die bis dahin neben dem Körper liegende rechte Hand auf die Höhe des Solarplexus, begleitet von einem tiefen Ausatmen und gänzlich entspannter Mimik. Bis hierher wenig spektakulär. Dieses jedoch, noch bevor die therapeutische Aufforderung des »Wie und wo fühlen sie es?« (gemeint ist das Gefühl der Angstfreiheit) kommt! Im abschließenden Gespräch schilderte er, dass er früher in Angstsituationen immer, wenn möglich, die Hand dorthin gelegt habe, was die Symptome jedoch nie milderte. Ist da etwa in tiefer Trance etwas positiv verändert worden? Der Patient erlebt jetzt die Körperberührung an dieser Stelle (vergleichbar dem Anker der »Drei Zauberworte«) in der Realität als deutlich angstmindernd. »Ich bin sehr zufrieden, möchte über nichts mehr sprechen und nur noch die innere Heiterkeit und Gelassenheit spüren ... ich habe mein Therapieziel erreicht.« So verabschiedete sich der Patient von mir. Kann die Evaluierung des eigenen Tuns schöner ausgedrückt werden?

Vorsicht! Genießen ja, aber es gibt keine Garantie, dass es beim nächsten Patienten auch so gut klappt. Aber genau das macht die Hypnotherapie so interessant!

16.5 Hypnose im Freundeskreis? Hier erlaubt: *Marathon mit Gänsehaut* (FB)

Lilian Hofmann

Liebe Agnes!

Vielen Dank, dass ich noch in die Gruppe einsteigen durfte. Ich bin ganz begeistert nach dem Wochenende nach Hause gefahren. Am Samstag habe ich dann mein erstes Opfer zum Üben gehabt. Ein guter Freund von mir hatte sich freudig bereiterklärt. Thomas ist Triathlet und ist vor ca. vier Jahren in Roth gestartet und hat dort seinen ersten Ironman-Wettbewerb gemacht (3,86 km Schwimmen, 180 km Rad, 42,195 km Laufen). Dies war in seiner Sportlerkarriere sein persönlich bester Wettkampf, bei dem alles wie von selbst lief. Sonst hat er bei Wettkämpfen häufig das Problem, dass er sich stark unter Druck setzt und so seine eigentlichen Leistungen nicht vollständig oder nur mit größter Anstrengung abrufen kann. Nun stand für vergangenen Sonntag ein Marathonlauf an. Dafür haben wir eine schöne Entspannungsübung gemacht und dann im Sinne einer positiven Erlebnisregression zuerst einen Urlaub auf Mallorca reaktiviert. Das hat super geklappt. Ich konnte richtig spüren, wie er in einem wirklich sehr angenehm entspannten Zustand war. Von da aus habe ich ihn mit ein paar passenden Bildern – denn der Wettkampf ist mir persönlich ja bekannt – nach Roth auf jenen fabelhaft verlaufenen Wettkampf geschickt. Auf allen Sinneskanälen ließ ich ihn dieses Ereignis Revue passieren. Unter wiederholten Suggestionen von unerschöpflicher Kraft, Energie, Leichtigkeit (»… alles geht wie von selbst und ist zu jeder Zeit an jedem Ort wieder abrufbar …«) habe ich die Trance vertiefen lassen. Nach 30 Minuten leitete ich ihn ins Hier und Jetzt zurück. Die Sitzung war für Thomas ein voller Erfolg. Mit glücklich verklärter Miene und dem Gefühl der herrlichen Erholung berichtete er anschließend über seine Erlebnisse. Er erzählte, dass er die Leichtigkeit ganz intensiv habe spüren können, seinen Körper habe er als schwebend erlebt. Bei den Erinnerungen an den Mallorca-Urlaub und den erfolgreichen Wettkampf habe er sogar richtig Gänsehaut gekriegt. Nun ist er am Sonntag den Marathon in Bonn tatsächlich in sehr guter Zeit gelaufen. Er berichtete, dass es ihm gelungen sei, bei km 30, als es richtig schwer wurde, die in der Hypnose reaktivierten positiven Erlebnisse – inklusive Gänsehaut! – abzurufen. Ich bin sehr glücklich darüber, einem Menschen durch 30 Minuten Zuwendung (denn Arbeit kann ich das nicht nennen) so viel geben zu können. Auch die unmittelbare Wirkung hat mich natürlich fasziniert.

Sonnige Grüße vom linken Niederrhein, *Lilian*

16.6 Erst Symptom, dann die Ursache (FB)

Lilian Hoffmann

Vor einigen Wochen (ein halbes Jahr nach Beginn meiner Ausbildung) sprach mich eine Patientin an, ob ich bereit sei, bei ihrem Neffen Blut abzunehmen. Der Junge lebe eigentlich in Norwegen und leide an einer Spritzenphobie. Meine Patientin ist als Helferin bei einem Zahnarzt bei uns um die Ecke beschäftigt. Dort sei die Entfernung aller Weisheitszähne in Vollnarkose geplant. Wir vereinbarten, alles Weitere zu besprechen, wenn der Junge in Deutschland ist. Vor einer Woche kam Kristoffer, 19 Jahre alt, mit seiner Mutter und seiner Tante zum ersten Gespräch. Ein selbstbewusster, freundlicher, hübscher junger Mann, der gerade das Abitur gemacht hat und nach den Ferien seinen Zivildienst beginnen wird. Er ist in Norwegen geboren und aufgewachsen, die Mutter ist Deutsche, der Vater Norweger. Er spricht fließend

Deutsch, und auf Nachfrage sagt er, dass er auch auf Deutsch denkt. Die Spritzenphobie bestehe seit seinem achten Lebensjahr, warum, wisse er nicht. Die Mutter berichtet, dass er seit dem sechsten Lebensjahr nicht mehr geimpft worden sei, was in Norwegen, wo Impfpflicht herrsche, zu großen Problemen geführt habe. Die Mutter habe sich wiederholt vor Kommissionen äußern müssen und sei mit schweren Vorwürfen vom Gesundheitsamt konfrontiert worden. Alle Versuche, Impfungen durchzuführen, seien gescheitert, Kristoffer sei im letzten Moment immer weggelaufen.

Kristoffer macht im Gespräch einen selbstbewussten Eindruck. In seiner Freizeit macht er Musik, Stilrichtung moderner Reggae. Außerdem fährt er Slalomski, hat viele Freunde und reist gerne. Verwandte leben in der Karibik, die er schon mehrfach besucht hat. So richtig wohl fühlt er sich aber in Deutschland. Auf meine Frage, ob denn schon mal eine Therapie der Spritzenphobie erfolgt sei, reagiert die Mutter fast verzweifelt. Es habe Gespräche mit Psychologen gegeben, aber das habe keine Besserung gebracht. Sie denke, dass hier am besten die Hypnose helfen könne, aber in Norwegen habe sie keinen Therapeuten gefunden. Ich habe dann von meiner Seite Hypnose angeboten. Alle waren begeistert, sie wussten vorher nicht, dass ich Hypnose praktiziere. Dieser erste Termin war am Mittwoch, der zahnärztliche Eingriff für Freitag geplant. Die erste Hypnosesitzung machte ich noch am gleichen Abend in meiner Praxis.

1. Sitzung (Mittwoch)

Ziel: Erlernen und Erleben von Tiefenentspannung

Technik: Liegen, abgewandelter Bodyscan zur Induktion, schöner Ort in der Karibik mit cooler, friedlicher und harmonischer Reggae-Musik

Rückmeldung: Kristoffer hat die Hypnose sehr genossen, alles sei schön warm und schwer gewesen. Er fand das richtig abgefahren und ist so überwältigt, dass er sich auf Norwegisch verabschiedet, indem er mich in den Arm nimmt und drückt. Er entschuldigt sich dann sofort, als er mich duzt und erzählt, dass sich in Norwegen alle duzen. Man merkt, es kommt von Herzen und voller Wertschätzung, so dass die Situation für mich völlig in Ordnung ist.

2. Sitzung (Donnerstag)

Für diese Sitzung haben wir uns in der Mittagspause beim Zahnarzt getroffen.

Ziel: Entspannung am »Ort des Geschehens« für Kristoffer und für mich als Vorbereitung auf den nächsten Tag, damit ich die Räume und Geräusche in der Zahnarztpraxis kennenlernen kann

Der Zahnarzt und seine Mitarbeiterinnen kennen Kristoffer schon seit seiner Kindheit, sie haben ihn offensichtlich alle ins Herz geschlossen. Alle begegnen mir und meinen Hypnoseplänen mit gespannter Neugierde. Der zahnärztliche Eingriff sei nicht ganz einfach und somit die Vollnarkose auf jeden Fall gerechtfertigt. Mit dem Anästhesisten sei besprochen, dass Kristoffer eine Valiumtablette vor dem Eingriff einnehmen soll, um ruhiger zu werden und um die dann geplante Maskennarkose (zur Einleitung nur mit Narkosegas) besser zu tolerieren. Erst dann soll ein venöser Zugang gelegt werden zur Durchführung einer klassischen intravenösen Narkose mit nasaler Intubation und Beatmung.

Technik: Hypnose im Zahnarztstuhl, angelehnt an »Sammeln und Loslassen« (Kaiser Rekkas 2007b), Kraft und Stärke tanken, an jedem Ort und zu jeder Zeit entspannen können, Taubheitsgefühl in den Armen

Rückmeldung: Kristoffer konnte sich wieder gut in Trance begeben und findet die körperlichen Phänomene eindrucksvoll. Vor dem Zahnarzt und dessen Behandlung hat er keine Angst, aber die Vorstellung, eine Spritze in den Arm zu bekommen, bereitet ihm weiterhin sehr viel Stress. Er ist aber dankbar für das Hypnoseangebot und hat mir als Geschenk eine CD mit einigen seiner Lieder gebrannt. Ich bin aufgeregt und positiv gespannt und bereite am Abend die Sitzung des Folgetages vor.

3. Sitzung, Freitagmorgen, Treffen 06:30 Uhr

Wir treffen uns in der Zahnarztpraxis. Alle sind angespannt, Kristoffer ist sehr aufgeregt, versucht aber, Haltung zu bewahren. Eine Beruhigungstablette hat ihm dann doch keiner gegeben, jetzt ist es eh zu spät, ich fühle eine große Verantwortung und natürlich etwas Druck. Der Anästhesist ist nett, aber sehr skeptisch!

Mein Ziel: unter Hypnoseeinleitung einer Maskennarkose ohne Valium den Eingriff als positives Ereignis erleben und abspeichern

Technik: Bodyscan, abgewandelt, dann die Geschichte von Robinson Crusoe

Nachdem Kristoffer sehr gut in Hypnose gegangen war, habe ich die Tür geöffnet und den Anästhesisten und seine Assistentin hereingebeten. Es erfolgt die Einleitung der Gasnarkose. »Robinson Crusoe sitzt gerade mit Freitag am Strand und atmet die salzig schmeckende Luft des Meeres tief ein.« Der Anästhesist kooperiert sehr gut und folgt meiner verbalen und nonverbalen Anleitung in perfektem Timing, als würden wir das immer so machen! Ohne Husten oder Würgen wird die Narkose eingeleitet, und ich erzähle einfach weiter. Als Kristoffer in Vollnarkose ist, legt der Anästhesist einen Zugang am Arm, ich nehme auf der anderen Seite Blut ab und erzähle munter von Robinson weiter. Dann ziehe ich mich zurück, so dass der Zahnarzt seines Amtes walten kann. Viel schneller, als alle dachten, sind die Weisheitszähne entfernt.

Während der Ausleitung aus der Narkose beende ich die Geschichte von Robinson Crusoe mit ein paar guten Suggestionen zur inneren Freiheit, Stärke und Wundheilung, und Kristoffer wird schön wach. Er ist völlig überrascht, dass alles schon vorbei ist. Ich zeige ihm die Einstichstelle für die Blutabnahme und die vielen Röhrchen, die ich abgenommen habe, was er »voll krass und cool« findet. Sehr beeindruckt und interessiert schaut er den noch liegenden Zugang an, und das macht ihm gar nichts. Er schaut genau zu, wie der Anästhesist den Zugang (auf meine Bitte extrem langsam) entfernt, und ist überwältigt. Alle sind zufrieden, der Zahnarzt fragt, ob er auch mal zu mir kommen könne, die Mutter und die Tante von Kristoffer umarmen mich herzlich. Abends bekomme ich eine sehr nette SMS mit Dankeschön und der Rückmeldung, dass es ihm sehr gutgeht. Ich selber war ganz schön erleichtert und froh, dass alles so gut geklappt hat. Ich habe dann für den darauffolgenden Donnerstag die nächste Sitzung vereinbart, weil ich es für therapeutisch richtig hielt, die Ursache der Spritzenphobie zu behandeln und somit das Symptom endgültig aufzulösen.

4. Sitzung (Donnerstag), Behandlung der Ursache
Ziel: Auflösung der Symptomtrance, Konfrontation

Technik: Zunächst zeige ich Kristoffer vor der Hypnose ganz in Ruhe die Nadel, mit der man Blut abnimmt und einen intravenösen Zugang legt. Ich lasse ihn alles anfassen, was er auch ohne Probleme macht. Dann räume ich die Sachen demonstrativ zur Seite. Arbeit mit der Zeitlinie: Kristoffer hat spontan zwei gute Erlebnisse parat: genüsslich und relaxt ein großes Spaghetti-Eis in seiner Lieblingseisdiele verspeisen und auf seine drei Neffen (Zwillinge im Alter von zwei Jahren und ein Junge im Alter von vier Jahren) aufpassen, wofür er viel Lob bekommen hat.

Die *Altersregression auf der Zeitlinie* bringt ihn direkt zum Trauma, und die Erinnerungen, die er vorher bewusst nicht hatte, sind sofort präsent: Seine Eltern sind geschieden, sein Vater schimpft immer und macht ihn für die Trennung verantwortlich. Er muss alle zwei Wochen zu seinem Vater. Da hat er immer Bauchschmerzen. Dramen spielen sich ab. Eines Tages, er ist acht Jahre alt, packt ihn sein Vater und bringt ihn zum Arzt, damit Blut abgenommen wird, um endlich zu klären, warum er immer Bauchschmerzen hat. Der Vater steht hinter ihm und hält ihn von hinten an beiden Armen fest. Das Blut wird rechts (siehe dazu unten) abgenommen. Alles ist furchtbar für das Kind, und Kristoffer schildert mir die Situation mit seiner ganzen Angst und Pein. Er tritt dann aus der Zeitlinie hinaus. Von außerhalb der Zeitlinie leite ich ihn an, dem kleinen, achtjährigen Kristoffer etwas Gutes zu tun. So nimmt er ihn im inneren Bild auf den Arm, tröstet ihn, spricht langsam und ruhig mit ihm, so wie er es auch mit seinen kleinen Neffen macht. – Ich bin mir nach Beendigung der Übung nicht ganz sicher, ob Kristoffer wirklich innerlich alles umgesetzt hat, ich habe Sorge, dass er manche Sachen mir zum Gefallen sagt. Er berichtet spontan, dass das Schlimmste der Stich mit der Spritze sei. Ich entschließe mich zu einer weiteren Hypnose im Liegen mit dem »Energietorbogen zum Kompetenztransfer«: Die Handlevitation gelingt beiderseits, und Kristoffer fühlt sich danach gut. Er berichtet, er habe wieder Bilder vom Blutabnehmen gesehen. Er sei dabei abwechselnd ganz angespannt, aber auch entspannt gewesen. Ich bestätige ihn darin, dass das ein sehr gutes Zeichen sei, weil es bedeute, dass er aus der Panik selbst hinaustreten könne und somit Fortschritte mache.

Ich mache einen *Vorschlag*: Ich biete Kristoffer nach der hypnotherapeutischen Intervention eine Blutabnahme an, nur so … Wir könnten es ja gemeinsam versuchen, es gehe ja um nichts. Wenn er merkt, dass es zu schlimm wird, könnten wir ja sofort aufhören, wir hätten schließlich genug Blut abgenommen, und die Werte wären eh alle ganz normal. Er ist einverstanden, und ich bereite alles in Ruhe vor.

Ich frage ihn, wo ich stechen soll, und nach einem kurzen Augenblick streckt er mir den rechten (!) Arm hin. Ich leite ihn ein bisschen beim Atmen an, und außer bei einem kurzen Zusammenzucken kann ich problemlos Blut abnehmen. Er guckt die ganze Zeit genau zu und hat schon etwas Stress. Die Anspannung lässt aber sehr schnell nach. Ich gratuliere ihm und sage, dass das ein wirklich historischer Moment ist, und eigentlich müssten wir davon ein Foto machen. Damit ist er einverstanden. Ich lasse ihn mit der Nadel im Arm sitzen, gehe zu meinem Schreibtisch und suche (etwas umständlicher als erforderlich) meinen Fotoapparat. Kristoffer ist dabei relativ entspannt und noch etwas ungläubig. Ich mache Fotos, zeige sie ihm, bevor ich die Nadel entferne. Das Blutröhrchen beschrifte ich mit dem historischen Datum und händige es ihm als »Trophäe« aus. Er ist sichtlich stolz. (Und ich ehrlich gesagt auch.)

Ich habe Kristoffer mit Bildern und Blutröhrchen an seine Mutter übergeben. Alle sind sehr glücklich. Einige Tage später kommt er in die Praxis, um sich impfen zu lassen. Das überlasse ich einer unserer Mitarbeiterinnen, damit Kristoffer sich nicht auf mich fixiert. Alles läuft vollkommen komplikationslos.

16.7 In Hypnose nicht automatisch duzen! *Du oder nicht Du?*

Agnes Kaiser Rekkas

Kleiner E-Mail-Wechsel:

Hallo, Frau Dr. Kaiser Rekkas,

ich arbeite in meiner Praxis schwerpunktmäßig mit Hypnotherapie und bin von Ihrer Methodik total überzeugt. Was mich schon seit Langem beschäftigt, ist die Frage, ob man generell die Du-Form oder die Sie-Form in der Hypnosearbeit wählen soll. Ich habe bisher immer die Du-Form genommen, da ich für mich gedacht habe, dass die Du-Form eine intensivere Beziehung zum Klienten herstellt. Das hat natürlich keinen wissenschaftlichen Anspruch, es ist eben so ein Gefühl von mir. Jetzt habe ich mir gedacht, ich frage einmal die Expertin, was sie dazu meint bzw. ob es irgendwelche Erfahrungen diesbezüglich gibt. Wäre schön, von Ihnen zu hören.

Thomas R. Schulz, Praxis für Psychotherapie HPG

Sehr geehrter Herr Kollege,
ich persönlich finde die Arbeit mit Hypnose schon sehr invasiv, natürlich meine ich das emotional. Es könnte sein, dass der Patient sich überfahren fühlt, wenn wir ihn auf einmal in der Hypnose salopp duzen, was eher den Rapport stören könnte. Man muss sich gerade in der Trance respektiert fühlen. Ich benutze das Du nur indirekt, wie z. B.: Therapeut: »Und da könnten Sie sich nun fragen: ›Wieso machst du das nicht einmal ganz anders? Du hast doch das Zeug dazu!‹« Aber das ist meine ganz persönliche Auffassung. Sie werden das sicher intuitiv richtig machen. Hängt ja die Anrede oft auch von der sozialen Schicht, der Örtlichkeit und dem eigenen Gefühl ab. Es freut mich, dass Ihnen meine Bücher eine Hilfe sind. Viel Freude weiterhin mit Hypnose und herzliche Grüße aus München,
Ihre AKR

16.8 Drei-Minuten-Feedback zur hypnotherapeutischen Intervention

Harry Leon Grossmann

Lange habe ich nach einem einfachen Drei-Minuten-Test gesucht, um die Wirkung der Hypnoseintervention quantifizieren zu können. Es existieren zwar dahin gehende Fragebogen, welche mir aber allesamt zu zeitaufwendig und komplex scheinen. Der hier vorgestellte Test erhebt keinen Anspruch auf die Aussage, ob die Therapie erfolgreich ist oder nicht. Er soll einfach nur einen Eindruck vermitteln, ob Therapieanleitung, Ausrichtung und Compliance stimmen. Die Parameter für den Test habe ich durch Auswertung von vielen Patientenaussagen im kurzen Gespräch nach der offiziellen Hypnose als die für mich wichtigsten erarbeitet.

Nach der Intervention herrscht bekannterweise immer noch ein tranceähnlicher Zustand. Deshalb kommt nur eine einfache Aussage in Frage. »Dreimal minus« (- - -) als maximal negative Bewertung und »dreimal plus« (+ + +) als maximal positive Bewertung eines Zustandes fallen aber auch nach der Hypnose leicht und überfordern nicht. Wichtig ist, dass der Patient spontan und ohne Bedenkzeit antwortet. Die von mir gewählten Parameter sind:

1. Tranceeinleitung: mangelhaft (- - -) bis genau richtig (+ + +)
2. Trancetiefe: mangelhaft (- - -) bis genau richtig (+ + +)

3. Tranceerleben: nichts (- - -) bis alles (+ + +)
4. Trancebilder gesehen: keine (- - -) bis alle (+ + +)
5. Tranceausleitung: schlecht (- - -) bis genau richtig (+ + +)
6. momentanes Befinden: sehr schlecht (- - -) sehr gut (+ + +).

Die Einträge dokumentiere ich in einer Tabelle, um Überblick über die Entwicklung zu haben. Den Patienten zeige ich nach jeder zweiten oder dritten Sitzung die Tabelle, und manche, die zuerst skeptisch sind, lassen sich durch die Zunahme an Pluszeichen motivieren und überzeugen. Dies wird zum Anreiz sowie zur positiven Suggestion, dass es in der Therapie gut läuft und vorangeht. In den letzten fünf Jahren, in denen ich dieses Kurzverfahren anwende, hat es mir immer wichtige Hinweise über den Verlauf der Behandlung und das Erleben der Patienten gegeben und mir zu einem Mehr an Sicherheit für die weitere Therapie verholfen.

17. *Hypnose on the Rocks* – Mit Umsicht Gefahren meistern

Schon bei Suggestibilitätstests und ersten einfachen Hypnoseinduktionen, ja oft sogar schon im Vorgespräch können wir herausfinden, wie unser Klient bzw. Patient auf Hypnose anspricht. Gewisse Standards und Primärziele können uns sehr hilfreich dabei sein, auch bei Menschen in Krise oder schwieriger Seelenlage schöpferisch-produktiv zu arbeiten. Stelle Überraschendes, Schwieriges, Ungewöhnliches immer ins Licht des kreativen Unbewussten!

17.1 Gefahren sofort erkennen und bannen (Th)

Agnes Kaiser Rekkas

Folgende Hinweise sollten wir achtsam befolgen, damit wir es nicht übersehen, wenn eine traumatische Erfahrung und eventuell sogar eine dissoziative Störung vorliegt. Falls Indikatoren dafürsprechen, müssen wir sehr sorgfältig vorgehen, um Fehler und eine mögliche Retraumatisierung zu vermeiden. Die Hypnose wird anspruchsvoller werden und verlangt dem Therapeuten persönliche Stärke ab, und er braucht Erfahrung. Wichtige Voraussetzung für die Hypnoseanleitung ist abzuwägen, wie der Patient wohl reagieren wird, und die eigene fachliche Kompetenz richtig einzuschätzen und eventuell einen Traumatherapeuten zu empfehlen. Liegt eine traumatische Erfahrung – vielleicht nicht in der bewussten Erinnerung, d. h. nur unbewusst gelagert – vor, muss sehr vorsichtig gearbeitet werden, da eventuell dissoziative Phänomene auftauchen können. Hypnose fachgerecht oder nicht. Die folgenden Kriterien bezüglich der Darstellung der Lebensgeschichte und des Verhaltens in der aktuellen Situation sollten uns zu äußerster Vorsicht veranlassen.

Lebensgeschichte

- Erinnerungslücken, die längere Phasen der Kindheit betreffen;
- Berichte über Verhaltens- und andere Auffälligkeiten (Einnässen, Einkoten, Diebstahl, Zündeln, auffallend häufige Verletzungen, Schulschwierigkeiten) in der Kindheit;

- Familienmitglieder mit der Diagnose Depression, Psychose, Schizophrenie;
- Gewalt und/oder Alkoholismus in der Ursprungsfamilie;
- traumatische Erfahrungen wie Unfälle, früher Verlust von Bezugspersonen, Vertreibung, Sektenzugehörigkeit von Familienmitgliedern, Suizid in der Familie.

Momentane Situation

Mental:

- in der Interviewsituation über »Teile« sprechen, beispielsweise: »Ein Teil von mir möchte dies tun, und ein anderer Teil möchte jenes tun«, »Ich merkte plötzlich, dass ich dies und jenes getan habe, und das sieht mir überhaupt nicht ähnlich«;
- auffällige poetische und metaphorische Ausdrücke (»Ich bin innerlich fünfzehn Zentimeter größer als äußerlich«);
- Veränderungen des stimmlichen Ausdrucks innerhalb eines Berichtes;
- der augenblicklichen realen Situation nicht angemessene Reaktionen und Affekte;
- inadäquater Widerstand gegen die Behandlung;
- keine Reaktion auf Standardmethoden (Wohlfühlhypnose, Suggestibilitätstest);
- ungewöhnlich starkes Ansprechen auf Hypnose (eventuell »verrücktes« System der Ursprungsfamilie oder auch Gewalt, daher gut erlerntes Dissoziieren).

Physisch (plötzlich während des Gespräches oder der Hypnose auftauchend):

- auffällige Muskelzuckungen;
- Phänomene wie Schmerzen ohne Befund, Parästhesien;
- eigenartige Sensationen auf allen Sinneskanälen (VAKOG) wie z. B. unheimliche Gefühle der Schwere oder Leichtigkeit, Soggefühle;
- Probleme, sich berühren zu lassen;
- Übelkeit, Diarrhö, Schwindel, Kopfschmerzen;
- heftige, unerklärliche vegetative (vasomotorische) Reaktionen.

17.2 Richtlinien: Ängste, Verunsicherung, Krise nach Trauma und Unglück (Th)

Agnes Kaiser Rekkas

1. Wende keine Konfusionstechniken an! (Ich persönlich halte die sowieso für überflüssig und gefährlich.) Der Patient ist schon irritiert und verunsichert genug.
2. Bewahre vor einer traumatischen Altersregression! Vermeide eine Retraumatisierung!
3. Leite die Hypnose permissiv, aber klar ein.
4. Lehre Selbstberuhigungstechniken.
5. Lehre fraktionierte Hypnose, d. h. das Einsteigen in die, aber vor allen Dingen das *Aus*steigen aus der Hypnose.
6. Mache Verträge, gib diese in Hypnose als positive, direktive Suggestionen.
7. Finde mit deinem Patienten innere Ratgeber, weise Frauen, tapfere Ritter und sonstige starke und verlässliche Begleiter.
8. Nutze Metaphern. Sie vermitteln Botschaften von Stärke, Ausdauer und dem Bezwingen von Hindernissen und beinhalten eingebettete »Saatgedanken«.
9. Verschiebe Angst, Flash-backs, Schmerz und Albträume z. B. in einen Arm. Dazu diesen kataleptisch werden lassen (Handlevitation) und ihn die Gefühle erleben lassen, während die Erfahrung dem Patienten nicht bewusst, von ihm höchstens ein leichtes Zittern empfunden wird. Trainiere ihn, das in Selbsthypnose zu beherrschen.
10. Installiere den absolut sicheren inneren »Tresor mit Zeitschloss«, in dem jederzeit hochkommendes traumatisches Material verwahrt werden kann und der sich nur im geschützten (therapeutischen) Rahmen wieder öffnet.
11. Verwende »automatisches Schreiben« zum dissoziierten Loslassen traumatischen Materials.
12. Benutze imaginäre Züge, Flugobjekte wie Ballons, fliegende Teppiche, Raumschiffe, Schiffe und andere Transportmittel für Zeitreisen in die Lebensgeschichte unter absolutem Schutz (»MagicCar« nach Hodum, vgl. Abschn. 5.7; »TranceTrain« nach Stählin, vgl. Abschn. 2.1).
13. Nach einer Arbeit mit Altersregression muss immer eine Rückorientierung in die Gegenwart mit einem Ausblick auf

die Zukunft folgen – zur Überprüfung der gewonnenen Stärke, Sicherheit, Ruhe und Kompetenzen.
14. Orientiere den Patienten immer wieder im realen Hier und Jetzt. Benutze dafür das EMDR-Tapping, die visuelle Außenfokussierung, Atmung, Blickkontakt (besonders wichtig), Berührung.
15. Nutze die Technik des »Hineinsprechens«. Sprich den Persönlichkeitsteil, der Sorge macht, »persönlich« an (siehe 6.2, »Dialog mit dem inneren Symptomträger«).
16. Wechsle ab zwischen Sitzungen mit Bearbeitung traumatischen Materials und solchen der Stabilisierung im Hier und Jetzt.
17. Bring den Patienten sanft in Verbindung mit seinen Gefühlen, und hilf, diese *dahin* zu lokalisieren, wohin sie gehören.
18. Nutze zur Schonung des Patienten (aber auch deiner eigenen!) ausgiebig nonverbale, unbewusste Arbeit. Ideomotorische Frage: »Ich bitte den Ja-Finger um ein Zeichen, wenn das Unbewusste bereit ist/fähig ist/erlaubt, den Selbstheilungsprozess fortzusetzen, und Sie dabei nur das wissen zu lassen, was Sie unbedingt bewusst wissen müssen« (ist natürlich auch 'ne Suggestion).

Überprüfe immer selbstkritisch, ob du der Aufgabe der therapeutischen Arbeit mit Patienten mit tieferen psychischen Störungen gewachsen bist, deine Ausbildung genügend qualifiziert ist und du genügend Erfahrung hast. Bring dich nicht in Gefahr, Unterlassungen zu begehen oder gröbere Fehler zu machen! Schütze auch dich selber!

17.3 Lehren von Selbstschutz: *Vom inneren Refugium, Tresor und von den Blütenschiffchen*

Agnes Kaiser Rekkas

Ziel: Entlastung, Beruhigung, Klärung, Sicherung, Stärkung und Entfaltung

Die Selbsthypnose (SH) unterstützt im Stillen die Arbeit des Unbewussten dabei, das gesamte Wissen der Lebensgeschichte in einer Art inneren Bibliothek zu sichten und zu ordnen. Zum rechten Zeitpunkt und in kleinen Dosen kann dann schwieriges unbewusstes Material zur therapeutischen Arbeit freigegeben werden.

Nach der Hypnoseinduktion helfen folgende Metaphern und Bilder zur Auflösung hässlicher, ekliger, kränkender, traumatisierender oder sonstwie belastender Gedanken und Gefühle.

- **Blätter auf Fluss**

Gedanken hässlicher oder ekliger, kränkender oder sonstwie belastender Art schwimmen gleich Blättern auf dem Bewusstseinsstrom dahin. Sie kommen näher, man sieht sie klarer. Aber sie schwimmen auch weiter, treiben ganz natürlich auf dem Fluss davon und entfernen sich allmählich, verschwinden schließlich vollkommen aus dem Blickfeld und auch aus der Gefühlswelt.

- **Wasserfall**

Gedanken und Gefühle fließen wie ein Wasserfall, vielleicht mit heftiger Wucht, über einen hinweg. Sie bewegen sich aber weiter mit großer Geschwindigkeit stromabwärts. Gedanken und Gefühle prallen an die Felsen, zerschmettern und lösen sich auf. Der Wasserfall wird realer, und das feine Sprühen klaren, frischen Wassers ist zu spüren. Die Erfrischung und Klärung beginnt.

- **Inneres Refugium**

Dieses gewährt Schutz, Ruhe, Halt und ermöglicht Besinnung, sei es eine Naturszene, ein Privatstrand, ein Tempel oder anderes Heiligtum, ein ruhig dahinsegelndes Traumschiff. Rückzug dorthin ist immer und überall möglich.

- **Der symbolische Behälter**

Mit einem Zeitschloss versehen, verwahrt der Tresor sicher und zuverlässig intrusives traumatisches Material, bis es therapeutisch nutzbar gemacht werden soll bzw. vom Unbewussten in der Stille aufgelöst wird.

- **Blütenschiffchen für die Nachtruhe**

Störende Gedanken werden in Blütenkelche verpackt und ganz vorsichtig aufs Wasser eines ruhig dahinfließenden Flusses gesetzt.

Zum Abschluss der SH die Kooperationsbereitschaft des Unbewussten bei der weiteren therapeutischen Arbeit im Stillen fragen (ideomotorische Frage an sich selbst stellen im Sinne einer Selbstsuggestion): »Ich bitte den Ja-Finger um ein Zeichen, wenn das Unbewusste bereit ist/fähig ist/erlaubt, den Selbstheilungsprozess fortzusetzen, und mich dabei nur das wissen zu lassen, was ich unbedingt bewusst wissen muss.« Falls kein FZ erfolgt, beim nächsten Mal einfach wiederholen. Geduld!!!

Übung: Finde (via FZ) mit deinem Ü/P eine passende Metapher, male sie aus und übe sie ein. Verankere sie, damit sie jederzeit und überall wirksam sein kann.

17.4 Themen endgültig beenden: *Seebestattung* (FB)

Henny Dauber

Bericht per E-Mail:

[...] Gerade konnte ich eine schwer traumatisierte Patientin mit einer Hypnose richtig glücklich machen. Wir hatten vor einiger Zeit einen noch unlösbaren Konflikt in den »Tresor« gelegt, und gestern kam sie mit der Bitte um eine Seebestattung dieses Tresors. Sie hatte nämlich beschlossen, sich mit diesen ollen Kamellen nicht mehr zu beschäftigen und zu belasten, wo es ihr doch jetzt so viel bessergeht und sie sich für ihr heutiges Leben starkmacht. Das ist für diese Patientin ein großer Fortschritt, denn sie neigte permanent zur (fruchtlosen) Selbstanalyse. Also haben wir gestern in einer traumhaften Hypnose den Tresor in der arktischen Tiefsee versenkt, auf Nimmerwiedersehen! Sie war hinterher richtiggehend erleichtert. In solchen Momenten bin ich immer total froh über die erfolgreiche Hypnosefortbildung, die doch den Arbeitsalltag so sehr bereichert!

Liebe Grüße, *Henny*

Fortsetzung zwei Wochen später:

[...] Nachdem wir in der vorletzten Therapiesitzung altes traumatisches Material versenkt hatten, kam die Klientin gestern wieder. Sie ist wie ausgewechselt und berichtet, dass sich etwas Grundlegendes in ihrem Denken, Fühlen und Selbsterleben verändert habe. Sie habe sich nach der letzten Sitzung unendlich erleichtert gefühlt. Die Anreise zur Arktis hatte ich während der Hypnose als einen Flug in einer kleinen Propellermaschine beschrieben. Das hat der Klientin so gut gefallen, dass sie jetzt ab und zu in Tagtrancen in diese Maschine steigt, um in der Luft Distanz und Überblick zu bekommen, wenn ihre Lebensumstände sie wieder einmal verwirren. Diese kreative Weiterentwicklung hat mich sehr gefreut.

Schönen Tag noch, *Henny*

17.5 Bedingungen für die Therapie stellen: Brief mit therapeutischer Hausaufgabe

Agnes Kaiser Rekkas

Auch wir Therapeuten haben ein Recht auf Respekt, Einhalten von Grenzen und Selbstschutz. Und wir haben die Verantwortung für den Verlauf der Therapie. – Hier die Antwort auf die nötigenden Ansprüche einer Frau, die nach mehreren »geplatzten« Therapien und einem »Sack Scherben« im Gepäck einen Therapieplatz bei mir erzwingen wollte. Meine Faxrollen reichten nicht aus, ihre Ergüsse zu bewältigen.

Liebe Frau XXL,

vielen Dank für Ihr Schreiben. Ihre Unterlagen hatte ich studiert und telefonisch mit Ihrer Krankenkasse, der ZZ, gesprochen. Mir wurde mitgeteilt, dass für Sie schon viele Stunden außerordentliche und eigentlich nicht im Leistungssatz enthaltene Psychotherapie bezahlt wurden und dass weiter kein Kontingent besteht. In Anbetracht der Finanzlage der Krankenkassen ist das verständlich und hat nichts mit »Ohrfeigen« oder »Missachtung« zu tun. Wenn Sie anfangen wollen, sich zu heilen, müssen Sie mit derartigen Interpretationen aufhören, da sich diese doch nur gegen Sie selber wenden und Sie schwächen. Ich werde kein Gutachten für eine Kasse schreiben, da eine hypnotherapeutische Fassung nicht vom kassenärztlichen Gutachter anerkannt werden würde. Geld für eine Therapie zu leihen befürworte ich auch nicht, weil dadurch neue Abhängigkeiten und weiterer Druck entstehen. Natürlich kann man nicht mit »Scherben« arbeiten. Das hypnotherapeutische Konzept ist ressourcenorientiert und arbeitet mit »Stärken«. So lässt das Verfahren auch keine minutiösen Berichterstattungen von Traumata zu – weder per Fax noch in den Sitzungen –, weil es dem Patienten nichts bringt, den Therapeuten schädigt und eine gute Entwicklung eher verhindert.

Sie wollen eine besondere Therapie und brauchen auch eine besondere Therapie. Eine normale klinische Hypnose bei Ihnen anzuwenden ist absolut kontraindiziert und darf nicht gemacht werden! Ich mache Ihnen daher folgenden hypnotherapeutischen Vorschlag: Zur allmählichen Stabilisierung und zum Ressourcenaufbau für eine weitere abschließende Arbeit senden Sie mir die nächsten zwölf Wochen, das heißt bis etwa Mitte Februar, jeweils Anfang der Woche per Post einen Brief (keine Mail!). Er kann, braucht aber nicht länger als eine Schreibmaschinenseite zu sein und teilt sich in zwei Abschnitte:

- Der erste beleuchtet detailgetreu eine positive Erfahrung in Ihrer Lebensgeschichte. Diese Erfahrung muss stärkend und aufbauend gewesen sein und kann bis weit in die Kinderzeit zurückreichen, so weit, wie Sie sich noch erinnern können. Lassen Sie dieses Erlebnis wieder richtig in sich auferstehen und Sie tragen.
- Der zweite Abschnitt soll einen Bericht darüber enthalten, was Sie in den vergangenen sieben Tagen gemacht oder erlebt haben, das für Sie gut, heilsam und stärkend war.

Jede zweite Woche werden Sie dazu von mir ein schriftliches Feedback bekommen. Nach den zwölf Wochen werden wir zwei Therapiesitzungen vereinbaren, die Sie mir bitte jeweils mit dem normalen Satz von … € bezahlen werden. Für die andere Intervention werde ich nichts verlangen. Wenn Sie auf meinen Vorschlag eingehen, bitte ich Sie, sich fest zu verpflichten und diese Aufgabe konsequent durchzuziehen. Bitte überdenken Sie mein Angebot genau, und lassen Sie sich mindestens fünf Tage Zeit, bevor Sie mir antworten, wie Sie sich entschieden haben.

Mit besten Grüßen verbleibe ich *Ihre Agnes Kaiser Rekkas*

Was meint der verehrte Leser? Wie hat sie reagiert?

17.6 Haltung und Ruhe bewahren, aber auch den Glauben an sich: *Zum Kotzen*

Elisabeth Lamm

Fortsetzung von 11.5:

Doch, doch, ich berichte euch noch von meiner Hypnoseerfahrung, bei der sich Inneres nach außen kehrte.

Frau R. sollte ambulant an der Schulter operiert werden. Aus dem Narkosevorgespräch war mir nichts Auffälliges in Erinnerung geblieben. Am Operationstag selber berichtete mir allerdings die Patientin, sie sei bereits mehrmals in Großhadern operiert worden, und alles sei bei ihr sehr schwierig. Die intravenöse Kanüle habe nur der Herr Prof. X legen können, und auch der habe »seine liebe Not damit gehabt«. Im Anschluss an die Operation sei es ihr immer ganz schlecht gegangen, und sie habe mit starker Übelkeit und Kreislaufproblemen zu kämpfen gehabt. Ohne Probleme legte ich dann den intravenösen Zugang, was die Patientin kommentierte mit: »Na ja, diese Situation heute kann man ja nicht mit damals vergleichen.« Ich erklärte, dass ich sehr froh sei, dass es ihr heute bessergehe, und dass ich auch dem weiteren Verlauf des Operationstages sehr zuversichtlich entgegensähe, jetzt, da die erste Hürde schon genommen sei. Nachdem sie mit guten Suggestionen vollgepackt war, führte ich sie in ihre Narkose, die vollkommen unauffällig verlief. Auch ließ ich es nicht an meinen bestbewährten posthypnotischen Suggestionen fehlen.

Direkt nach der Operation fühlte sich die Patientin entsprechend gut, scherzte sogar und nahm das ihr angebotene Frühstück mit erstaunlichem Appetit zu sich. So konnte ich mir die Frage nicht verkneifen, ob sie nicht auch der Meinung sei, dass wir hier in der Provinz gar nicht so schlecht arbeiten. Als kurz darauf ihr Gatte kam, um sie nach Hause abzuholen, führte ich ihn, immer noch guter Dinge, in die Kabine seiner Frau: »Schauen Sie mal, wie gut es Ihrer Frau geht!« Das läutete die Wende ein. Frau R. sah ihren Mann sowie mich fassungslos an. Sie quetschte gerade noch ein »Jetzt wird's mir schlecht« raus, und fast im selben Augenblick ergoss sich das gerade genüsslich verzehrte Frühstück über mich (nicht über ihren Mann!). Damit nahm das Drama seinen Anfang. Nach einer weiteren Stunde im Aufwachraum verließ Frau R. unsere Praxis in einem einigermaßen stabilen Zustand. Noch bevor ich selbst aber nach meinem Praxistag nach Hause gekommen war, hatte sie bereits meinen Mann telefonisch informiert, wie schlecht es ihr gehe, dass sie sich immer noch übergeben müsse und meinen sofortigen Anruf erwarte. Natürlich erfüllte ich ihren Auftrag, rief sofort zurück. Kaum hörte sie meine Stimme, kotzte sie sehr geräuschvoll direkt neben den Hörer. Ich war sozusagen live im Kotzkonzert dabei.

So ging das dann die halbe Nacht. Mit stündlichen Telefonaten hielt sie mich über ihren schrecklich elenden Zustand auf dem Laufenden. Meine Empfehlungen, die Situation in den Griff zu bekommen, schien sie nicht zu befolgen. Am Morgen rief ich sie dann noch mal an, um mich nach ihrem Befinden zu erkundigen. Da ging es ihr schon wieder ganz gut, ihr Magen hatte sich beruhigt, und sie hatte – im Gegensatz zu mir – sogar einige Stunden geschlafen. Wieder ganz gut bei Kräften, posaunte sie mir noch in den Hörer: »Frau Doktor, eines muss ich Ihnen aber schon noch sagen: So schlecht wie bei Ihnen ging's mir noch nie!« Erst war ich richtig schockiert, dachte, gravierende Fehler gemacht zu haben. Meine Supervisionsrunde aber munterte mich wieder auf.

Fazit? Man kann noch so gut sein. Für einige Patienten ist man mit oder ohne Hypnose einfach zum Kotzen. Ich trage das »wie eine Frau«.

18. Reflexion mit Struktur und Skulptur

Tipp für den Supervisanden: in Ruhe und zurückgelehnt anhören, was aus der Runde kommt! Informationskorrektur, aber keine Stellungnahmen oder Rechtfertigungen!

18.1 Therapeut-Patient-Skulptur, vor und nach der Supervision (GA)

Agnes Kaiser Rekkas

Ziel: als Vorbereitung für die Supervision zur Verdeutlichung der momentanen Situation bezüglich Rapport, Energie, Fluss im Prozess etc.

Technik: Imagination einer Skulptur vor der Supervision und auch danach

Vor der Fallbesprechung lasse ich den Supervisanden immer in leichter Kurztrance eine Skulptur von sich und dem Klienten bzw. Patienten stellen. Diese Skulptur spricht für sich und ist sehr ergiebig für die weitere Auswertung. Schiebt oder stützt der Therapeut zu viel, während der Klient bzw. Patient sich, bremsend wohlmöglich, zurücklehnt o. Ä.? Oft erkennt man schon hier, wie der Therapeut sich zu viel oder an der falschen Stelle verausgabt oder wie ein blinder Fleck die Sicht behindert. Die zweite Skulptur, anschließend an die erfolgte Supervision, zeigt immer die offensichtliche Veränderung, Bereicherung, neue Orientierung und Entlastung im therapeutischen Geschehen an. Das Bild der neuen Skulptur begleitet den Therapeuten nachhaltig auch in den folgenden Therapiesitzungen.

18.2 Dokumentation für die Supervision

Therapeut/Supervisand:
Datum:
Patient/in (Initialen):
Geburtsdatum:
Alter:

Vorgeschichte

Diagnose	
Anamnese	
Lebenskontext	
Problemdarstellung/Beschwerdebild	
bisheriger Therapieverlauf	
Diagnosestellung/ Indikationsstellung für Hypnose und Prognose	
Vorteile der Intervention mittels Hypnose	
Konzept für Therapieablauf und Behandlungsplanung	
Therapiemotivation des Patienten durch den Therapeuten	
Behandlungssetting	
erfolgversprechende Hypnoseinterventionen für diesen bestimmten Patienten	
eventuelle Gestaltung von Kriseninterventionen	
Rückfallprophylaxe	
Einbezug von Familienmitgliedern	
Video-/Audiomaterial	
erläuternd kommentiertes Protokoll (mindestens 2 Seiten)	

Aspekte des Therapiegeschehens
Patient/Patientin

Klagen und Wunsch an die Therapie	
Erwartungshaltung (realistisch, pessimistisch, zu hoch, werden Wunder erwartet?)	

Motivation und Kooperation des Patienten/der Patientin, Engagement in die Therapie, z. B. mit Selbsthypnose	
Selbstbeeinflussung/-suggestion negativ-pessimistisch oder positiv förderlich?	
Glaube an die Veränderung/Verbesserung der Symptomatik/Heilung	
Was wird nach Erreichen des Therapiezieles für ihn/sie anders sein?	
Wie wird sein/ihr Familiensystem reagieren?	
Wie viel Zeit wird er/sie seines/ihres Erachtens zum Erreichen des Therapiezieles brauchen?	
Vorbildung des Patienten/der Patientin in imaginativen Verfahren?	
hypnotische Fähigkeiten, Erlebnisfähigkeit, Reaktionen, Symptomlinderung nach der Hypnose	
besondere Stärken	

Therapeut/Therapeutin

eigenes Befinden in dieser Sitzung	
Anspruch an sich selbst in dieser Therapie	
Welche Herausforderung bietet gerade dieser Patient/diese Patientin? Was kann man mit ihm/ihr lernen?	
Weicht das Therapieziel des Therapeuten/der Therapeutin von dem des Patienten/der Patientin ab?	
Frage- bzw. Problemstellungen, Pattsituationen; blinde Flecken ins System geraten?	

Zusammenspiel

»Rapport«, therapeutische Beziehung, Interaktion und Fluss der Therapie	

Therapieziel und Verlauf

konkrete Zieldefinition	
Einschätzung der Zeit bis zum Erreichen des Therapiezieles oder eines Teilzieles	
bisheriger Ablauf, Erfolge, Rückfälle; besondere Hypnoseinterventionen, zu denen dieser Patient/diese Patientin inspiriert	

Organisation der Therapie

Wie lautet der Therapiekontrakt? Verabredungen?	
Planung des Therapieablaufes, veranschlagte Stundenzahl, Intervalle	
Sind Sitzungen mit dem Partner/der Partnerin geplant oder erfolgt?	
Honorarabsprache – wer zahlt (Kasse oder Selbstzahler)?	

Erwartungen an die Supervision

Zusammenfassendes schriftliches Resümee nach der Supervision

18.3 Kleine, blaue Schmetterlinge

Auflösung von 13.6:

1. Ja-Haltung provozieren und Zieldefinierung.
2. Aufzeigen von Ressourcen und Ich-Stärkung.
3. Entlastung, Definition von Hypnose.
4. Angebot, einen Wohlfühlort aufzusuchen, Einleitung von Dissoziation.
5. Suggestionen für Entspannen und Loslassen und automatische unbewusste Prozesse.
6. Fokussierung der Aufmerksamkeit, Pacing und Leading.
7. Erlaubnis zu reden für den Rapport und zur Herstellung des Sicherheitsgefühls, Einleitung der Handlevitation.
8. Hypnosevertiefung durch verstärkte Dissoziation und Installation der Fingersignale.
9. Rapport; aufzeigen, wie das ideomotorische System funktioniert; Informationsgewinn.
10. Überprüfung, wie weit die Patientin sich auf das Bild der Luftballons (d. h. indirekt: auf Suggestionen) einlassen kann.
11. Verstärkung des Rapports durch Sorge für eine bequemere Haltung und Absicherung des ideomotorischen Systems.
12. Rückkoppelung der Fingersignale als komplett.
13. Frage nach Lösung des Problems auf der unbewussten Ebene.
14. Frage nach Fähigkeiten auf der unbewussten Ebene.
15. Frage nach Bereitschaft auf der unbewussten Ebene.
16. Frage nach der (inneren) Erlaubnis auf der unbewussten Ebene. Die Punkte 13–16 gehen nach dem ideomotorischen Fragenkomplex vor, das bedeutet Diagnostik auf der unbewussten Ebene.
17. Hier beginnt die Phase der Utilisation mit Trancevertiefung und Suggestionen für anschließende unbewusste therapeutische Prozesse.
18. Die systemischen Rückkoppelungsprozesse werden angesprochen, die Tochter wird somit in die Heilung mit eingeschlossen; und: Alles geschieht von alleine, d. h., unbewusste Prozesse geschehen ohne willentliche Anstrengung.
19. Anfordern der Rückbestätigung über ideomotorische Signale, was bei positiver Bestätigung große Suggestivkraft besitzt.
20. Suggestionen für weitere therapeutische Entwicklung und ihre Rückmeldung durch die automatische Levitation der anderen Hand.
21. Stärkung des Vertrauens in die Arbeit des Unbewussten.
22. Noch mal deutliche Suggestion für die Levitation der anderen Hand.
23. Wie zufälliges Einstreuen der erweiterten Therapieziele.

24. Anfordern der ideomotorischen Bestätigung des unbewussten Lösungsprozesses und der neuen Entwicklung, was wiederum eine starke suggestive Wirkung hat.
25. Verdeutlichung der unbewussten Arbeit, Bestätigung des Lösungsprozesses, was wiederum eine starke Suggestion ist, eine stärkere als eine direktiv ausgesprochene.
26. Erlaubnis, etwas mitzuteilen, und Fokussierung auf den Körper, auf sich selbst. Wie zufälliges Einstreuen des Wortes »LIEBE«, wobei hier auch die Liebe zu sich selbst gemeint ist.
27. Pacing. Entwurf eines Zukunftsbildes.
28. Präzisierung dieses Zukunftsbildes, handfeste positive Suggestionen.
29. Positive Rückmeldung durch den Therapeuten. Posthypnotische Suggestion für Träume, in denen sich weiterhin therapeutische Prozesse vollziehen werden.
30. Anregung einer Visualisation in Bezug auf eine positive systemische Auswirkung der Therapie.
31. Direkte Suggestion.
32. Absicherung, dass für heute alles getan ist.
33. Nochmalige Bestätigung, dass die Hypnose beendet werden kann.
34. Vermittlung von Sicherheit und Zuversicht. Option des Wunders.

18.4 Apropos: *Wie fange ich es nun, das Krokodil, ohne es zu verletzen?*

Also, ich brauche einen Feldstecher, eine Pinzette und eine leere Streichholzschachtel. Ich halte den Feldstecher vor die Augen – verkehrt herum, versteht sich – und orte das Tierchen. Dann ergreife ich es sehr, sehr behutsam mit der Pinzette und befördere es sachte in die Streichholzschachtel.

18.5 Rückwirkung der Hypnotherapie auf den Therapeuten: *Bumerang*

»Auf einmal stellte ich fest, dass ich morgens singend aus dem Haus ging ...«

Wie schön, so etwas von jemandem zu hören, dem man im therapeutischen Setting über Stunden sein Wissen, sein Ohr und auch ein bisschen sein Herz geliehen hat.

Oh ja, es hätte noch so viel mehr gegeben: die geheimnisvolle »Flaschenpost« (Ulley Rolles), die sich nach weiter Reise auf der Luftmatratze und abenteuerlichem Tauchgang durch die Meerestiefen, vorbei an bizarren Korallenriffen und tropisch schillernden Fischen, entdecken lässt und die natürlich die wichtige Seelenbotschaft enthält. Auch die zauberhafte Geschichte »Der rote Ball« (Christa Werner-Schinkel), von der Erwachsenen dem Kind-Ich zugespielt, würde das Herz des Lesers berühren. Und wie nur das Anhören der CD »Seifenblasen« einen Mann, den ich nie zu Gesicht bekam, für immer von schweren Gelenkschmerzen befreite, hätte ich auch noch gerne zugefügt: »Hallo, es ist wunderbar, sich wieder schmerzfrei bewegen zu können.«

Aber: Das Buch ist aus. Genug praktische Interventionen, genug Berichte vom wundervollen Wirken der Hypnose! Vergessen wir nicht, dass sich neben diesen prächtigen Entwicklungen auch Stunden der Langeweile und Mühsal, der Stagnation und Enttäuschung ereignen. Mein guter Lehrer und lieber Freund Vladimir Aristos Gheorghiu, die Koryphäe der Hypnose, mahnt zu Recht: »Agnes, wir müssen auch über Misserfolge in der Hypnose reden!« Aber: Wird das Leser finden? Und vor allem: Verleger?

Fassen wir es so: Jedes Symptom hat Sinn, wenn man den Kontext versteht. Und ihn gilt es zu begreifen. So konnte meine junge Patientin ihr quälendes Erröten auch nach fünf Interventionen nicht aufgeben, weil es ganz anderes kaschierte. Aber das wollte sie (noch) nicht behandelt haben.

Hypnose bietet eine Chance, für Patient wie Therapeut. Sie bereichert, ja beflügelt die medzinische und/oder psychische Therapie. Und wie sie sogar als Bumerang zu uns zurückfliegt, erzählt uns zum Schluss Elisabeth Lamm, bis vor kurzem noch begeisterte Genussraucherin mit erstaunlich gutem Gewissen:

»Bei mir stellte sich eine sehr attraktive, selbstbewusste junge Dame vor ... ausgerechnet bei mir ... zur Raucherentwöhnung ... Sicher kannst du dir die Reaktionen in meinem Umfeld vorstellen ... Dass so eine Konstellation erfolgversprechend sein könnte, daran glaubte wohl niemand ... Ich habe mich aber trotzdem darauf eingelassen. Und ich habe mich wirklich sehr akribisch auf jede Stunde vorbereitet, habe mir Fragen, Suggestionen und Metaphern durch den Kopf gehen lassen. Ich wollte schon Erfolg haben ... und ich wusste ja, wovon ich spreche.

Die ersten zwei Stunden: mäßiger Erfolg. Die Klientin rauchte zwar bewusster und auch schon weniger, aber ganz lassen konnte sie es nicht.

Die dritte Stunde war, glaube ich, meine beste, jedenfalls hatte ich am Ende das Gefühl, dass sich dieses Mal etwas Entscheidendes bewegt hat. Alles gipfelte in einer suggestiven Behauptung und einer sich behauptenden Suggestion:

Die Behauptung: Die erste Zigarette am Tag ist die ›Schicksalszigarette‹.

Die Suggestion: Die erste Zigarette am Tag lassen Sie aus.

Am nächsten Tag dann die Überraschung: Sie vergaß einfach zu rauchen ... und wenn es ihr dann doch wieder in den Sinn kam, drückte sie die Zigarette gleich wieder aus ...

Und wir sprechen hier nicht von der Klientin ... Wir sprechen von der *Therapeutin*!

Seit einer Woche bin ich rauchfrei ... und es ging von ganz alleine ... und es ging ganz ohne Anstrengung ... Und ich wollte es doch eigentlich gar nicht ...

Und meine Klientin? Sie hat zufällig auch am gleichen Tag ihren Zigarettenkonsum eingestellt ... und so sehen wir beide einer hoffentlich langen rauchfreien Zukunft entgegen.«

Literatur

Bauer, J. (2003): Das Gedächtnis des Körpers. Wie Beziehungen und Lebensstile unsere Gene steuern. Frankfurt a. M. (Eichborn).

Beetz, A. M. (2003): Bindung als Basis sozialer und emotionaler Kompetenzen. In: E. Olbrich u. C. Otterstedt (Hrsg.): Menschen brauchen Tiere. Stuttgart (Kosmos), S. 76–83.

Beetz, A. M. u. K. Wiest (2008): Forensische Hypnose als erinnerungsunterstützendes Verfahren bei Aussagen von Zeugen und Opfern. *Kriminalistik* 6: 355–359.

Bongartz, W. u. B. Bongartz (1998): Hypnosetherapie. Göttingen (Hogrefe).

Cheek, D. B. (1994): Hypnosis. The Application of Ideomotor Techniques. Boston (Allyn and Bacon).

Cheek, D. B. a. E. L. Rossi (1988): Mind-Body Therapy. Methods of Ideodynamic Healing in Hypnosis. New York (Norton).

Conrad, T. (2008): Ich flieg dann mal. Praxiswissen und Behandlungsmethoden für die Therapie von Flugangst. Heidelberg (Carl-Auer).

Eberwein W. (o. J.): Schnellhypnose – wozu und wie? Texte zur Hypnotherapie-Fortbildung im DGH-Fortbildungszentrum Berlin. Verfügbar unter: http://www.werner-eberwein.de/texte-mainmenu-68/71-schnellhypnose-wozu-und-wie.html [22.1.2009].

Elman, D. (1983): Hypnotherapy. Glendale, CA (Westwood).

Erickson, M. H. (1995–1998): Gesammelte Schriften. 6 Bde. (Hrsg. v. E. L. Rossi.) Heidelberg (Carl-Auer).

Erickson M. H. u. L. S. Kubie (1941/1997): Die erfolgreiche Behandlung eines Falles von akuter hysterischer Depression durch die Rückkehr in eine kritische Phase der Kindheit unter Hypnose. In: E. L. Rossi (Hrsg.): Gesammelte Schriften von Milton H. Erickson. Bd. 4: Untersuchung psychodynamischer Prozesse mittels Hypnose. Heidelberg (Carl-Auer), S. 156–181.

Erickson, M. H., E. L Rossi, u. S. L. Rossi (1978): Hypnose: Induktion – Therapeutische Anwendung – Beispiele. München (Pfeiffer.)

Esdaile, J. (1847): Mesmerism in India and its Practical Application in Surgery and Medicine. Hartford (Andrus).

Ewan, D. M. a. B. N. Eimer (2005): Ideomotor Signals for Rapid Hypnoanalysis. Springfield, IL (Thomas).

Grossmann, H. L. (2004): Neuropsychological Considerations of Hypnosis. *Acta Neurologica Transilvaniae* 3–4.

Grossmann, H. L.(2005): Déjà Vu Phenomena – Neuropsychological Explication – Hypnosis Based Theories. *Acta Neurologica Transilvaniae* 1–2.

Grossmann, H. L. (2006): Clinical Applications of Hypnosis in Physiotherapy and Rehabilitation of Stroke Patients. *FENS (Forum of European Neuroscience)* (Volume of Abstracts).

Grossmann H. L. (2008): Mental Training – Hypnotic Considerations. Academic Congress of Arad, V. Goldis University, 2008, Vol. of Abstracts. (Editura Universitati V. Goldis).

Kaiser Rekkas, A. (2002): Hypnotherapie bei Frauen mit Missbrauchserfahrungen in Kindheit und Jugend. *Experimentelle und Klinische Hypnose* 18 (1/2): 55–126.

Kaiser Rekkas, A. (2004): Aufrecht wie eine Palme. Hypnotherapie bei Skoliose mit chronifiziertem Schmerz. In: H. Ebell u. H. Schuckall (Hrsg.): Warum Hypnose? Aus der Praxis von Ärzten und Psychotherapeuten. München (Pflaum).

Kaiser Rekkas, A. (2007a): Die Fee, das Tier und der Freund – Hypnotherapie in der Psychosomatik. Heidelberg (Carl-Auer), 2., korr. Aufl.

Kaiser Rekkas, A. (2007b): Klinische Hypnose und Hypnotherapie – Praxisorientiertes Lehrbuch für die Ausbildung. Heidelberg (Carl-Auer), 4. Aufl.

Kaiser Rekkas (2008): Im Atelier der Hypnose. Entwurf, Technik, Therapieverlauf. Heidelberg (Carl-Auer), 2. Aufl.

Kleinsorge, H. u. G. Klumbies (1961): Technik der Hypnose für Ärzte. Jena (VEB Fischer).

Rüegg, J. C. (2001): Psychosomatik, Psychotherapie und Gehirn. Stuttgart (Schattauer).

Satir, V. (1990): Kommunikation, Selbstwert, Kongruenz. Paderborn (Junfermann).

Seligman, M. E. P. (2002): Authentic Happiness: Using the New Positive Psychology to Realize Your Potential for Lasting Fulfilment. New York (Free Press).

Selvini Palazzoli, M. et al. (1977): Paradoxon und Gegenparadoxon. Stuttgart (Klett).

Watkins, J. G. (1971): The Affect Bridge: A Hypnoanalytic Technique. *International Journal of Clinical and Experimental Hypnosis* 19 (1): 21–27.

Watkins, J. G. u. H. H. Watkins (2008): Ego-States – Theorie und Therapie. Ein Handbuch. Heidelberg (Carl-Auer), 2. Aufl.

Mitwirkende Kolleginnen und Kollegen

Rainer Arendt, PD Dr. med., Facharzt für Innere Medizin und Kardiologie, Hypnotherapie, Schwerpunkt stressbedingte Störungen und Prävention gegen den plötzlichen Herztod, Foundation for Cardiovascular Research. Universitäts-Spital Zürich, Moussonstrasse 4, CH-8091 Zürich, E-Mail: rainer.arendt@usz.ch; www.doublecheck.ch.

Jutta Eva Arnold, Dipl.-Psych., Psychologische Psychotherapeutin, Verhaltenstherapie, Klinische Hypnose und Hypnotherapie (DGH), Privatpraxis mit den Schwerpunkten Psychotherapie, Hypnose, Paar- und Sexualtherapie. Eschfeldstr. 1c; 45894 Gelsenkirchen, E-Mail: jutta.eva.arnold@t-online.de; www.psychotherapie-arnold.de.

Andrea M. Beetz, Dr. phil., Dipl.-Psych., Klinische Hypnose und Hypnotherapie (DGH), Privatpraxis mit den Schwerpunkten Schwangerschaft/Geburt, Ängste, Psychosomatik und Arbeit mit Erinnerungen und Gedächtnis. Schillerstr. 28A, 91054 Erlangen, E-Mail: andrea.m.beetz@gmx.de; www.hypnotherapie-erlangen.de.

Regina Birlinger, Dipl.-Psych., Psychotherapie, Hypnose, Kommunikationscoaching, Mitglied und Zertifikat DGH. München, E-Mail: reginabirlinger@gmx.de; www.reginabirlinger.de.

Arnulf Maria Bultmann, Facharzt für Allgemeinmedizin, Ganzheitliche Medizin, Hypnose (Mitglied und Zertifikat der DGH), Personal Coaching, Ängste, Schmerztherapie, Stressbewältigung. 82496 Oberau, E-Mail: bultmann@allgemeinmedizin-oberland.de; www.allgemeinmedizin-oberland.de.

Heidi Caspari-Oberegelsbacher, Dr. rer. biol. hum., Dipl.-Psych, Systemisches Coaching, Psychologische Beratung, Psychotherapie, Hypnose und Hypnotherapie (DGH). Privatpraxis in Zürich und München, Konradstr. 12, 80801 München, E-Mail: heidi.caspari@t-online.de.

Tobias Conrad, Dr. med. univ., Mitglied des Special Assistance Team SAT der Lufthansa, Medizinische Hypnose, Privatpraxis mit Schwerpunkt HIV, Psychosomatik und Krisenintervention. Zimmermannplatz 1, A-1090 Wien, E-Mail: contact@tobiasconrad.com; www. tobiasconrad.com.

Henny Dauber, Dipl.-Psych., Mitglied und Zertifikat der DGH, Psychologische Psychotherapeutin, TP. 91126 Schwabach, E-Mail: hennydauber@t-online.de.

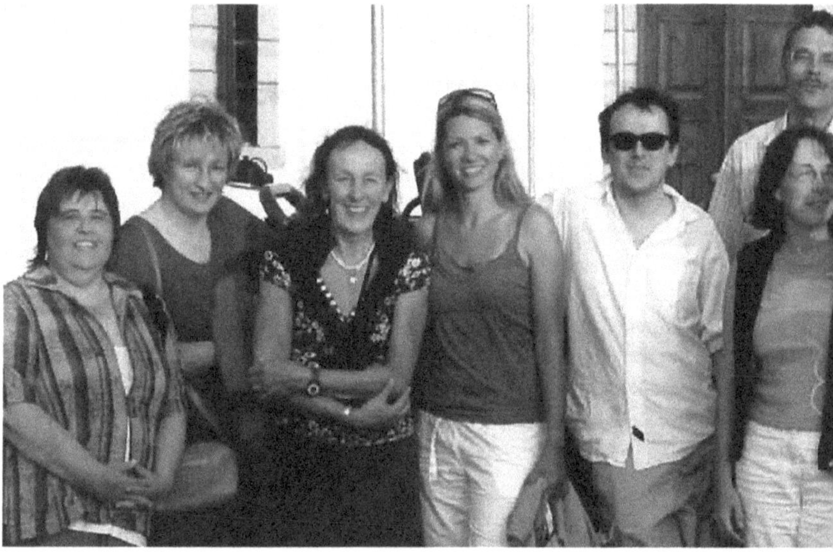

Irene Eichmeier-Hetzel, Zahnärztin, Ganzheitliche und Ästhetische Zahnmedizin, Zahnärztliche Hypnose (Mitglied der DGH), Gnathologie, Kinderzahnheilkunde, Würgereizbehandlung, Zahnarztangst, ZahnMedizin Oberland. 82362 Weilheim, E-Mail: eichmeier-hetzel@zahnmedizin-oberland.de; www.zahnmedizin-oberland.de.

Fabian Eisenbrand, Dr. med., Klinische Hypnose und Hypnotherapie (DGH). Lehmkaul 35, 66822 Lebach, E-Mail: f.eisenbrand@gmx.de.

Marion Ettemeyer, Dr. med. dent., Heilpraktikerin, Klinische Hypnose und Hypnotherapie in Verbindung mit Körpertherapien und Allergiebehandlung für Mensch und Tier, Mitglied DGH. Gräfstraße 113, 81241 München, E-Mail: marion@dr-ettemeyer.de; www.dr-ettemeyer.de.

Elisabeth Gödde, Prof. Dr. med., Fachärztin für Humangenetik, Psychotherapie, Klinische Hypnose und Hypnotherapie, Mitglied DGH. www.ATCGene.de; www.individuelle-ebenskonzepte.de.

Ulrike Gotthardt, Dr. med., Fachärztin für Psychiatrie, Klinische Hypnose und Hypnotherapie (Mitglied und Zertifikat der DGH), Privatpraxis mit den Schwerpunkten Behandlung von Angst- und Depressionserkrankungen, Burn-out sowie Coaching in beruflichen Belastungssituationen. Am Hasenfeld 31, 89312 Günzburg, E-Mail: ulrike.gotthardt@t-online.de.

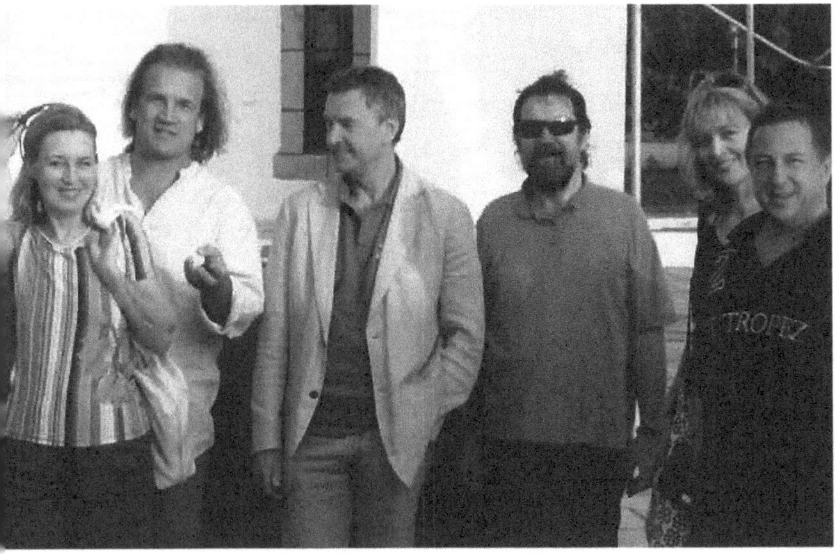

Gabriele Grießner, Dipl.-Med., *Klinische Hypnotherapie und Hypnose* (DGH), Mitglied DGÄHAT und DGH. Eibenstocker Straße 69, 08349 Johanngeorgenstadt, E-Mail: griessner@gmx.de; www.sachsens-hypnose.de.

Harry Leon Grossmann, Prof. Dr. Dr. med., Facharzt Psychotherapie, Allgemeinmedizin, Naturheilverfahren, Umweltmedizin, Hypnotherapie. Professor Univ. Asc. für Analytisch Orientierte Psychotherapie und Neuropsychologie, Fakultät für Medizin und Fakultät für Psychologie, EU-akkreditierte Universität Vasile Goldis, Arad, Rumänien. Mitglied: DGH, Deutsche Gesellschaft für Neurowissenschaften, Federation of European Neurosciences. Privatpraxis für Psychotherapie und Hypnosetherapie (63450 Hanau); Kassenpraxis für Psychotherapie und Allgemeinmedizin (63452 Hanau); E-Mail: praxdrgros@web.de; www.hypnose-psychotherapie.eu.

Beate Hey, Dr. med., Facharzt für Allgemeinmedizin, Akupunktur, Traditionelle Chinesische Medizin, Naturheilverfahren, Klinische Hypnose und Hypnotherapie. 86343 Königsbrunn, E-Mail: info@dr-beate-hey.de; www.dr-beate-hey.de.

Ingo Hodum, Dipl.-Sozialpäd., Verhaltenstherapie, EMDR, Hypnotherapie, Mitglied der DGH und M.E.G, Kassenpraxis für Kinder und Jugendliche. Stadtplatz 8., 83714 Miesbach, E-Mail: ihodum@onlinehome.de.

Lilian Hofmann, Dr. med., Fachärztin für Innere Medizin, Diabetologin DDG, Ernährungsmedizin, Gemeinschaftspraxis Neuwerk, Klinische Hypnose und Hypnotherapie, Mitglied DGH. 41066 Mönchengladbach, E-Mail: lilian-hofmann@t-online.de.

Brigitte Janus, Dr. med. dent., Fachärztin für Kieferchirurgie, Nürnberg.

Gerd Koops, Dr. med., Fachärztin für Urologie und Sexologie, Klinische Hypnose und Hypnotherapie, Lörrach, Mitglied der DGH. (Leider ist Gerd Koops inzwischen verstorben.)

Christoph Kornacker, Dr. med., Facharzt für Neurologie, Zusatzbezeichnung Akupunktur, Klinische Hypnose und Hypnotherapie, Mitglied DGH. Schwarzer Bär 8, 30449 Hannover, E-Mail: cc.kornacker@t-online.de.

Gerta Kröner, Psych. Psychotherapeutin für Erwachsene und Kinder/Jugendliche, Verhaltenstherapie, EMDR-Traumatherapie, Klinische Hypnose und Hypnotherapie, Mitglied DGH, Privatpraxis: Lebenskrisen, Depression, Traumata, Psychosomatik. Feldbergstr. 17, 61462 Königstein/Ts.; www.gerta-kroener.de.

Elisabeth Lamm, Dr. med., Fachärztin für Anästhesie, Hypnose und Hypnotherapie (DGH), Praxis für ambulante Anästhesie, Schmerztherapie. Ärztehaus Rosenheim, Eichfeldstr. 1, 83026 Rosenheim, Tel.: 08031/64062, E-Mail: dr.e.lamm@googlemail.com.

Renate Lechner, Dr. med., Fachärztin für Innere Medizin, Hausärztin, Zusatzausbildung Hypnose, Mitglied DGH, Gesundheitszentrum am Neumarkt. Neumarkt 7, D59821 Arnsberg, E-Mail: hypnose@online.de und dr.med.renate.lechner@online.de.

Cordula Leddin, Dipl.-Psych., Verhaltenstherapie, Klinische Hypnose und Hypnotherapie, Mitglied DGH, Privatpraxis mit Schwerpunkt Hypnocoaching, Psychosomatik, Lebens- und Partnerschaftsfragen. Karlstr. 33, 88045 Friedrichshafen, E-Mail: info@leddin-therapie.de; www.leddin-therapie.de.

Barbara Lingener, Zahnärztin, Trainerin der Deutschen Gesellschaft für Zahnärztliche Hypnose (DGZH), Mitglied der Deutschen Gesellschaft für Hypnose und Hypnotherapie (DGH), M.E.G, DÄGfA, Zahnärztliche Hypnose, Kinderbehandlung, Konservierende und Ästhetische Zahnheilkunde, Reiki-Meisterin und -Lehrerin. 53757 Sankt Augustin, E-Mail: praxis@eins-a-zaehne.biz; www.eins-a-zaehne.biz.

Ines Lissina-Ristau, Dr. rer. nat., Dipl.-Psych., Klinische Hypnose und Hypnotherapie, Verhaltenstherapeutische Praxis, Schwerpunkte Erschöpfungssyndrome, Trauma, Psychosomatische Störungen, Freiberuflicher Coach mit den Schwerpunkten Teamentwicklung, Gesundheitsförderung. Praxisanschrift: Vor dem Gerbertor 4, 02625 Bautzen, E-Mail: lissina@t-online.de; www.lissina.de.

Stephan Mulzer, Dr. med., Facharzt für Anästhesie, Klinische Hypnose und Hypnotherapie, Mitglied der DGH. Rißeckstr. 16, 83727 Schliersee, E-Mail: privat@stephanmulzer.de.

Athanasios Papathanakis, Dr. med., Facharzt für Anästhesie, Klinische Hypnose und Hypnotherapie, Schwerpunkt Schmerztherapie, Mitglied der DGH, Chefarzt Klinik Löwenstein. 74245 Löwenstein, E-Mail: athanasios.papathanakis@klinik-loewenstein.de.

Ulrike Patalla, Dipl.-Psych., Psychologische Psychotherapeutin, KV-Zulassung für Verhaltenstherapie, Klinische Hypnose und Hypnotherapie (Mitglied der DGH). Widenmayerstr. 11, 80538 München.

Ulley Rolles, Dr. med., Mag., Dr. phil., Facharzt für Allgemeinmedizin und Psychotherapie, Verhaltenstherapie und Hypnose (DGH, ÖGATAP), Privatpraxis mit Schwerpunkt Psychosomatik, Depression und Angststörungen. Tirolerstr. 22, A-9800 Spittal/Drau, E-Mail: info@rolles.co.at; www.rolles.co.at.

Christa Schinkel-Werner, Dipl.-Psych., Psychotherapeutin, Verhaltenstherapie, Hypnose (DGH-Mitglied), Energetische Therapie, Psychosomatische Erkrankungen, Schmerz- und Stressbewältigung, Burn-out, Therapie nach sexuellem Missbrauch, EMDR, Energetische Therapie, Systemische Familientherapie, Psychologische Gemeinschaftpraxis A. Werner/Ch. Schinkel-Werner. 26603 Aurich (Ostfriesland), E-Mail: schinkel-werner@pgp-aurich.de; www.pgp-aurich.de.

Gernod Schreier, Dipl.-Psych., Psychologischer Psychotherapeut, Hypnotherapeut (DGH), Winzer und Poet. Große Eulenpfütz 5A, 54290 Trier, Tel.: 0651-41600, E-Mail: schreier@skm-trier.de.

Renate Schulz-Weiling, Dr. med., Dipl.-Psych., Fachärztin für Psychotherapie und Psychosomatik.Praxis: Rotteckring 4, 79098 Freiburg, E-Mail: r.schulz-weiling@t-online.de; www.dr-renate-schulz-weiling.de.

Friedrich Otto Stählin, Dr. med., Chirurg, Unfallchirurg, Visceralchirurg, Oberarzt Unfallchirurgie, Hypnotherapeut DGH, Mitglied der DGH, NLP-Trainer nach DVNLP, IANLP. Deggendorf, E-Mail: fo.staehlin@t-online.de.

Kerstin von Studnitz, Fachärztin für Psychosomatik und Psychotherapie, Klinische Hypnose und Hypnotherapie, Mitglied DGH, tätig in der Medizinisch-Psychosomatischen Klinik in Roseneck. 83253 Rimsting, E-Mail: kerst.v.studnitz@web.de.

Ron Sturm, Dr. med, Facharzt für Anästhesiologie, Zusatzbezeichnung Schmerztherapie und Notfallmedizin, Asklepios – ASB – Klinik Radeberg, Klinische Hypnose und Hypnotherapie, Mitglied und Zertifikat der DGH, Schwerpunkte Geburtsvorbereitende Hypnose, hypnotische Unterstützung in der perioperativen Phase. E-Mail: ron.sturm@kh-radeberg.de; www.kh-radeberg.de, www.asklepios.com.

Armin Werner, Dipl.-Psych., Psychologischer Psychotherapeut, Klinischer Psychologe, Hypnose (DGH-Mitglied mit Zertifikat), Verhaltenstherapie, Schmerztherapie, Psychosomatische Erkrankungen, Burn-out, Systemische Familientherapie. Blücherstr. 2, 26603 Aurich (Ostfriesland), E-Mail: werner@pgp-aurich.de; www.pgp-aurich.de.

Viktoria Werner, Dr. med., Fachärztin für Mund-, Kiefer- und Gesichtschirurgie und Fachärztin für ZMK, Logotherapie, Hypnotherapie, Akupunktur. Aignerstraße 21, A-5026 Salzburg, E-Mail: vw@viktoria-werner.at; www.wohlfuehlpraxis.at.

Martina Wittels, Dr. med., Fachärztin für Anästhesie und Intensivmedizin, Ausbildung zur Fachärztin für Psychosomatik und Psychotherapie, Feldenkrais®-Lehrerin, Hypnotherapeutin (Zertifikat der DGH, Mitglied der DGH), Schwerpunkte Schmerztherapie und Psychosomatik, Kreiskrankenhaus Simbach am Inn und Wien. E-Mail: wittelsm@a1.net.

Über die Autorin

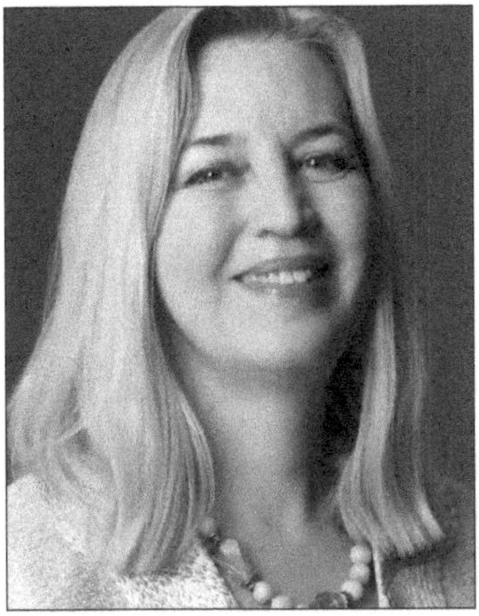

© Konrad Gös

Agnes Kaiser Rekkas, Dr. rer. biol. hum., Diplom-Psychologin, Psychologische Psychotherapeutin, Physiotherapeutin; Zertifikat in Systemischer Therapie und Klinischer Hypnose; Dozentin und Supervisorin der Deutschen Gesellschaft für Hypnose und Hypnotherapie (DGH), assoziiertes Mitglied des Vorstandes der DGH, Leiterin des Fortbildungszentrums Süd. Privatpraxis in München; internationale Lehr- und Forschungstätigkeit, wissenschaftliche Publikationen und mehrere Fachbücher, u. a. *Die Fee, das Tier und der Freund. Hypnotherapie in der Psychosomatik* (5. Aufl. 2021), *Im Atelier der Hypnose. Entwurf, Technik, Therapieverlauf* (4. Aufl. 2016), *Klinische Hypnose und Hypnotherapie* (8. Aufl. 2021), *Der Bär fängt wieder Lachse. Ideomotorische Arbeit in klinischer Hypnose und Hypnotherapie* (2. Aufl. 2016), *Vollmond am Strand. Hypnotische Sprache in 70 Tranceanleitungen* (3. Aufl. 2019), *Die poetische Sprache der Hypnose. Therapeutisch wirksame Trance in ihrer sinnlichsten Form* (2020), *Hypnose und Hypnotherapie. Manual für Praxis, Fortbildung und Lehre* (als Hrsg., 2. erw. Aufl. 2022).

Kontakt: *www.kaiser-rekkas.de*